FDA 药品微生物检验与控制政策

主　编　马仕洪　王似锦

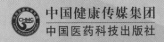

中国健康传媒集团
中国医药科技出版社

图书在版编目（CIP）数据

FDA药品微生物检验与控制政策 / 马仕洪，王似锦主编. -- 北京：中国医药科技出版社，2024.8. -- ISBN 978-7-5214-4821-4

I. R927.1

中国国家版本馆CIP数据核字第2024SF3978号

美术编辑　陈君杞
版式设计　友全图文

出版　**中国健康传媒集团** | 中国医药科技出版社
地址　北京市海淀区文慧园北路甲22号
邮编　100082
电话　发行：010-62227427　邮购：010-62236938
网址　www.cmstp.com
规格　710×1000mm $\frac{1}{16}$
印张　18 $\frac{1}{4}$
字数　315千字
版次　2024年8月第1版
印次　2024年8月第1次印刷
印刷　河北环京美印刷有限公司
经销　全国各地新华书店
书号　ISBN 978-7-5214-4821-4
定价　**75.00元**

获取新书信息、投稿、为图书纠错，请扫码联系我们。

编 委 会

编写说明
PREFACE

药品的卫生和微生物指标是保障药品安全的基本属性，无论是无菌药品污染微生物，还是非无菌药品中微生物数量超标或者带有某些特定微生物，都将严重威胁到用药人群的生命健康。人们对药品微生物检验控制重要性的深刻认识一方面来自于长期的医药实践中对各种污染事件的处理与反思，另一方面来自于科技进步和不断地交流学习。

1971年，从我国出口到日本星火株式会社的中成药中检出大肠埃希菌，且细菌污染严重。在对该事件的调查核实基础上，1973年8月31日国务院下发国发〔1973〕121号文件，强调加强药品的检定与科研，落实提高中成药质量。原卫生部药品生物制品检定所所成立了药品菌检组，带领全国药检系统全面开启了中国药品微生物检验工作。历经50余年，逐步建立我国药品微生物检验控制体系。期间经历了药品污染事件的查处，尤其是2006年"欣弗事件"、2009年"刺五加事件"的连续冲击，极大地改变了我国药品微生物检验控制的地位和格局。和世界许多国家一样，我国药品微生物工作也基本因污染事故而起，因污染事故的查处而完善。

2001年12月11日，中国正式加入世界贸易组织（WTO），大力促进了各行各业的国际交流学习。国家药典委员会2002年10月新成立微生物专业委员会，在2005年版《中国药典》完成了无菌检查培养时间由7天改14天；微生物限度标准由按剂型改为按给药途径规定；化学药普通片剂、胶囊剂、丸剂和颗粒剂微生物限度由强制批批放行检验改为符合性要求；规定了微生物检验方法验证等与国际接轨的重要修订。至2015年版《中国药典》"无菌检查法"和"微生物限度检查法"基本与国际一致。通过对国际药典标准的借鉴学习，我们逐渐发现药品微生物工作并非仅仅只有无菌检查和微生物限度检查，《中国药典》中的药品微生物部分紧跟国际步伐扩展到20余个，增长近

1

十倍。更重要的是药品微生物观念由检验向过程控制转变，并认识到药品全生命周期中的微生物控制并不仅限于实验室，而是生产研发、审评审批、检验检查、监督管理等面临的共同任务。

出于药品微生物污染事故调查处理寻找参照依据的需要，以及国际药典标准借鉴学习的自然延伸，我们认真研究了美国FDA正式发布的关于药品微生物的大量政策文件，对我们解决药品微生物实际问题、修订药品微生物标准提供了很好的帮助。为推动药品微生物事业发展，我们选择了其中《药品微生物学手册》《通用技术文件中产品质量微生物学信息》《无菌药品工艺检查》《无菌工艺产品无菌保障质量综述纲要》《终端灭菌产品无菌保障质量综述纲要》《终端灭菌产品无菌保障评审常见问题》《人用药和兽药终端灭菌（湿热灭菌）产品实施参数放行的申报资料指南》《以容器密封系统完整性检查替代药品无菌检查的稳定性试验方案指南》《无菌生产工艺生产药品的现行生产质量管理规范》《人用药和兽药产品灭菌工艺验证申报资料指南》《终端湿热灭菌注射剂的参数放行合规政策指南》《非无菌药品微生物控制指南（草案）》等12个文件组织药检系统部分青年技术骨干翻译汇编成册，涉及无菌药品、非无菌药品生产过程中的微生物检验、控制及整体考虑，供药品研发、生产、审评、检验、检查等相关人员参考。

非常感谢中国医药设备工程协会顾维军常务副会长通过邮件与美国FDA驻华办事处沟通确认文件翻译授权事宜。

非常感谢中国医药质量管理协会柴海毅理事对出版事宜的帮助。

文件中文翻译不妥之处请批评指正，实际以英文原文为准。

编　者
2024年7月

目录
CONTENTS

一、药品微生物学手册

目　录

● 目的

本《药品微生物学手册》(*Pharmaceutical Microbiology Manual*,PMM)旨在对《美国药典》(*United States Pharmacopeia*,USP)微生物学方法章节中未明确提及的有用分析程序进行整体澄清、标准化和交流。此外,在对药品、生物制品和医疗器械制造商进行微生物学检查时,本手册的某些章节可作为技术参考。本手册的内容是监管科学办公室(Office of Regulatory Science,ORS)和药品审评和研究中心(Center for Drug Evaluation and Research,CDER)之间的合作,目的是最大限度地提高我们的分析结果的效率,以支持CDER的目标,即确保商业分销医疗产品的安全性和可靠性。

● 介绍

PMM由无菌分析手册演变而来,是USP对药物微生物学测试的补充,包括抗菌有效性测试、非无菌产品的微生物检查、无菌测试、细菌内毒素测试,颗粒物、设备生物负荷和环境监测试验。本手册的目的是为ORS/CDER提供所需知识、方法和工具的统一框架,并在ORS测试实验室内应用评估医疗产品安全性和有效性所需的适当科学标准。PMM已经扩展到包括一些快速筛选技术以及一个新的章节,涵盖了微生物学家进行团队检查的检查指导。

本手册由制药微生物学编辑委员会成员编写,包括具有专业经验和培训的个人。

本文档中的说明是ORS分析师的指南。分析员在进行与药品和医疗器械的产品测试相关的分析时,应使用所有科学监管办公室ORS实验室标准化和统一的程序和工作表,以及PMM。当需要变更或偏差时,应按照实验室的质量管理体系完成文件。一般来说,这些变化应该源于新产品、不寻常产品或独特情况等情况。

本手册旨在减少药典方法的模糊性,提高ORS实验室之间的标准化。通过向ORS实验室提供更清晰的说明,可以为行业和公众提供更大的透明度。

但是,应该强调的是,本手册是一个补充,并不取代USP或适用的FDA官方指南参考中的任何信息。PMM并不免除任何人或实验室的责任,即确保手册中采用的方法适合使用,且所有测试均由用户验证和(或)确认。

PMM将随着新产品、平台和技术的出现或产品测试发现的任何重大科学差距而不断修订。

PMM中提及的任何商业材料、设备或工艺不以任何方式构成美国食品药品管理局的批准、认可或建议。

（美国）FDA监管事务办公室

监管科学办公室

医疗产品和专业实验室组织办公室

● 现任编辑部

主编：Angele Smith，ORS Headquarters

Rick Friedman，Center for Drug Evaluation and Research

Jennifer Gogley，Pacific Southwest Medical Products Laboratory

Kristy Ford，Detroit Medical Products Laboratory

Marilyn Khanna，ORS Headquarters

Mivoyel Jeanpaul，ORS Headquarters

Sammie La，Pacific Southwest Medical Products Laboratory

Matthew Silverman，Winchester Engineering and Analytical Center

Marla Stevens-Riley，Center for Drug Evaluation and Research

Allison Rodriguez，Winchester Engineering and Analytical Center

Radhakrishna Tirumalai，United States Pharmacopeia

Theresa To，Winchester Engineering and Analytical Center

● 原作者

Rhonda Alexander，Southeast Food and Feed Laboratory

Jasna Braut-Taormina，Northeast Medical Products Laboratory

Jennifer Brzezinski，Forensic Chemistry Center

Marie B. Buen-Bigornia，Denver Food and Feed Laboratory

Rick Friedman，Center for Drug Evaluation and Research

Jennifer Gogley，Pacific Southwest Medical Products Laboratory

Andrew Gonzales，Denver Food and Feed Laboratory

Dennis Guilfoyle（ret），Northeast Medical Products Laboratory

Lawrence James（ret），Northeast Food and Feed Laboratory

Marilyn Khanna，ORS Headquarters

David Lau，San Francisco Food and Feed Laboratory

Eileen Liu, San Francisco Food and Feed Laboratory

Mercedes Loftis, Denver Food and Feed Laboratory

Philip McLaughlin (ret), Winchester Engineering and Analytical Center

Zachary Miller, Denver Food and Feed Laboratory

Gary Pecic, Denver Food and Feed Laboratory

Diane Raccasi (ret), Office of Enforcement and Import Operations

George Salem (ret), ORS Headquarters

Angele Smith, ORS Headquarters

Tammara Stephens, Southeast Food and Feed Laboratory

Selen Stromgren, ORS Headquarters

Vilasini Suktankar, Southeast Food and Feed Laboratory

Radhakrishna Tirumalai, United States Pharmacopeia

Evelyn Wong, Pacific Southwest Medical Products Laboratory

Jonathon Yenovkian, San Francisco Food and Feed Laboratory

第一章 抑菌效力检查

USP<51>描述了抑菌效力检查。本章以前被称为"防腐剂有效性测试"。详细的测试程序见USP<51>。

A 培养基

对于试验菌的培养，选择利于相应储备菌株严格生长的琼脂培养基。推荐使用胰酪大豆胨琼脂培养基或液体培养基，或沙氏葡萄糖琼脂培养基或液体培养基。必要时，向用于试验程序的液体或琼脂培养基中添加能够中和产品抗菌特性的灭活剂（中和剂）。

B 培养基的促生长试验

用于测试的培养基需要通过在培养基中接种适当的微生物进行促生长测试。最好选择试验微生物进行促生长试验（D节）。

应使用适合产品检测的方法（倾注法或涂布法）来进行固体培养基的促生长试验，要求得到的计数（CFU）不低于接种量的50%。

C 产品存在时计数方法的适用性

对于所有产品类型，请遵循第<51>章中当前的《美国药典》方法，并附上以下附加说明。

在进行抑菌效力试验之前，应使用试验菌株进行方法使用性试验，用来确定是否存在抗菌特性（见D部分）。如果适用性试验无法满足要求，则证明相应检验方法是无效的。应改进试验方法，重新进行适用性试验来消除其抑菌作用。

针对同一厂家同一产品（相同数量和形式）的多个抽样，可使用其中一个样品进行方法适用性检验。

D 试验菌种

所有使用的培养物从原始储备菌株开始传代不得超过5代。

1. 白色念珠菌 *Candida albicans*（ATCC 10231）
2. 巴西曲霉 *Aspergillus brasiliensis*（ATCC 16404）
3. 大肠埃希菌 *Escherichia coli*（ATCC 8739）
4. 铜绿假单胞菌 *Pseudomonas aeruginosa*（ATCC 9027）
5. 金黄色葡萄球菌 *Staphylococcus aureus*（ATCC 6538）

Ⓔ 菌液制备

在试验前，将上述每种试验菌的新鲜培养物接种至适当的琼脂培养基表面。大肠埃希菌 ATCC 8739、铜绿假单胞菌 ATCC 9027 和金黄色葡萄球菌 ATCC 6538 使用胰酪大豆胨琼脂培养基，于 32.5℃ ± 2.5℃ 培养 3~5 天。用白色念珠菌 ATCC 10231 和巴西曲霉 ATCC 16404 使用沙氏葡萄糖琼脂培养基，培养温度为 22.5℃ ± 2.5℃，白色念珠菌培养 3~5 天，巴西曲霉培养 3~7 天。

用无菌生理盐水洗涤培养物，获得约为 1×10^8 CFU/mL 的菌液（见 <61> 微生物计数法和 <62> 控制菌检查法）。对于巴西曲霉 ATCC 16404，需使用含有 0.05% 聚山梨酯 80 的无菌生理盐水。

另外，培养物可在液体培养基中生长，即胰酪大豆胨液体培养基或沙氏葡萄糖液体培养基（巴西曲霉 ATCC 16404 的培养除外），可通过离心、洗涤和悬浮在无菌盐水中获得每毫升约 1×10^8 CFU 的菌液。

菌液浓度的估算可通过测定挑战微生物的浊度得到，随后通过平板计数进行确认。

如果在 2 小时内未使用菌液，则将其冷藏在 2~8℃。

使用适当的培养基和培养时间测定每个菌悬液的浓度（CFU/mL），以确认菌液浓度的估算值。

细菌和酵母菌的菌悬液建议在 24 小时内使用。巴西曲霉的孢子悬液可冷藏（2~8℃）最多保存 7 天。

注：可使用市售标准化培养物代替自制的培养物。

Ⓕ 操作规程

该操作规程要求用适当体积的产品进行试验。建议至少使用 20mL 的样品进行试验。尽可能使用原产品包装容器，或使用五个无菌具塞的能够用于微生物实验的容积适当的容器，加入适量的产品。如果稀释后的供试液具有抗菌特性，则需要在稀释剂或培养基中加入特定的中和剂。为了便于测试，可将产品分为以下四类：

第1类—注射剂，其他非肠道给药制剂，包括乳液、耳用制剂、无菌鼻用制剂和水基质或载体的眼用制剂。

第2类—水基质或载体的局部使用制剂、非无菌鼻用制剂和乳剂，包括应用于黏膜的产品。

第3类—水基质或载体的除抗酸剂以外的口服产品。

第4类—水基质或载体的抗酸剂。

将制备好的标准的菌液加入容器中并混匀。所用菌悬液的体积为样品体积的0.5%～1.0%。添加到第1、2和3类产品中的试验菌浓度应确保接种后试验制剂的浓度在 $1 \times 10^5 \sim 1 \times 10^6$ CFU/mL。如果未找到合适的中和剂或检验方法，方法适用性试验表明需要进行进一步的稀释，则可使用更高浓度的菌悬液（例如 $10^7 \sim 10^8$），以便可以检测到降低3lg。

对于第4类产品（抗酸剂），样品中接种菌液后终浓度为 $1 \times 10^3 \sim 1 \times 10^4$ CFU/mL。

接种菌液后，立刻使用平板计数法测定每个接种悬浮液的活菌数，并计算初始浓度CFU/mL（见<61>微生物计数法）。

将上述接种了菌液的容器置于22.5℃±2.5℃的受控环境（培养箱）中培养，按规定的时间间隔取样。取样的时间间隔包括：第1类产品在7天、14天和28天取样，第2～4类产品在14天和28天取样。参考USP<51>中的表3。在这些时间间隔内记录产品外观的任何变化。使用含有适当灭活剂（中和剂）的培养基，通过平板计数法测定每个取样时间的每毫升样品中的活菌数。根据计算出的每个菌种在测试开始时的菌液浓度和取样时间点的菌液浓度，并换算为对数值，用下降的对数值表示变化。

注：《美国药典》并未规定每个容器内加入的样品体积。所有科学监管办公室所属实验室的标准操作规程建议使用20mL的样品体积。

注：所有平板计数应进行2份的平行测试（每个稀释剂做2个平板）。在一系列的稀释级中选择较低的稀释级进行活菌计数，以检测防腐剂体系的抑菌作用。在大多数情况下，使用 10^{-3} 的稀释级就足以消除防腐剂的抑菌作用。

Ⓖ 结果判定

如果符合规定的标准，则表明样品对微生物的抑菌效力符合要求。相应标准见下表。不增加是指与上一个时间点测定值相比增加不超过0.5lg。

第 1 类产品	
细菌	与初始计数相比，第 7 天的计数减少不少于 1.0lg；与初始计数相比，第 14 天的计数减少不少于 3.0lg；从第 14 天至 28 天未增加
霉菌和酵母菌	第 7 天、第 14 天和第 28 天，与初始计数相比没有增加
第 2 类产品	
细菌	与初始计数相比，第 14 天的计数减少不少于 2.0lg；从第 14 天至 28 天未增加
霉菌和酵母菌	第 14 天和第 28 天，与初始计数相比没有增加
第 3 类产品	
细菌	与初始计数相比，第 14 天的计数减少不少于 1.0lg；从第 14 天至 28 天未增加
霉菌和酵母菌	第 14 天和第 28 天，与初始计数相比没有增加
第 4 类产品	
细菌、霉菌和酵母菌	第 14 天和第 28 天，与初始计数相比没有增加

第二章 非无菌产品的微生物检验

本章节包含对终产品、原料中的微生物计数以及不得检出特定控制菌的相关补充信息，该检验以前称为微生物限度检查（Microbial Limits Testing，MLT）。由于USP<60>非无菌产品的微生物检验：洋葱伯克霍尔德菌群（*Burkhoulderia cepacia* complex，Bcc）检查、USP<61>非无菌产品的微生物检查：微生物计数和USP<62>非无菌产品的微生物检查：控制菌检查已经详细地描述了检验方法，因此本手册并未再重复上述内容。

USP<60>用于检查原辅料或制剂（例如吸入剂、水基质的口服制剂、口腔黏膜用制剂、皮肤用及鼻用制剂）中是否存在Bcc。USP<61>描述了药品中的微生物计数方法，包括薄膜过滤法、平皿法（包括倾注法、涂布法）和最大可能数（Most-Probable-Number，MPN）法。USP<62>描述了针对目标控制菌的增菌程序，其中不得检出目标控制菌的要求见药典各论。

不溶解于水的固体样品或与水不互溶的液体样品须经过适当处理以得到适合试验的混悬液。USP <1111> 给出了不同药物剂型应推荐的微生物检验项目，相关内容值得关注。

值得注意的是，尽管USP根据各论的要求描述了特定控制菌的检验和鉴定方法，但是有必要确定产品中是否存在其他不可接受微生物，并将检出微生物的信息体现在检验报告中。在许多情况下，这些微生物可能是偶发性或新出现的致病菌，而非USP<62>中规定的控制菌。

按照USP<62>进行控制菌检查时分离出的所有微生物，应使用适当的方法进行鉴定，例如VITEK。其他鉴定方法和检验方法有可能更适合对样品进行筛查和检验，例如分子生物学方法（如PCR、测序等）、非选择性的琼脂或液体的增菌培养。这些额外的培养方法或鉴定方法的应用可能需要考虑药品或产品的目标人群，并且应与实验室主管进行沟通后以获得更多的操作建议。

Ⓐ 产品储存及处理

样品应在包装标签或说明书要求的储存条件下保存。

1.在产品测试之前，应对每一个产品包装的外部进行消毒，再转移到工作区或层流净化罩。如果产品容器未密封，请勿将产品容器浸泡在消毒溶液中，以免消毒液进入产品。

2.打开产品容器的工作区应为层流净化罩或受控环境，避免打开的培养基和产品暴露被环境或人员污染。

3.如果样品是水基质产品，在将样品转移到工作区之前，应将样品混匀，以最大限度地使微生物分散均匀。

4.如果怀疑样品中有丝状真菌，可在实验室工作台上或生物安全柜（Biological Safety Cabinet，BSC）内进行带有产品或培养物的试管的所有后续操作。

B 着装要求

进行试验时，检验人员应着洁净的实验服、无菌袖套和无菌手套。手套应经常消毒，尤其是在开启和处理样品（产品）前后。

根据特定实验室中层流罩或屏障的类型，有必要佩戴口罩和发网。

C 培养基的促生长、指示和抑制特性

根据USP<60><61>和<62>检查每批预制培养基、由干粉或按照配方配制而成的培养基的促生长能力，有必要的情况下检查指示性和抑制性。各章节建议了每种培养基的测试菌株，参见USP<60><61>和<62>的表1。确保所用的传代培养物不超过5代，测试菌悬液应在2小时内使用，或保存于2~8℃内。孢子或芽孢悬液（巴西曲霉 A. brasiliensis，枯草芽孢杆菌 B. subtilis，生孢梭菌 C. sporogenes）可在2~8℃冷藏至经验证的期限内使用。如果使用商品化的即用型细菌或真菌菌液，则应遵循制造商关于制备和储存要求的说明。另外，所有的细菌菌液和孢子悬液保证接种量不大于100CFU。促生长（和适用性试验）用的平板和试管不应与样品检验置于同一培养箱中培养。如果由于空间有限而无法避免，则最好将"加菌"培养物置于培养箱的下部，样品检验平板和试管的下面。

D 检验方法的适用性

适用性试验的目的是证明样品在试验条件下对微生物的生长没有表现出抑制作用。虽然应在进行样品检验之前进行适用性试验，但是也可以同时进行样品检验和适用性试验。但是应注意，如果适用性试验与样品检验同时进

行，且适用性试验没有通过，则样品检验的结果是无效的。此时，需要通过调整优化检验方法以中和抑菌作用，并再次进行方法适用性试验和样品检验。

中和剂可用于中和产品的抑菌活性，可使用的中和剂或处理方法可参见USP<61>表2。最好在培养基灭菌前添加适当的中和剂。应使用含有中和剂但不加入供试品的空白对照，以证明中和剂的有效性和对微生物是无毒的。

USP<60><61>和<62>描述了每种测试方法的适用性试验。除了特定的培养温度和培养时间外，还需要不超过100CFU的微生物接种量。确保使用的菌株不超过5代。对于本实验室制备的菌液，细菌和酵母菌菌液应在2小时内使用，或者2～8℃冷藏24小时内使用。制备的芽孢或孢子悬液（巴西曲霉 *A. brasiliensis*，枯草芽孢杆菌 *B. subtilis*，生孢梭菌 *C. sporogenes*）可在2～8℃贮存7天内使用。另外，制备的细菌菌液和孢子悬液应保证接种量不大于100CFU。如果使用商品化的即用型细菌或真菌菌液，则应遵循制造商关于制备和储存要求的说明。USP<60><61>和<62>要求适用性试验中应包含不加入供试品的阳性对照。可使用ATCC标准菌株，如下所列。应注意，在非无菌产品微生物检验相关章节 <60>、<61>和<62>中，允许用户使用下列菌株的替代来源。ORS建议使用以下菌株，以获得一致和标准的工作表格式：

USP<60>：

洋葱伯克霍尔德菌（ATCC 25416）

新洋葱伯克霍尔德菌（ATCC BAA-245）

多噬伯克霍尔德菌（ATCC BAA-247）

USP<61>：

铜绿假单胞菌（ATCC 9027）

金黄色葡萄球菌（ATCC 6538）

枯草芽孢杆菌（ATCC 6633）

白色念珠菌（ATCC 10231）

巴西曲霉（ATCC 16404）

USP<62>：

铜绿假单胞菌（ATCC 9027）

金黄色葡萄球菌（ATCC 6538）

大肠埃希菌（ATCC 8739）

沙门菌（ATCC 14028）

白色念珠菌（ATCC 10231）

生孢梭菌（ATCC 11437）

USP<60><61>和<62>包含各适用性试验的可接受标准。USP<60>要求Bcc的阳性菌必须显示相应的指示反应。指示反应是指在BSCA上生长带有黄色晕圈的绿棕色菌落，或被粉红色区域包围的白色菌落。USP<61>的结果和解释部分要求接种供试品的菌落计数与没有接种供试品的对照的比值在0.5～2之间。例如，如果菌液组计数为80CFU，则可接受的计数需要大于或等于40CFU。USP<62>要求阳性菌应显示相应的指示反应。

E 试验程序

因为在一批次的药品取样中，污染微生物的分布是不均匀，所以应尽量制备均一的供试品溶液或悬浮液。使用传统的机械式的振摇方式，以确保产品中原有微生物的数量和种类不变。

使用以下程序制备和处理样品。

1.收到样品后应尽快进行检验。目视检查每个样品包装的完整性，并注意任何的瑕疵。如果样品包装有瑕疵或损坏，应及时报告实验室主管，未经允许不得进行试验。如果使用包装受损样品进行检验，应根据具体问题进行评估。应与实验室主管进行讨论，以确定是否需要对受损包装样品进行司法鉴定（即样品被篡改）。

2.用分析人员的姓名首字母、日期、样品子编号和样品编号对检验用样品进行标识。

3.使用无菌擦拭巾和经验证有效的消毒剂对样品外包装进行清洁和消毒。并将擦拭后的样品放置在经过适当消毒的超净台或生物安全柜的消毒托盘或表面上，使其干燥。

4.如果可能的话，应在层流罩或生物安全柜中使用无菌操作技术打开容器并进行称量。

5.应根据本实验室的质量程序使用适当的环境监控措施，如沉降菌或浮游菌监测。

6.适当的阴性对照应与样品检测同时进行。

F 结果判定

USP<60>

Bcc的可能存在表现为BCSA上有带黄色晕的绿棕色菌落生长，或被粉红色带包围的白色菌落。BCSA上生长的任何微生物都需要通过鉴定加以确认。

应使用快速鉴定试剂盒或DNA序列分析对分离微生物进行属水平鉴定，如果可以的话还应进行种水平鉴定。如果选择性平板上未观察到微生物生长或经鉴定结果为阴性，则产品符合要求。

USP<61>

由于USP<61>微生物质量的验收标准与定量分析有关，最终菌落形成单位（CFU）具有允许的可变性。最终结果允许有两倍的误差。例如，如果各论要求100CFU/mL的限值，这些结果的可接受上限为200CFU/mL。在对定量试验结果进行审核时应阅读和理解USP<61>中的"结果解释"部分给出的更多的信息。

USP<62>

耐胆盐革兰阴性菌

如果选择性平板上没有菌落生长，则产品符合要求。所有生长的菌落均应使用快速鉴定试剂盒或DNA序列分析鉴定到属水平，如果可能，还应鉴定到种水平。

大肠埃希菌

选择性平板上有菌落生长表明可能存在大肠埃希菌。应进一步使用鉴定方法进行确认。应进行所有生长的菌落均应使用快速鉴定试剂盒或DNA序列分析鉴定到属水平，如果可能，还应鉴定到种水平。如果选择性平板上没有菌落生长或经鉴定结果为阴性，则产品符合要求。

沙门菌

如果选择性平板上有生长良好的红色菌落，有或没有黑心，则表示有可能存在沙门菌。应进一步使用鉴定方法进行确认。所有生长的菌落均应使用快速鉴定试剂盒或DNA序列分析鉴定到属水平，如果可能，还应鉴定到种水平。

如果选择性平板上没有菌落生长或经鉴定结果为阴性，则产品符合要求。

铜绿假单胞菌

如果选择性平板上有菌落生长表明可能存在铜绿假单胞菌。应进一步使用鉴定方法进行确认。所有生长的菌落均应使用快速鉴定试剂盒或DNA序列分析鉴定到属水平，如果可能，还应鉴定到种水平。如果选择性平板上没有菌落生长或经鉴定结果为阴性，则产品符合要求。

金黄色葡萄球菌

如果选择性平板上有黄色或白色菌落，并且菌落周围有黄色晕，则表明可能存在金黄色葡萄球菌。应进一步使用鉴定方法进行确认。所有生长的菌落均应使用快速鉴定试剂盒或DNA序列分析鉴定到属水平，如果可能，还应鉴定到种水平。如果选择性平板上没有菌落生长或经鉴定结果为阴性，则产品符合要求。

梭菌

如果选择性平板经厌氧培养有杆菌生长，过氧化氢酶试验呈阴性，无论是否有芽孢生产，都表明可能存在梭菌。应进一步使用鉴定方法进行确认。所有生长的菌落均应使用快速鉴定试剂盒或DNA序列分析鉴定到属水平，如果可能，还应鉴定到种水平。如果选择性平板上没有菌落生长或经鉴定结果为阴性，则产品符合要求。

白色念珠菌

如果选择性平板上有菌落生长表明可能存在白色念珠菌。应进一步使用鉴定方法进行确认。所有生长的菌落均应使用快速鉴定试剂盒或DNA序列分析鉴定到属水平，如果可能，还应鉴定到种水平。如果选择性平板上没有菌落生长或经鉴定结果为阴性，则产品符合要求。

★注：关于USP<60>和<62>，所有生长的菌落均应使用快速鉴定试剂盒或DNA序列分析鉴定到属水平，如果可能，还应鉴定到种水平。

第三章 无菌检查

Ⓐ 方法适用性试验

对于所有产品类型，请遵循现行 USP<71> 中的方法，以及以下附加说明。

对于所有的产品，即使不含防腐剂，产品本身也可能具有抑制微生物生长的特性。因此，所有产品都应按规定的方法开展方法适用性试验。

适用性试验所用设备的消毒程序应与样品检验相同。

在制定方法适用性试验方案时，应评估产品的体积和浓度，以便使用最大体积和最高浓度的供试液进行方法适用性试验。

如果是同一制造商（同一剂量和规格）同一产品的多批样品，可以选择一批作为代表样品进行方法适用性试验。

1.何时开展方法适用性

a.按照 USP 的要求，下列情形应在无菌检查前进行方法适用性试验：

i.产品信息不足，无法判断其可能存在的抑菌活性。

ii.在所有情况下，当有足够的分析时间，例如调查类型样品。

b.在时间紧迫的情况下，同时开展无菌检查和方法适用性试验，与上述1相关的问题则能够解决。但应注意，如果方法适用性试验与产品无菌检查同时进行，方法适用性试验失败，则产品无菌检查的结果应判为无效。此时，需要通过调整优化检验方法以中和抑菌作用，并再次进行方法适用性试验和样品检验。

c.如果样品数量不足且检验非常关键，则可在14天培养时间结束时进行适用性试验。在最初进行产品无菌检查时，务必进行最充分的判断并使用最优的中和方法。如果适用性试验结果未通过，则阴性的检查结果应判为无效。但是，如果无菌检查结果呈阳性，即使适用性试验显示有抑菌作用，则检查结果仍然有效。

2.方法适用性试验程序

方法适用性和阳性对照等需要使用活菌的试验，应在洁净室或隔离器外的生物安全柜或其他类似设备内进行。

a.薄膜过滤法

i.将样品通过滤膜进行过滤。用三份100mL（或更多，如果适用）特定的冲洗液冲洗滤膜3次。每张滤膜冲洗不得超过5次（每次100mL）。这一步骤的目的是中和并去除滤膜上的所有残留的抑菌物质。

ii.在最后使用的100mL冲洗液中加入指定数量（小于100CFU）的试验菌。

iii.冲洗液过滤后，无菌操作将滤膜分成两等份，并分别接种至两种适宜培养基中。如果使用封闭式薄膜过滤器进行无菌试验，则用含试验菌的冲洗液冲洗每个滤筒。

iv.如果可用的试验容器数量不足以接种每一种试验菌进行完整的挑战试验，则可根据需要将试验菌组合接种至同一容器中。但是，需要对混合菌的生长分别进行确认。

v.培养后，通过革兰染色、显微镜检和鉴定确认混合菌的生长。

vi.其他注意事项参见步骤c。

b.直接接种法：对于直接接种法，如果样品数量足够，则将试验菌分别接种到含有样品的培养基容器中。其他注意事项参见步骤c。

c.以下试验程序适用于直接接种法和薄膜过滤法

i.向不含有样品的培养基中接种相应的微生物作为阳性对照。

ii.根据《美国药典》的要求分别对接种细菌和真菌的试验容器进行培养。确保使用菌株不超过5代。对于本实验室制备的试验菌株，细菌和酵母营养体菌液应在2小时内使用，或者2～8℃冷藏24小时内使用。

芽孢或孢子悬液（巴西曲霉A. brasiliensis，枯草芽孢杆菌B. subtilis，生孢梭菌C. sporogenes）可在2～8℃保存7天。此外，制备的所有细菌和孢子悬液均应≤100CFU。

iii.如果接种样品容器的生长情况与未接种样品的阳性对照相当，则可以进行无菌检查。如果不是这样的，则认为在试验条件下，产品的抑菌活性并未消除。应优化试验条件后再进行方法适用性试验。

d.如果在产品检验时发现产品具有抑菌活性，则必须使用中和剂（或增加培养基体积）等方法优化检验条件以消除抑菌活性，并再次进行无菌检查。

e.用于方法适用性试验的菌株可以使用商品化的即用型菌株，也可以本实验室制备。这两种选择都需要在使用时对实际接种量（CFU）进行测定。

Ⓑ 样品检验

1.样品容器

a.打开样品外包装，在实验室工作台上用杀孢剂进行消毒。请参考文献，以选择合适的消毒剂用于设备消毒。

b.确认接收的样品数量。并与抽样数量进行比较。

c.在洁净室内的ISO 5以外的准备区（如果可以），在不影响样品无菌完整性的情况下，除去待检样品的所有外包装。将样品放置于用有效消毒剂处理过的托盘或推车上。

注：如果样品数量足够多，可以使用一个或多个样品用于确定如何采用无菌操作去除样品外包装。

d.目视检查所有样品的密封完整性、样品中是否存在任何异物及其他瑕疵。检验员应在工作记录表上记录检查结果。

e.如果在样品容器内观察到异物，则与实验室主管讨论并考虑使用ORS程序文件ORA-LAB.015的，标题为"对外观有可见污染的产品进行直接染色的筛选方案"（程序见QMiS）。

2.样品确认

如果抽样人员对样品进行确认，检验人员应根据样品可追溯性，使用样品编号、首字母缩写、日期和子样品号来识别样品。否则，请填写每个单元的日期和首字母。

3.样品容器的消毒

a.使用消毒剂/杀孢子剂对所有样品容器的外部进行处理。

根据洁净室的设计，立即将样品放在经过消毒的专用不锈钢推车上并转移至洁净室，或将样品放在洁净室通道内进行最后的准备。如果在隔离器中进行无菌检查，应将样品放在指定的不锈钢推车上，并使用消毒剂处理一定时间后，再进行下一步的处理。所有样品均应进行消毒处理。一般的样品容器的消毒程序有如下建议：

i.安瓿可用浸泡过消毒剂的无绒线消毒毛巾/擦拭布擦拭。按照制造商的说明或实验室的操作规程，可以将安瓿浸泡在消毒剂/杀孢子剂中。

ii.西林瓶不应浸泡，因为消毒剂有可能通过密闭系统进入产品中。

iii.聚乙烯/塑料层压而成的Tyvek包装可使用浸有消毒剂的无菌毛巾/擦拭布进行消毒。试验前，用无菌无尘干抹布轻轻擦拭Tyvek部分，并在HEPA过滤层流罩中干燥。

iv.如果可能的话，纸包装可以用紫外线消毒。如果适用，用无菌无尘干擦拭布进行擦拭，并按上述方法干燥。

b.检验数量和检验量：按照现行版本的 USP 来确定要检验数量和检验量。尽可能将样品都进行检验。如果实验室要求的检验数量比 USP 多，则可遵循实验室的要求。

c.如果抽样数量少于 USP 的要求，在开展试验前应与实验室主管讨论。在一些特殊情况下的抽取的样品数量，即便少于 USP 的要求，但仍然可以进行试验。

Ⓒ 检验前的准备

1.培养基和冲洗液的准备

在制备用于样品分析的培养基时，应依据现行 USP。也可以选择使用商品化的培养基。制备和购买的培养基必须符合 USP 关于需氧菌、厌氧菌和真菌促生长试验的要求。

使用的培养基包括：

a.硫乙醇酸盐流体培养基（FTM）：该培养基应在合适的容器中制备，使表面与培养基高度呈一定比例，保证在培养结束时显色的需氧层不超过培养基总高度的一半。如果超过三分之一的培养基呈现粉红色，可通过加热使培养基恢复一次，直到粉红色消失。冷却过程中应注意防止非无菌空气进入。

b.胰酪大豆胨液体培养基（SCD）：这种培养基必须在有氧条件下培养。

c.替代硫乙酸盐培养基：这种培养基必须在厌氧条件下培养。

d.含青霉素和头孢菌素的培养基：向培养基中加入足量的无菌 β - 内酰胺酶，其作用可消除抗生素的抗菌作用。

e.稀释液和冲洗液：为了防止在试验过程中堵塞滤膜，稀释液和冲洗液可以在灭菌前进行过滤。

2.培养基的储存

对于实验室制备的培养基，储存时间不得超过经验证的储存期。

对于购买的商业化培养基，请遵循制造商建议的储存要求和有效期。

3.培养基的确认

使用前对制备好的培养基进行以下测试：

a.无菌性：如果灭菌程序经过验证并使用生物指示剂进行监测，并且该批次通过了其他质量控制测试，则可以使用该批次培养基。此外，如果可能的话，在同时进行的样品检验之前，将部分培养基在规定的温度下培养14天。

b.促生长试验：使用现行版USP推荐的菌株（表1，USP<71>）。确保使用菌株不超过5代。也可使用商业化的和标准化的、稳定的菌悬液。细菌营养体或酵母菌的菌悬液应在2小时内使用，或者2~8℃冷藏24小时内使用。芽孢或孢子悬液（巴西曲霉*A. brasiliensis*，枯草芽孢杆菌*B. subtilis*，生孢梭菌*C. sporogenes*）可在2~8℃储存，并在验证的有效期内使用。如果使用商业化的菌株，应遵循制造商的说明。此外，所有细菌和孢子悬液的接种量应不大于100CFU。在使用时应进行菌数测定。

4.设备的准备

用于无菌检查和适用性试验的检验设备和器具应使用经验证的灭菌程序进行清洁和灭菌。购买的商业化的设备和器具应贴上无菌标识，并附上无菌分析证书。

Ⓓ 洁净室的活动

1.着装

在受控环境中维持洁净环境的重要因素是人员。因此，需要进行彻底的无菌技术培训。检验人员每次处理无菌产品时必须保持高标准。

a.任何进入无菌洁净室的检验人员都应进行着装的检查。人员着装的确认必须包括：

i.由有资质的培训人员进行着装培训。

ii.人员更衣时，应由培训人员进行观察。

iii.可以使用接触碟对人员是否正确穿着洁净服、无菌手套和无菌头套进行检查。

b.进入洁净室前有一些注意事项（见下文）。关于试验设备，应遵循以下规程：

i.所有人员无一例外地必须在进入洁净室前穿好工作服。

ii.在无菌洁净室着装前，应着无纤维脱落的洁净内衣并覆盖尽量所有的皮肤。不允许穿便装。

iii.不得化妆和佩戴首饰。

iv.更衣前洗手（如果可能的话应清洗手臂）。

v.应始终使用无尘无菌服。

vi.按照无菌更衣程序着无菌服。

vii.应注意在无菌洁净室中不得有任何的皮肤暴露。

viii.使用适当的杀孢子剂/消毒剂对手套进行消毒。

ix.如果可能，在更衣室或区域张贴更衣程序图片，以帮助个人遵循正确的更衣程序。

x.如果检验人员需要离开洁净室，应丢弃所用的洁净服，并在进入时穿上新的。

xi.如果准备进入洁净室的人员健康情况不佳或皮肤受损，应报告主管推迟进入洁净室，直至恢复健康。

2.样品处理

使用适当的消毒剂/杀孢子剂对样品容器再次进行消毒处理，然后立即放入经认证的工作层流罩内。在打开容器进行检验之前，让所有经过消毒处理的容器在层流罩中完全风干。如果在隔离器中进行测试，请将已消毒的物品放入隔离器中，并按照本实验室的规程对隔离器内部进行适当的表面除菌。

3.试验之后清洁

a.将接种过的培养基管和所有物品从检验区域移走，将它们放在用于将物品进出洁净室的通道或不锈钢推车上。

b.试验后，在检验人员离开之前，应将所有样品容器、设备包装、用过的设备和工具移出洁净室。

c.试验中使用的样品容器应作为储备样品的一部分，退回原始外包装内进行储存。

d.离开洁净室前对工作区域进行消毒。

4.必须对洁净室内需氧和厌氧微生物进行消毒和表面监测

频率由本实验室决定。

E 试验方法

1.薄膜过滤法

按照现行版USP对样品进行检查。

2.直接接种法

使用的样品和培养基的数量遵循现行USP。例如：检验固体样品时，每种培养基使用200mL。如果一些液体不适用薄膜过滤法，则可采用直接接种法进行试验。

3.设备

所有设备中只有标识为无菌的管路才能使无菌冲洗液D通过并进行薄膜

过滤法的测试。

4.无菌检查用培养基的培养

a.在32.5℃±2.5℃温度下培养硫乙醇酸盐流体培养基（THIO）。在培养期间或检查期间，不要摇晃或旋转检查培养基，以尽量减少此培养基的通气。

b.在22.5℃±2.5℃温度下培养胰酪大豆胨液体培养基（SCD）。可以轻微地转动培养瓶，以增加培养基的通气量。

c.THIO和SCD的培养期

i.培养时间不少于14天，使用电离辐射灭菌的产品除外。如果由于假期或周末的原因，在第14天无法观察结果，则应在假期结束后的第一天观察并读取结果，即使结果为阳性。

ii.如果检验人员能够了解样品的灭菌方法，例如除湿热灭菌或过滤除菌以外的灭菌工艺，则可能需要更多的培养时间（例如使用电离辐射灭菌的产品应至少培养30天）。这是为了修复受电离辐射损伤（如果存在的话）的微生物的DNA。

Ⓕ 医疗器械的检验（如纯棉、纱布、缝线和外科敷料）

USP中外科敷料/棉/纱布（包装）的检验方法要求在每种培养基中至少接种100mg。对于单独包装的一次性样品，建议每种培养基接种一个完整的独立样品。

1.纱布、纯棉、缝线和外科敷料

a.使用夸脱罐大小的培养基容器检验整个样品。

b.如果样品对于容器来说太大，则将尽可能多的样品置于容器中并被培养基浸没。

2.医疗器械组合

a.只要满足现行USP<71>关于最少检验量和最少检验数量的要求，医疗器械组合可以作为一个整体进行试验（2～4个单元/组合）。组合中的每个单元必须是同一批号。

b.只有方法适用性试验能够通过，组合才能作为一个整体进行试验。否则，不能作为整体进行试验。

Ⓖ 对照系统

对照系统的目的是确保无菌检查中使用的所有物品、培养基、冲洗液和设备在设计条件下是无菌的。

无菌检验的对照系统概述如下。

1. 系统对照

"系统对照"用于证明在所有分析操作过程中保持样品完整性。任何与被检样品接触的设备，以及检验人员的任何操作都应设置对照。因此，用于"系统对照"的所有设备、液体和培养基都必须以一种尽可能接近于被检验的实际样品操作的方式进行处理。所有用作系统对照的实验材料必须由实验室进行灭菌。然而，灭菌方法不必与产品相同，但必须确保实验材料是无菌的。

如果有足够的样品数量，系统对照的首选是实际样品。当为了设计合适的无菌检查而必须使用复杂的医疗器械时，考虑在清洗、重新包装和灭菌后将其用于系统对照。

当存在可行的替代品时，如果会导致无菌检查的检验数量低于 USP 的要求或 ORS 的政策要求，则不应使用实际样品用于系统对照，除非前文有规定。如果使用一个实际样品会将所检查的子样品数量低于 USP 或 ORS 政策要求的数量，则实验室应尽可能使用替代样品进行对照试验。

a. 薄膜过滤法：试验中使用的每个与真空泵链接的歧管上的过滤漏斗用于系统对照。另外，如果使用封闭式薄膜过滤器进行无菌检查，则应使用与样品检验相同批次的滤器进行系统对照。

i. 可过滤的样品（液体、可溶性固体等）：应使用与待测样品相似的样品。对照样品必须与待测样品具有相同的体积和相似的包装。一般情况下，过滤除菌和高压灭菌的蛋白胨水（USP 液体 A）可作为对照样品。

ii. 可通过无菌液体的医疗器械：管子或其他类似针头、阀门、连接器的容器等作为检验样品的，使用冲洗液 D 冲洗管腔。

b. 直接接种法的样品（医疗器械、不溶性固体和其他不可过滤的样品）：使用尺寸、形状和质地相似的样品，并与待测样品包装相近。尽可能重复能够反映无菌检查可靠性的相关、不寻常的特征。

在设计无菌检查的"系统对照"时，必须注意应尽可能在大多数方面重现样品检验。为满足这一要求应有创新性，从而使系统对照有意义。

2. 设备对照

下列检验中使用的所有物品应设置单独的对照。每批高压灭菌的物品应使用每种培养基进行检验。因此，对于在硫乙醇酸盐流体培养基和胰酪大豆胨液体培养基中检验的样品，每个灭菌装载（干热灭菌柜或高压灭菌器）的样品应使用每一种培养基进行试验。为检验中使用的每个镊子、注射器等应设置共两个对照。

镊子；

注射器剪刀；

手术刀拭子；

移液管；

滤膜（干燥，直接从包装中取出），如果滤膜使用在线灭菌，则可省略此对照；

止血钳；

其他可能需要的特殊物品。

3.培养基和冲洗液的对照

对未接种菌的培养基和冲洗液的对照样品进行试验，以确保使用时是无菌的。

或者，这些试验材料的对照是作为每个"系统对照"的一部分来完成的。这还包括裁剪滤膜和其他接触样品但无法单独设置对照的物品。

4.环境对照

a.打开培养基对照：检验时，用于无菌检查的每种培养基（硫乙醇酸盐流体培养基和胰酪大豆胨液体培养基）的试管都应暴露在检验的直接环境（例如层流罩）中。或者，实验室可以使用b节中详述的沉降菌试验平板。

b.沉降菌试验平板：检验过程中，将非选择性培养基（基于试验要求）的塑料平板暴露在超净台中不超过4小时。4小时后，应更换平板以继续监测（视情况而定）。

平板应在35℃下培养48小时，在25℃下再培养5天以检测霉菌污染。

c.隔离器内的对照：当在隔离器内进行无菌检查时，如果其设计允许连接到空气采样器和微粒计数器，则可在样品检验期间进行取样，以代替上述环境样品。如果隔离器无法使用空气采样器和（或）微粒计数器，或仪器不可用，则应按照a和b节中所述进行环境控制。应在试验前后检查隔离器手套，以确保手套的完整性，并记录检查结果。此外，在每次表面灭菌循环之前，必须对隔离器系统进行泄漏试验，并确保结果符合要求。

5.人员监控

在分析员完成无菌检查后和离开无菌洁净室前，必须进行人员监测。分析人员应使用通用培养基接触平板监测其洁净服的无菌状况，并确保遵守无菌操作技术。

例如，人员的表面菌的监测至少应使用5个接触平板监测以下5个位置：

右手手套手指；

左手手套手指；

胸部；

左前臂；

右前臂。

通用培养基接触平板应在30～35℃培养5天。

注：人员监测的限值和标准是根据对设施内实际监测结果的回顾来确定的。所有分离株均应根据本实验室程序进行鉴定，以确保检验人员不会污染样品。

在无菌检验过程中，检验人员应对手套进行消毒，必要时应更换手套。但是，不得在人员监控之前更换手套。每个实验室都需要对数据进行监控和趋势分析，以确保符合要求和并能够发现任何异常情况。

Ⓗ 原始培养基的传代培养

在没有多余干扰的情况下，对含有产品的主要试验培养基（THIO和SCD）进行逐日观察。所有阳性管、划线平板的处理或后续的培养基的接种均应在洁净室外进行。这些培养的转接中应在经过高效过滤器过滤的生物安全柜中进行，或在ISO5区域外使用有效的消毒剂处理过的与上述生物安全柜等效的环境中进行。检验人员应至少穿戴无菌手套、无菌袖子和口罩，以尽量减少任何可能的交叉污染。

1.当主要分离培养基、硫乙醇酸盐流体培养基（THIO）或胰酪大豆胨液体培养基（SCD）混浊时，检验员应记录在工作表上并通知主管。在培养管第一次呈阳性的那一天和第14天再次划线，以确定是否存在其他可能生长缓慢的微生物（例如真菌）。

2.在洁净室外的高效过滤器过滤的生物安全柜或与之等效设备内，将混浊的管划线接种至改良大豆酪蛋白消化培养基［SCD肉汤+1.5%琼脂］（改良SCDA）或其他非选择性琼脂平板上。

3.所有划线平板的培养时间至少与原始分离培养基（THIO或SCD）中生长所需的时间相同，不超过7天。

4.硫乙醇酸盐流体培养基（THIO）的传代培养

a.将硫乙醇酸盐流体培养基传代至普通琼脂平板培养基上，一式两份。

划两个板，分别在32.5℃±2.5℃ 1个有氧培养，1个厌氧培养。注意：建议从靠近管底的地方取培养物进行转接，以最大限度地培养严格厌氧菌。

i.注意，如果在厌氧培养皿上观察到任何不同于好氧培养皿上微生物的生长。挑选一个有代表性的菌落，进行空气耐受性试验，以确定是否是严格的厌氧菌。分离完成后，继续对所有分离到的严格厌氧菌进行鉴定。

ii.注意在需氧平板上是否观察到任何生长，并与厌氧平板上生长的菌落进行比较。分离完成后进行鉴定。

5.胰酪大豆胨液体培养基（SCD）的传代培养

a.将SCD肉汤传代至普通生长培养基中，需氧培养。划线至一个平板，在22.5℃±2.5℃有氧培养。

i.注意普通培养基平板上是否有菌生长，分离完成后进行鉴定。

ii.如有可能，应使用快速鉴定试剂盒或DNA测序对每个微生物进行属和种水平的鉴定。

Ⓘ 原始培养基中产品引起的浊度

当产品引起的浑浊阻碍了对生长的目视观察时，以下说明适用：

1.对于任何因产品–介质混合而混浊的子样品记录"T"。

2.在每日观察页面上，将"T"的含义表示为："T=产品引起的浊度"。

3.在14天培养结束时，将部分培养基（不少于1mL）转移到同一新鲜培养基中，然后将原始和接种的培养管培养不少于4天。

注：有关混浊样品的传代培养和培养的任何变化，请遵循现行的USP。

4.在不少于4天的培养期间，每天检查原始接种培养基和传代培养基的生长情况，并将结果记录在每日观察延续表上。

第四章 调查USP无菌检查失败

Ⓐ 介绍

当在药品或医疗器械产品中检测到微生物生长等待调查期间，该产品被认为是非无菌的。由于无菌失败对公众健康的影响极其重要，因此实验室管理人员应立即将初步结果报告给ORS和相应的中心（如合规办公室/OCTEC）。

同时，应进行实验室调查，以回答以下问题：结果是真实的产品污染还是在检验过程中存在导致样品污染的明显实验室错误？

超标（OOS）调查将回顾并书面检验过程是否基于良好的实验室操作。

Ⓑ 调查

每当出现无菌检查阳性结果时，实验室主管负责立即开始调查。基础调查应评估四个因素：

1.设备

确定设备是否有故障或操作不当。如果发生故障，确定是否可能导致污染。确定监控记录和任何检查表或日志是否表明无菌检查时ISO 5环境处于良好的控制状态（严重的环境质量或设备维修问题）。注意所用设备（如层流罩、手套箱或隔离器）中最可能的故障模式。

2.是否遵守检验方法

确定检验方法是否有任何异常或偏差。应在检验时验证试验方法的符合性，同时也应记录任何严重违反无菌检查规程的情况。如果发生任何方法方面的违规，确定它是否可能导致污染。注意所用试验方法中可能存在的任何缺陷（如工具、导管等）。

3.检验人员

评估检验人员的资质，包括熟练程度、人员监控结果、培训记录和试验经验。同时应注意，对检验人员进行无菌检查操作的观察是在本次试验中还是在最近的试验中。

4.洁净室和ISO 5（100级）环境条件

确定ISO 5环境的消毒/表面灭菌是否正确完成。

确定是否存在不良的环境数据。请注意，阴性对照失败本身并不一定是导致结果无效的原因。如果阴性对照受到污染，应考虑所分离和鉴定的微生物是否与无菌检查分离菌相似或相同，并考虑是否存在其他不良的环境趋势。

建议在一份标准的调查报告中总结这一审查过程，对这些内容进行详细记录以表明在这些方面进行了调查。

除了以上列出的四个考虑因素外，洁净室的整体设计也是一个重要考虑因素。洁净室的建筑、结构和物料流动等方面存在差异。可能在房间大小、数量、形状、空气处理系统、双扉高压灭菌器、更衣室（水槽、高效空气过滤器、足够的空间、长凳等）方面存在差异。应通过优化布局和其他设计规定减少可能带来的污染危害，从而确保适当的操作和条件。这些措施包括建立适当的洁净室和物料的消毒规程、选择合适的洁净服（一次性或可重复使用）、样品准备区的操作规程等。通过ISO 5洁净环境的设计，可以降低洁净室污染的风险。提供屏障保护的设备可以降低周围洁净室环境的风险。

如果调查发现检验过程中出现导致测试样品被实验室环境污染的差错或事件，则无菌检查结果无效，应纠正不合格的实验室操作规程，以防止问题再次发生。有关如何判断调查结果以进行评估的更多信息，请参阅FDA无菌生产工艺药品指导原则第XI.C1.2节，了解更多调查无菌检查阳性的原则和期望。

另请参阅当前版本的USP<71>，只在结果判定中有关于调查的相关指导。

Ⓒ 结论

本手册列出的调查所涉及的方面和规则并不是全面的。根据每一个ORS实验室的特点或所参照规程的特殊之处，可能需要增加其他方面的调查。

第五章 细菌内毒素检查

细菌内毒素是一种存在于革兰阴性菌细胞膜中的脂多糖，可引起患者的不良事件，如但不限于发烧、头痛、炎症、恶心、寒战、呕吐、低血压、肺毒性、中毒性眼前节综合征、流产或死亡。因此，所有无菌药品、医疗器械和组合产品必须符合细菌内毒素的限度标准。历史上，体外鲎试剂（LAL）检测方法已用于检测和量化药品中的细菌内毒素。

注：凝胶法被认为是USP中的"仲裁方法"。如果浊度法和显色基质法之间有分歧，则以凝胶法的检测结果报告。

本章节旨在补充USP<85>细菌内毒素检查和USP<161>医疗器械—细菌内毒素和热原试验中的方法程序。USP<85>检查基于细菌内毒素和鲎试剂之间的反应。LAL试验的要求包括最佳pH值、离子强度、温度和培养时间。USP<85>方法包括凝胶凝块法和光度法，如浊度法和显色基质法。USP<161>一章描述了医疗器械的细菌内毒素提取程序（如果需要）。在进行医疗器械提取后，按照USP<85>章节检测和量化样品中可能存在的细菌内毒素。

凝胶法是一种定性分析方法，根据裂解物和内毒素之间的反应检测革兰阴性细菌内毒素，从而形成牢固的凝胶。对于含有内毒素的样品，通过稀释样品以确定不形成凝胶的分析终点来计算测试样品中存在的细菌内毒素的量。如果抑制和增强试验的验证稀释液中没有形成凝胶，则样品不含可检测的内毒素。

光度测定技术包括浊度法、终点显色法和动态显色法。对于动力学分析或终点分析的潜伏期结束时，分析涉及浊度或颜色随时间的变化（取决于所用的分析试剂）。对于动态显色法，浊度或颜色变化的开始时间与溶液中内毒素的浓度成反比，即内毒素浓度越高，变化越快。使用仪器来读取数据变化。根据内毒素浓度与浊度或显色之间的线性关系计算分析试验结果。绘制开始时间的对数值与内毒素浓度的对数值形成标准曲线。这些分析方法快速、灵敏，可以快速分析大量样品。但是，凝胶法是USP规定的参考方法，如果有任何疑问或争议，应使用凝胶法，除非测试产品的各论中另有说明。

新微生物分析人员请阅读本章末尾的参考文献。

Ⓐ 凝块法

1.细菌内毒素的参考标准品和对照标准品

细菌内毒素的对照标准品（CSE）相对于参考标准品内（RSE）的效价强度由CSE制造商确定。此信息可在相关的包装插页中找到，无需重复。

注：按照制造商的建议储存、复融和制备CSE、裂解物和其他鲎试剂（LAL）。如有争议，最终决定将基于USP内毒素RSE获得的结果。

建议现场实验室将复融的CSE混合至少5分钟，稀释间隔至少1分钟。

2.阴性对照

针对每个样品测试设置适当的阴性对照。这可确保试验中使用的设备和溶液不含可检测的外源性内毒素。此检查需要两个阴性对照：阴性检查用水对照和阴性系统对照。阴性对照水（空白）由检查中使用的无热原水（BET水或LAL试剂水）组成，检测时不进行稀释。运行系统阴性（器具）对照，以测试检查中使用的器具（如有）的可检测内毒素水平（如，装满超过储存期的无热原试管的烧杯、微量移液器吸头、移液管、样品管、注射器、刮刀等）。用无热原水冲洗分析中使用的所有器具，并在完成特定样品的所有测试之前进行未稀释的测试。如果使用替代稀释剂，在完成特定样品的所有测试之前，进行替代稀释液的对照试验。将这些结果记录在工作表上。

当使用商业化的无热原水进行产品稀释时，建议将工作体积从原始储存容器转移到单独的无热原试管或烧瓶中，以尽量减少背景污染。为每个检测样品的工作体积设置阴性对照试验。

注：无热原移液管、微量移液器吸头、试管和其他器具可以使用商业化产品。

3.标示鲎试剂灵敏度确认试验

在试验之前，必须标示的鲎试剂灵敏度进行确认。制备相当于2λ，λ，0.5λ和0.25λ等4个浓度的对照标准内毒素稀释系列。从每个对照标准内毒素管平行做4份，按制造商的建议接种等量的复融裂解液。倍数稀释系列不是必需的。试验终点的几何平均值必须在标注声明的范围内。可接受标准是灵敏度（λ）标示值的二分之一（0.5λ）到两倍（2λ）。

4.抑制或增强试验/干扰因素试验

细菌内毒素适用性试验要求能够充分证明，拟进行试验的物品或溶液的样品本身不会抑制或增强反应，或以其他方式干扰试验。

USP规定，"在样品的等分处……不得检测到内毒素"。但是，由于样品是未知的，因此在检查前无法确定产品的这一特性。由于这一限制，低于0.5 λ 水平的任何阳性结果可能不是产品的增强特性，而是由于样品中的污染而产生的阳性反应。只含有样品的试管的检验结果为阳性这一结论的证据应该是显而易见的，在只含有样品的试管的检验结果为阳性的情况下。

由于低 pH 值或产品中的某些赋形剂/活性成分，很大比例的小容量的注射剂似乎对 LAL 凝胶法有抑制作用。为了更好地消除这种干扰，需要确定最低产品稀释度，保证在消除干扰的同时仍在最大有效稀释度（MVD）范围内的。该方案的详细描述见 LIB No. 2433（1980 年 7 月 25 日），"测定内毒素鲎试剂时稀释产品的稀释程序"。此外，还描述了中和剂（如月桂硫酸钠或 PyrospersTM）的使用（见参考文献）。

LAL 制造商建议测试样品的 pH 值范围为 6.0~8.0，以获得最佳检测性能。由于裂解液具有缓冲作用，在无热原水中的样品稀释液可能足以用鲎试剂法测试样品。测定添加裂解液的样品的 pH 值，并记录结果。如果需要调整 pH 值，使用无热原酸溶液、碱溶液或缓冲液。

注：请联系 LAL 制造商，以获得与 LAL 试剂盒配套使用的商业化的中和缓冲液。

5.试验程序

分析前样品的储存和混合可能影响污染内毒素的检出。样品（产品）瓶应在分析前剧烈摇晃，最好使用网涡旋仪（此步骤的支持证据见参考资料）。建议每个产品单元涡旋至少 30 秒到 1 分钟。

6.内毒素的计算

根据 USP 细菌内毒素测试章节 <85> 和 <161> 计算内毒素浓度。有关更多信息，请参阅 USP<1085>。

注：考虑到提取过程中使用的冲洗液的体积，调整最终内毒素值。

7.组合样品

细菌内毒素检查 <85> 不能直接解决组合产品单位的问题（合成/混合）。组合样品的风险在于包装单位（小瓶，安瓿等）可能有较高水平的细菌内毒素污染，但用无内毒素的样品稀释这一包装单位可将内毒素的可检测水平降低到溶解产物的灵敏度以下，或将内毒素的水平稀释到低于各论规定的可接受水平。因此，当对组合样品进行内毒素测定时，重要的是调整 MVD 计算，以考虑这种降低的溶解产物的灵敏度。其次，当对组合样品进行内毒素测定时，如果检测到阳性结果，在 USP 章节解释部分所述的条件下，重复试验是可以接受的。

在对组合样品进行重复试验时，如果剩余产品可用并且在受控条件下无菌打开，则建议在原始独立包装单位上进行重复试验。如果任何一个原始的保证独立包装单位此时未能通过USP测试，那么药典将不允许任何额外的重复测试，除非该测试被证明不符合USP章节所规定的要求。

8.《行业热原和内毒素检测指南：问答》相关节选

问题1：成品单位（小瓶、安瓿、预充注射器等）能否"混合"成一个组合样品，并进行细菌内毒素检查？

答复1：

可以。除某些例外（见下文），成品单位可合并成一个组合样品，并对细菌内毒素进行测定。组合样品可由完整单位表示，也可以由一批水溶液药品制成的成品容器的部分小份（等体积）表示。因为有可能用低于有害水平的内毒素的样品稀释含有高于有害水平内毒素的单位，所以，只要将MVD调整为成比例的较低值，小容量注射液（体积为100mL或更少的注射液）通常可以按照组合样品进行试验。

这个"调整的MVD"是通过将单个样本的MVD除以待合并的样本总数来获得的。FDA建议每个复合材料不超过三个单位，以符合测试代表性的起始、中间和最终成品容器的概念。如果由于稀释不足，MVD的降低导致无法消除与产品相关的分析干扰，则应单独测试样品。

成品医疗器械也可以合并到一个组合样品中进行细菌内毒素检测。应使用ISO 10993-1和ISO 10993-12中所述的冲洗/洗脱和取样技术（也用于抑制/增强）对医疗器械进行测试。特殊情况可调整取样。从成品批次中获得合适的洗脱液/浸提液容器后，应将该混合提取物保持在适合稳定性的条件下，直到对其进行一式两份的测试。

FDA建议混合样品是从每个产品容器中无菌取出的小份样品的混合物（经过至少30秒的剧烈混合）。这样，当组合的样品为OOS结果时，可以使用原始的、独立的容器进行重新测试。

某些产品类型不应合并。两个例子是初始MVD较低的药品（见上文"调整后MVD"的讨论）和作为悬浮液生产的产品，因为小份样品的均一性可能存在显著的干扰问题。

问题2：中间（过程中）样品等分试样能否"混合"成一种组合样品，并进行细菌内毒素检查？

答复2：

FDA不建议从生产过程的不同过程阶段的过程中样品进行混合，因为这可能很难确保这些物料的均匀性。

问题3：测试失败时重新测试。

答复3：

当测试运行中出现相互冲突的结果时，检验人员应参考USP第<85>章，凝胶法的结果判断以获得重复测试的指导。如<85>章所述，如果试验失败发生在小于最大有效稀释度（MVD）的情况下，则应使用不超过MVD的更大稀释度重复试验。实验室结果中应包括该异常检验结果的记录。如果在MVD进行测试并且出现不能归因于测试错误的超标（OOS）测试结果，则继续稀释产品，直到可以计算出实际的内毒素浓度。这些结果应记录在工作表格上。

Ⓑ 光度定量技术

终点法和动态法是用于检测细菌内毒素的光度定量分析。终点法和动态法可采用浊度法或显色法。终点测定法测量培养时间结束时浊度（浊度）或颜色（显色）的增加。

本节提供可应用于动力学分析的程序信息。动力学显色剂和比浊剂可在市场上买到。可以购买试剂盒进行测试。测试中使用的对照标准内毒素、鲎试剂（LAL）和无热原水应保留分析证书。其他材料，如无热原移液管、微量移液器吸头、试管和96孔微孔板，可从不同的供应商处购买。实验室还应保存表明这些材料无热原的分析证书。

1.动态分析：动态细菌内毒素检测软件设计用于运行以下分析：

a.溶解产物的初步确认/测试分析人员的初步确认

b.RSE/CSE根据参考内毒素标准平（RSE）评估对照内毒素标准品（CSE）的效价

c.干扰因素试验

d.样品测试

e.仪器校准试验

初始确认试验验证检验人员操作动力学软件和设备的熟练程度。初始确认试验也可用于鉴定每批新的动力学溶解产物和对照内毒素标准品。

关于内毒素标准品的数量和有效分析所需的重复次数，必须遵守USP<85>的要求。

RSE/CSE分析可用于比较CSE的效力和RSE的浓度。通常，不需要进行RSE/CSE分析，除非有理由证明制造商分析证书（COA）中的数值不正确。

必须对每个样品进行干扰因素试验。

常规检测是为了检测未知样品中的细菌内毒素。在考虑其他三种分析方法后，应使用常规分析方法对采集的样品进行鲎试剂分析。

注：在使用前，请联系LAL制造商以确认动力学读数器（IQ/OQ/PQ）。此外，实验室应遵循定期预防性维护（PM）和（或）校准，以确保读数器正确执行监管样品测试。

2.程序

根据USP<85>按照鲎试剂盒或鲎试剂中的说明进行分析。其他说明见下文所列参考文献8。

ⓒ 医疗器械

本节适用于与心血管系统、淋巴系统或脑脊液直接或间接接触的标示为无菌和无热原的医疗器械或组件或医疗器械或组件的流体路径（即固体医疗器械，如一次性注射器、卡式瓶、输血和输液组件、植入剂、静脉导管、透析管；液体医疗器械，如生理盐水、肝素和透析液；以及凝胶医疗器械如脱钙骨基质和透明质酸器械）。应遵循USP<161>的测试要求。

按照USP<161>的要求，如果只有设备路径被标记为无菌和无热原，则设备路径必须在整个提取过程中与提取液接触。

液体医疗器械不需要提取过程。医疗器械的标准提取、冲洗和浸泡液应使用无热原水。USP涵盖了检测医疗器械的分析方法。如果提取液显示内毒素干扰结果，可能需要根据产品配置对测试进行优化。使用前，必须验证替代稀释液不会干扰内毒素测定。

注：冲洗或提取量可根据设备的大小和配置进行调整。提取前，可使用无菌、无热原的器具（如镊子、剪刀、钢丝钳等）将设备或部件切割成更小的碎片。

ORS实验室的协作方法可用于从设备中提取内毒素，必要时可使用。最终版本的分析验证应由负责的实验室进行。为方便起见，ORS实验室方案总结如下。

1.按照USP<161>和USP<1085>内毒素检查指南进行医疗器械提取和最终内毒素浓度计算。

或者，如有必要，使用ORS实验室改良的内毒素提取和检测方法对医疗器械进行检验：

a. 制备1%SLS溶液

通过将1g十二烷基硫酸钠（SLS）放入去热原玻璃烧瓶中，并添加99mL无热原水，制备1%储备溶液。让SLS完全溶解。随后应通过10000MW去热原膜过滤器过滤到无热原玻璃或塑料容器中。

b. 所需设备：150至480瓦的超声波仪。

c. 提取程序

i. 在20mm×150mm螺旋盖管中使用鲎试剂水将2mL 1%SLS储备溶液稀释至20mL（0.1%）。

ii. 在20mm×150mm螺旋盖管中使用鲎试剂水将1.5mL 0.1%SLS溶液稀释至15mL（0.01%）。

iii. 准备适当数量的试管（每个设备一根试管），一根作为阴性/系统对照。在水浴中预热至37℃±1℃。

iv. 使用无菌操作技术，将设备从包装中取出，按对角线方向将其切成长度小于5mm的碎片。小金属和塑料件，如针和鲁尔锁，应进行整体测试。应使用提取液冲洗无热原流体通道。

注：提取量可能需要根据医疗器械的大小进行调整。

v. 将所有零件放入20mm×150mm的管中，管中含15mL预热（37℃±1℃）0.01%SLS冲洗液。

vi. 旋涡管30~60秒，或直到设备的所有部件都浸入冲洗液中。

vii. 在37℃±1℃下对试验容器进行60分钟的超声波处理（功率范围为150~480W）。在超声处理完成后的15分钟内，超声处理的管数不要超过可以涡旋的管数。确保超声波仪中的水覆盖管中的冲洗液。不要让超声波仪中的水超过38℃。

viii. 将管子涡旋2分钟。取一部分洗脱液（5~10mL）进行细菌内毒素检测。如果洗脱液没有立刻进行检验，则应冷藏保存。所有洗脱液必须在提取后24小时内进行测试。测试前应进行至少一分钟的涡旋。

2. 替代稀释剂示例（使用前验证）

稀释剂/缓冲剂	干扰因素
Pyrosperse™	内毒素结合或掩蔽
B-G-阻滞剂®	β-葡聚糖增强
50 mmol/L Tris 缓冲溶液	强酸性（pH<6）或 强碱性（pH>8）
10 mmol/L氯化镁（$MgCl_2$）溶液	螯合

注：CSE标准系列稀释液始终使用LRW作为稀释液。

3.按照USP<85>和USP<161>中的指示，使用凝胶法的细菌内毒素试验（BET）分析参数、程序、标准和对照、动态显色法或浊度法或终点分析，测试医疗器械提取物中的样品洗脱液。

Ⓓ 内毒素参考文献

［1］ United States Pharmacopeia（USP）Chapter <85> Bacteria Endotoxins Test. Official, Current Version.

［2］ USP <161> Medical Devices–Bacterial Endotoxin and Pyrogen Tests, Current Version.

［3］ USP <1085> Guidelines on the Endotoxins Test, Current Version.

［4］ The U.S. Food and Drug Administration, Guidance for Industry, Pyrogen and Endotoxins Testing: Questions and Answers, June 2012.

［5］ Guilfoyle, D.E., Yager, J.F. and S.L. Carito. 1989. The effect of refrigeration and mixing on detection of endotoxin in parenteral drugs using the Limulus Amebocyte Lysate（LAL）test. J. Parenteral Science & Technology. Vol 43, No 4, p. 183–187.

［6］ Novitsky, T.J., Schmidt–Gengebach, J. and J.F. Remillard. 1986. Factors affecting recovery of endotoxin adsorbed to container surfaces. J. Parenteral Science & Technology. Vol 40, No 6, P. 284–286.

［7］ Twohy, C.W., Duran, A.P. and J.T. Peeler. 1986. Extraction of bacterial endotoxin from medical devices. J. Parenteral Science & Technology. Vol 40, No 6, p. 287–291.

［8］ Guilfoyle, D.E. and T.E. Munson. 1982. Procedures for improving detection of endotoxin in products found incompatible for direct analysis with Limulus amebocyte lysate, in Endotoxins and Their Detection with the Limulus Amebocyte Lysate Test., Watson, S.W., Levin, J., and Novitsky, T.J.（eds）, Alan R. Liss Inc., NY, p. 79–90.

［9］ Guilfoyle, D.E., Munson, T. and J.P. Schrade. 1981. Use of PyrosphereTM for Reducing Product Interference in the Limulus Amebocyte Lysate Test, Laboratory Information Bulletin, U.S. Food and Drug Administration, Washington D.C., No. 2503（115）, p. 1–8.

［10］ Tepedino, A., Guilfoyle, D.E. and Munson, T. 1980. A Condensed Procedure for Diluting Product in Determining Compatibility（Inhibition / Enhancement test）with the Limulus Amebocyte Lysate Test for Endotoxin, Laboratory Information Bulletin, U.S. Food and Drug Administration, Washington D.C., No. 2433, p. 1−17.

第六章　不溶性微粒

本章旨在补充USP<788>注射剂的不溶性微粒和USP<789>眼科溶液微粒物质中的方法程序。此外，USP<1788>颗粒物的测定提供了有用的这些分析的指南。在适当的情况下，参考ORA-LAB.019"HIAC 9703+液体颗粒分析仪"实验室范围的程序，以解决HIAC仪器使用的具体要求。

颗粒物由可移动的、随机来源的外来物质（气泡除外）组成，由于其所代表的物质量小且成分不均匀，因此无法通过化学分析进行定量。注射溶液，包括由无菌固体组成的用于肠外注射的溶液，基本上不含肉眼观察到的微粒物质。本文所述的试验是为了列举特定尺寸范围内的次可见外来颗粒而进行的物理试验。

除非个别专著或产品规范中另有规定，否则单剂量输液的所有大容量注射剂和专著或产品规范中规定了此类要求的小容量注射剂均应符合所应用试验规定的颗粒物限值。

并不是所有的注射剂配方都可以用光遮蔽法检查颗粒。任何非纯溶液的产品，其澄清度和黏度接近于水的澄清度和黏度，当通过光阻计数法进行分析时，可能会提供错误的数据。当出现测试适用性问题时，请参阅特定的专著。显微镜计数法可用于分析此类材料。在某些情况下，待测材料的黏度可能较高，从而妨碍通过任何一种方法对其进行分析。在这种情况下，可使用适当的稀释剂进行定量稀释（如有必要），以降低黏度，以便进行分析。

A　光阻计数法试验

本试验适用于标记为含有100mL以上的大容量注射剂和标记为含有100mL或以下的单剂量或多剂量小容量注射剂，这些注射剂或小容量注射剂在无菌固体构成的溶液中，个别专著或药品规范中规定了颗粒物试验。它计算固体或液休悬浮颗粒的数量。

1.试验装置

该仪器是一个电子、液载粒子计数系统，使用一个光阻传感器与适当的样品输送装置。关键操作标准包括：

a.传感器浓度限值：使用制造商确定的浓度限值（每毫升最大颗粒数）大于待计数试样中颗粒浓度的仪器。

b.传感器动态范围：所用仪器的动态范围（可精确测量和计数的颗粒尺寸范围）必须包括供试品中列举的最小颗粒尺寸。

2.仪器校准

除了仪器制造商推荐或常规执行的其他测试之外，以下参数还应作为定期仪器校准的一部分进行评估。

a.样品体积精度：必须评估样品体积的准确性，并发现其在制造商建议的范围内。

b.样品流速：确认流量在所用传感器的制造商规格范围内。

c.传感器的校准和分辨率：验证传感器分辨率是否符合制造商对已知尺寸在 $10 \sim 25\mu m$ 之间的球形颗粒的规格。

3.测试环境

a.必须适当清洁玻璃器皿、瓶盖和其他设备，以便添加的颗粒水平对试验结果的影响可以忽略不计。

注：可购买无颗粒包装的玻璃器皿，适合于合成液体样品的无颗粒载体。

b.在不产生大量颗粒物的环境中进行试验。试样、玻璃器皿、封闭器和其他设备的制备应在 HEPA 过滤器保护的环境中进行。

c.在整个样品制备过程中，分析员应穿着不脱落的衣服和无粉手套。

4.仪器启动和环境空白

a.仪器启动后，根据 ORA-LAB-.019 使用 Milli-Q 水或等效物进行仪器冲洗。

b.在开始测试程序之前，必须根据 ORA-LAB.019 准备和测试环境空白。获得合格结果后，仪器可用于执行试验程序。

5.试验程序

a.对于体积小于 25mL 的容器，测试 10 个或更多单位的溶液池以获得不少于 25mL 的体积。如果单个单位体积为 25mL 或更大，则可以单独测试单个单位的小体积进样。

b.按照 USP<788> 和 <789> 的要求准备试验样品。在样品制备之后，除了 ORA-LAB.019 中的程序外，样品还可以按照 USP <788> 和 <789> 进行分析。

c.带有可拆卸塞子的容器可通过拆除封盖直接取样。对于需要取出容器内物进行试验的试样，应按照正常或习惯的方式，或按照包装标签中的指示，取出容器内物。当将试样汇集在一起时，移除封盖并将内容物倒入适当清洁的容器中（最好从无颗粒玻璃器皿供应商处获得）。

d.测试完成后，仪器将生成一份报告。报告将包括原始数据计数、计算值，并说明试样是否符合所进行特定试验的USP限值。

注：如果平均颗粒数超过USP限值，则制备的样品必须通过显微颗粒计数试验进行测试。

Ⓑ 显微颗粒计数试验

显微镜颗粒物试验可应用于大容量和小容量的肠外注射以及眼用溶液产品。

USP<788>中描述了试验装置，附加信息见USP<1788>。

1.试验环境和环境空白

有关试验环境和试样制备的要求，以及用于分析的玻璃器皿和设备，请参阅第A.3节。

在用试样开始试验之前，需要进行空白测定，并且必须根据USP<788>要求进行测定。环境空白必须符合USP<788>中规定的要求，以便开始测试样品。

2.试验程序和数据解释

a.对于大容量的肠外注射，测试单个单位。对于体积小于25mL的小体积肠外注射，将10个或更多单位的内容物合并在一个清洁的容器中；待测溶液可以通过混合适当数量的小瓶的内容物，用无颗粒水或当无颗粒水不合适时用适当的无颗粒溶剂稀释25mL来配制。体积大于或小于25mL的小容量静脉注射剂可以单独检测。

b.继续进行USP<788>中描述的试验，记录等于或大于10μm的粒子数和大于等于25μm的粒子数。作为替代方案，允许部分膜过滤计数和通过计算确定总过滤计数。一旦确定了颗粒数，就计算出被检查样品的平均颗粒数。

注：对于USP<789>所涵盖的试样，颗粒数量等于或大于50μm还必须计算并报告计算的平均值。

c.根据USP<788>或USP<789>考虑溶液类型和容器体积对计算数据进行评估。

第七章 抗生素效价检测

Ⓐ 一般信息

USP<81>抗生素－微生物分析，是人类抗生素效价测试的生物测定的主要参考。在试验前，应审查现行USP<81>和相应的药物专著的试验要求、验收标准和适用性。USP<81>列出了要测试微生物效力的特定人类抗生素；此列表可以随时更改。USP<81>中未列出的所有其他人类抗生素通常使用CFR 21第300～499部分或USP HPLC方法进行测试。最后，动物抗生素通常采用JOAC、AOAC、实验室信息公告（LIBs）和（或）制造商方法中公布的化学方法进行测试。

改进的生产技术（如纯化方法）已使效价测试从简单的生物分析发展到不同的化学分析。大多数化学分析都是通过高效液相色谱法（HPLC）对抗生素成分进行分离和定量。然而，化学分析不能证明受试抗生素的生物活性和抗菌功效，特别是可能含有多种活性成分的抗生素，每种活性成分都表现出不同的抗菌活性。化学效价测定不需要使用活的试验微生物。在本章的其余部分，抗生素效力仅指USP<81>测试。

抗生素效价测试是一种生物分析方法，通过这种方法可以对活微生物测试不同浓度的抗生素。根据中位参考标准［S3］和标准曲线［S1］、［S2］、［S4］和［S5］测量和评估产生的生物反应。这种生物反应被称为抗生素活性或效价。抗生素效价取决于抗生素微生物的特异性，并通过微生物在特定试验抗生素存在下无法在最佳条件下生长来物理表达。

抗生素效价试验是一种多变量试验，取决于多种因素。因素可能包括：①测试微生物生长要求和接种水平；②测试抗生素剂量；③准备和（或）使用设备、生长培养基、试剂、测试微生物和抗生素标准的技术能力。效价测试要求人员具备实验室安全、分析化学、微生物学和无菌技术的基本知识。效价测试是一个手动、多步骤、多天的过程，使用普通实验室设备进行。至少需要两名人员来准备和设置样品。由于准备和测试的多个阶段，只有合格的实验室人员（即初始和常规培训和评估）才有权执行USP<81>测试。

抗生素效价检测可采用平板法（注皿法和涂布法）或试管法（浊度法）。平板法和试管法均显示出可测量的生长抑制水平。例如，抑制区（ZOIs）是在缸板试验期间观察和测量的。并在试管测试过程中对浊度进行了观察和测量。生长抑制测量值被制成表格并整合到线性回归曲线中，从而得出外推的抗生素效价值。

效价以单位（U）或活性的μg表示，可能与活性化合物的μg（重量）等同。以下三个原因可以解释这种重量–活性差异：①活性可能是由抗生素的游离碱或盐形式引起的，活性以任何一种形式表示；②抗生素可能含有相似的化学成分，但活性不同；③抗生素活性是由一个异质的抗生素，而不是单一的类似物。

内部质量控制是建立在每个板和管测试。由于每个标签上抗生素的列出剂量不同，因此将试验抗生素/未知样品稀释至已知样品浓度（［U3］）。未知样本［U3］与中位数参考标准（［S3］）浓度相等。中间参考标准（［S3］）是五点标准曲线（［S1］、［S2］、［S3］、［S4］和［S5］）的中间浓度（即中点）。

五点标准作为可测试的检测范围，由可追踪且在有效期内的USP参考标准（RS）制备。

USP<81>规定了平板法和试管法的以下标准：

（1）试验抗生素/未知样品（［U3］）的计算效价必须为参考标准中位数（［S3］）的80%~125%；

（2）所有测量数据（如毫米或吸光度）和计算数据（如平均值）的相对标准偏差不超过10%；

（3）测试在三次独立的测试运行期间进行，一式三份。

USP<81>平板法进一步说明：

（1）各标准曲线的测定百分比系数（%R2）为NLT 95%（即相关系数为NLT 0.9750）；

（2）ZOIs适用于所有培养基参考标准（［S3］将测量14~16mm）。

USP<81>试管法进一步指出：

（1）每条标准曲线的百分比测定系数（%R2）为NLT的95%（即相关系数为NLT0.9750）；

（2）每种抗生素的培养基参考标准物（［S3］）的吸光度值是预先确定的。有关测试参数和可接受的数据要求，请参阅USP<81>。

B 设备

抗生素效价检测是一种定量检测，取决于生长培养基、试剂、供试菌和抗生素标准的制备和使用；因此，A 类容量玻璃器皿用于制备试验抗生素/未知样品、参比标准品和参比标准品的稀释液。A 级玻璃器皿的物理标签为"传递"（TD）或"储存"（TC）。在实验室使用前必须了解 A 级玻璃器皿。例如，高黏性液体（例如抗生素软膏）不能从 a 类移液管中转移。A 级移液管完全依靠重力协助疏散。若用于抗生素软膏，软膏将在吹出时留在 A 级移液管中。然而，USP<81>表示无菌和一次性玻璃器皿也可以用于任何测试抗生素/未知样品、参比标准品和参比标准品的稀释。

标准实验室玻璃器皿，如烧杯，漏斗，烧瓶，鲁克斯培养瓶和 1～2 升瓶。可以使用无菌和一次性设备，例如试管、培养皿和血清移液管，只要该设备的使用不影响效力测试的定量方面。

附加设备包括不锈钢圆筒、圆筒滴管、比色杯、移液器和微量移液管、pH 计、加热板、可调温水浴、培养箱和一个手动/自动读板器或紫外–可见分光光度计。

与试验微生物直接接触的设备应清洁（即无残留）且无菌。残留物（如抗生素或洗涤剂）可能会干扰抗生素效价测试。设备清洁和干热灭菌方法应进行适当的验证和验证检查，以确保玻璃器皿清洁和无菌。关于钢瓶清洁说明，请参见 USP<81>；关于玻璃器皿清洁说明，请参见 USP<1051>清洁玻璃仪器。

用于提供计量单位的设备应具有适当的验证和频繁的验证检查，以确保可靠和可重复的结果；此类设备的示例包括重量秤、pH 计、高压灭菌器、测微计、手动/自动读板器和 UV–VIS 分光光度计。有关手动和自动平板读取器的更多信息，请参阅标题为抗生素效价测试：平板法的章节。

测试可以在实验室工作台上进行，不需要在洁净室或层流罩中设置。然而，在使用一般生长培养基和测试生物时，使用无菌技术是很重要的，以防止交叉污染。

在执行平板法时，实验室工作台需要提前用水准仪检查。工作台用于制备单层和双层琼脂平板，如果顶部不水平，液体琼脂可能会在培养皿中不均匀地聚集。不均匀分布的琼脂将导致不均匀的抗生素扩散。扩散后形成的抑制区形状应均匀（即圆形）。不规则形状的 ZOIs 无法精确测量直径。

不规则形状包括卵形、椭圆形和（或）没有统一和确定周长的任何形状。

Ⓒ 试验菌、接种物制备及标准化

抗生素的效力取决于抗生素微生物的特异性。USP<81>鉴定特定的微生物和对相关的抗生素进行检测。在用于试验前，试验微生物必须具有纯度和健壮的特性。原代培养物和工作培养物必须无菌制备，并致力于防止原代试验微生物受到污染。如果原代培养物和（或）工作培养物受到污染，则对典型的生长特征和形态进行目视检查和基本显微镜检查。此外，应使用AOAC批准的快速鉴定方法，例如API或VITEK。

受污染的原代培养物和（或）工作培养物不能用于抗生素试验；同样，所有使用污染培养物产生的抗生素效价数据将被视为无效。

从工作培养基制备试验接种物。接种物制备是一个多步骤、长周期的过程。接种物的制备需要具备微生物学、无菌技术和实验室安全的基本知识。请参阅USP<81>抗生素—微生物分析，了解受试菌和接种物的制备。所述试验接种物是用方法专用稀释液稀释的含活试验微生物的溶液。为了能够存活，试验接种物中使用的微生物必须在5代以内。

试验接种物的验证在样品试验之前进行。验证是一项初步试验，当对照已知的中位参考标准（［S3］）和标准曲线（［S1］、［S2］、［S4］和［S5］）进行试验时，评估试验接种物的效力、纯度和稳健性。关于接种物验证、测试参数和可接受的数据要求以及D部分，抗生素标准和样品溶液制备，请参考USP<81>。如前所述，验收测试要求和验收标准如下：

USP<81>规定了平板法和试管法的以下标准：

（1）试验抗生素/未知样品（［U3］）的计算效价必须为参考标准中位数（［S3］）的80%~125%；

（2）所有测量数据（如毫米或吸光度）和计算数据（如平均值）的相对标准偏差不超过10%；

（3）测试在三次独立的测试运行期间进行，一式三份。

USP<81>平板法进一步说明：

（1）各标准曲线的测定百分比系数（%R2）为NLT 95%（即相关系数为NLT 0.9750）；

（2）ZOIs适用于所有培养基参考标准（［S3］将测量14~16mm）。

USP<81>试管法进一步说明：

（1）各标准曲线的测定百分比系数（%R2）应为90%（即相关系数为0.950）；

（2）每种抗生素的培养基参考标准物（［S3］）的吸光度值是预先确定的。有关测试参数和可接受的数据要求，请参阅USP<81>。

原代培养物和工作培养物应标明微生物种类名称、ATCC（美国类型培养物收藏）编号、制备和有效期。USP<81>中规定了初级和工作接种物储存的建议要求。为了减少化验变异性，一种主要的原种培养用≤14天的时间来准备一个活菌培养基；此外，还有应使用≤7天时间制备试验接种物。已知试验微生物的生物活性随着时间的推移而降低，可能需要调整试验接种量以满足试验验收标准（例如，中间参考标准（［S3］）显示的14~16mm之间的ZOIs直径）。

因此，为了减少化验变异性，建议使用新鲜的（例如≤2天）原代培养物和工作培养物。

Ⓓ 抗生素对照品（［S1］—［S5］）和未知样品（［U3］）制备

抗生素效价测试需要使用标准曲线来测试未知样本。参考标准（RS）必须来自经验证的来源，如USP。参考标准制备程序见USP<81>。一个RS将用于制备五点（［S1］—［S5］）标准曲线。通常，五种标准溶液的浓度比为1∶1.25。例如，［S1］—［S5］标准可在试验中表示为以下标准浓度：

6.40μg/mL，8.00μg/mL，10.0μg/mL，12.5μg/mL和15.6μg/mL。详见图1。随附的标签将包含准备、储存和有效期信息；此信息包含应遵循的具体的操作说明，以获得可重复和可靠的效价测试数据。每天接种物验证（即测试板）和（或）三次独立测试运行中的每一次都必须制备新的标准曲线。

抗生素效价样品的物理形态、剂量和给药方式各不相同；不同样品类型的示例包括片剂、粉末、溶液或半固体。无论这些物理和化学性质如何，测试前必须稀释测试样品和参考标准。必须考虑试验样品和参考标准的每种稀释。稀释因子（每种稀释）和总稀释度（多次稀释）是计算效价所需的数据。

样品设置

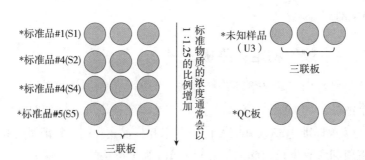

*标准品#3(S3)：将中间参考标准品一式三份加在S1—S5、测试样品和对照板上

图1 平板法示例，将标准曲线和未知样品放置在三份琼脂平板上

试验前，必须将未知样品［U3］稀释至已知浓度。有关试验中使用的中位参考标准的推荐浓度列表，请参见USP<81>。目标浓度通常相当于标准曲线的中间参考标准［S3］。

以这种方式稀释未知样品［U3］可确保标准曲线线性部分内的检出限。例如，如果中位参考标准［S3］的浓度为10.0μg/mL，未知样品［U3］也将被稀释至10.0μg/mL的浓度。关于平板法的一次独立试验运行以及将标准曲线和未知样品放置在三份琼脂平板上的示例，参见图1。

质量控制（QC）板可包括分别用于参考、标准曲线（［S1］—［S5］）和（或）检测／未知样品［U3］的稀释液测试。3个QC板中的一个应专门用于评价试验中使用的接种剂；具体地说，这个培养皿将只包含试验接种物，将没有青霉素瓶，并应显示均匀生长（即平铺）在琼脂的顶部和内部，区域以外的微生物生长表明，试验中使用的接种物可能受到污染，和（或）用于准备单一和琼脂平板的技术可能已经损害了琼脂平板。3个QC板中的其余2个应专用于测试中使用的每种特定稀释剂；例如，注射用水（WFI）和4号缓冲液用于万古霉素测试，因此制备了两个QC板，每个板都包含WFI或4号缓冲液。稀释剂专用于每种抗生素，并列在USP<81>中。

Ⓕ 生长培养基和附加测试溶液

为了培养一种纯净而健壮的试验生物，需要正确使用和制备生长培养基（琼脂或肉汤）、缓冲液和稀释剂。生长培养基、试剂或稀释液的成分或最终制剂可以现场制备和（或）从外部来源购买。无论产地如何，任何由生长培养基成分和（或）制剂制成的最终产品在用于试验前必须进行鉴别、有效期、无菌和促进生长的验证。所有生长培养基、缓冲液和稀释液的制备、使用和储存参照USP <81>。

Ⓕ 抗生素效价测定：平板法

平板法是最常用的USP<81>检测方法。平板法使用固体培养基（琼脂）来显示抗生素活性［即抑制区（ZOIs）］。该方法需要使用五点标准曲线［S1］—［S5］、中位参考标准［S3］、试验抗生素/未知样品［U3］、验证过的接种物、不锈钢青霉瓶和含有生长琼脂的培养皿。图1为平板法的一个独立测试运行的例子，并将标准曲线和未知样品放置在三个重复的琼脂平板上。

根据抗生素的不同，试验中使用单层或双层琼脂平板。单层和双层琼脂平板的制备见USP<81>。

1.单层平板

在凝固前，生长琼脂接种已知体积的验证试验微生物。将接种的琼脂充分混合，倒入培养皿中，使其凝固。

2.双层平板

在凝固前，将一部分生长琼脂倒入培养皿底部，使其凝固；这是试板的基层。将生长琼脂的剩余部分进一步冷却并接种已知体积的经验证的试验菌。将接种的琼脂充分混合，倒在冷却的基层上，使其凝固。

一旦琼脂凝固（单层或双层琼脂板），使用盘尼西林分配器将不锈钢盘尼西林管分布在琼脂表面。气缸以等距和垂直的方式应用。每个小管应立即加入两种浓度的抗生素，即稀释的未知样品［U3］或中位参考标准［S3］。此外，这两种抗生素都是以等量的剂量注入交替的小管中。详见图2。

平板（扩散）法

稀释未知样品和中值参考标准的平板示例

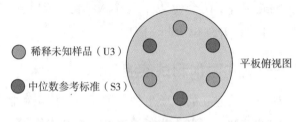

稀释未知样品（U3）

中位数参考标准（S3）

平板俯视图

图2 含有稀释未知样品和中位参考标准品的盘尼西林管的平板分布示例

给药后，在一次独立试验中准备的所有平板同时培养。当培养皿培养时，抗生素在琼脂中扩散，在盘尼西林管周围和下面形成一个空白区域；这种清除被称为抑菌圈（ZOIs）。ZOIs显示了稀释后的未知样本［U3］和中位参考标准［S3］的抗生素活性。参见图3了解更多细节。

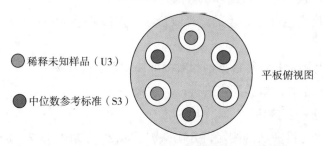

平板（扩散）法

平板示例：含有稀释未知样品和中位参考标准品的盘尼西林管周围有抑菌圈

稀释未知样品（U3）

中位数参考标准（S3）

平板俯视图

图3　平板示例：培养后平板上含有药物的盘尼西林管周围显现抑菌圈

在规定的孵育时间后，取出圆筒，去污染（即高压灭菌），并用肥皂和水清洗。在再次测试使用之前，对气瓶进行热灭菌。使用手动/自动读板器测量每个ZOIs的直径。ZOIs只能由合格的实验室人员测量。使用手动或自动读板器进行ZOIs测量。手动读取器的示例包括Fisher-Lily区域读取器或手动/电子卡尺；手动阅读要求在硬拷贝和（或）电子日志和（或）电子表格中输入数据［例如手写和（或）电子］。自动读板器的例子包括OMNICON或Trinity V3。与手动读取不同，自动读板器允许计算机系统测量平版，不需要输入原始数据。

未知样品［U3］和中位数参考标准［S3］所显示的抑制区域应该大致相等，见图4。稀释后的未知［U3］与中位数参考标准［S3］的ZOIs比较可以用参考浓度的百分比来描述。未知样品［U3］的计算效价必须为参比浓度的

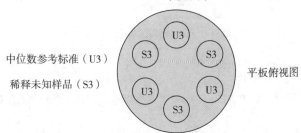

平板（扩散）法

显示等效抑菌圈直径的未知样品和中值参考标准品的平板示例

中位数参考标准（U3）

稀释未知样品（S3）

平板俯视图

图4　显示等效 ZOIs 直径的未知样品和中间参考标准的平板示例

80%～125%。如果稀释后的未知样品［U3］的浓度超出了80%～125%的范围，则必须使用估计的稀释倍数重新测试同一未知样品，以获得等效的中位参考标准［S3］浓度。以这种方式稀释未知样品［U3］可确保标准曲线线性部分内的最终检测限。供试品的制备、储存和有效期需要USP<81>中规定的剂量、给药信息（根据标签要求）和程序，以及适当的USP抗生素专著。

USP<81>规定了平板法和试管法的以下标准：

（1）试验抗生素［U3］的计算效价必须为参考标准中位数的80%～125%［S3］；

（2）所有测量和计算数据的相对标准偏差不超过10%；

（3）在三个独立试验期内进行三次试验。

平板法进一步规定：

（1）每个标准曲线的测定百分比系数（%R2）为NLT 95%（即相关系数为NLT 0.9750）；

（2）ZOIs适用于所有培养基参考标准（S3的测量范围为14～16mm）。有关测试参数和可接受的数据要求，请参阅USP<81>。

图5总结了使用平板（扩散）法（Hewitt和Vincent，1989）进行试验之前、期间和之后的操作。

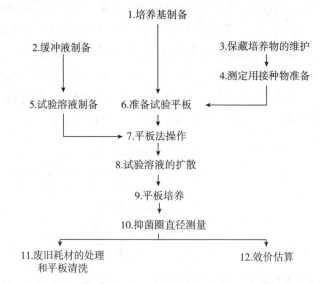

图5　使用平板（扩散）法（Hewitt 和 Vencent，1989）进行试验的操作示例

Ⓖ 抗生素效价检测：试管法

USP<81>中的两种方法，试管法不太常用。试管法使用液体培养基（生长肉汤）来证明抗生素的活性。该方法需要使用试验抗生素/未知［U3］、五点（最小）标准曲线（［S1］—［S5］）和验证接种物。生长抑制由合格的实验室人员用紫外–可见分光光度计测量。试验抗生素将在三次独立的试验运行期间进行分析，一式三份。有关试管法程序，请参阅USP<81>。

试验抗生素/未知［U3］试管将包含生长液、接种物和试验抗生素/未知［U3］，一式三份。标准曲线（［S1］—［S5］）试管将包含生长液、接种物和各标准曲线浓度［S1］、［S2］、［S3］、［S4］和［S5］，一式三份。质控管将包含额外的中位参考标准［S3］，将用于进行初步吸光度检查，并作为试验中使用的稀释剂和接种物的质量检查。关于试管法的一次独立试验，以及将标准曲线和未知样品放置在三个试管中的示例，参见图6。

样品设置

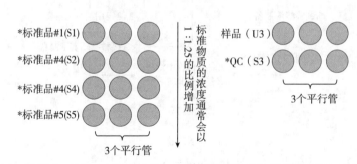

图6 试管法一次独立试验的示例：将标准曲线和未知样品均设置三个平行

当微生物被放入含有适当营养素的肉汤中以支持生长时，微生物会繁盛，肉汤变得浑浊。浊度通常是微生物生长的简单可视化指标；这种生长可用紫外–可见分光光度计通过测量肉汤的吸光度或透射率来定量。

当天制备并分析含有生长液、接种物、试验/未知样品和标准曲线（［S1］—［S5］）的试管。然后将试管置于循环水浴中不超过5小时，以达到规定的浊度（即吸光度）。建议使用一个或多个质控管定时进行吸光度检查，以确保不超过要求的吸光度；这项工作可能需要准备三个以上的质控管。在达到指定的吸光度后，立即将甲醛或热处理添加/应用于每个试管，以在吸光度读数和使用紫外–可见分光光度计之前抑制额外的微生物生长。在580nm或530nm处读取吸光度或透射率。

USP<81>规定了平板法和试管法的以下标准：

（1）试验抗生素［U3］的计算效价必须为参考标准中位数的80%～125%［S3］；

（2）所有测量和计算数据的相对标准偏差不超过10%；

（3）在三个独立试验期内进行三次试验。

试管法进一步规定：

（1）每个标准曲线的测定百分比系数（%R2）为NLT 90%（即相关系数为NLT 0.950）；

（2）每种抗生素的培养基参考标准［S3］的吸光度值是预先确定的。有关测试参数和可接受的数据要求，请参阅USP<81>。

图7总结了使用试管法（Hewitt和Vincent，1989）进行试验之前、期间和之后的操作。

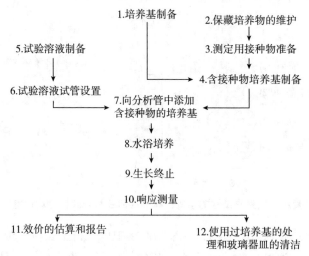

图7 使用试管法（浊度法）（Hewitt 和 Vencent，1989）进行试验的操作示例

Ⓗ 计算

效价计算在USP<81>中列出，并针对平板法或试管法。计算可以通过传统的手工数学或电子表格（如Microsoft Excel）进行。为了获得可靠和可重复的结果，应验证电子表格。

同样，执行计算的自动读取器在用于测试之前也应该经过验证。

Ⅰ 检查目标

在对人类抗生素制造商、合同制造商或测试实验室进行检查时，检查目标应包括高风险产品的覆盖范围（除非通过特殊任务或调查另有说明），以及对 USP<81> 和 USP 专论要求的与以下三类内部实践和程序的验收标准比较：

（1）一般实验室和分析操作；

（2）初始培训和再确认；

（3）数据生成、审查和归档。

员工操作应记录在既定的书面程序中。并且，原始测试数据应与最终和（或）发布的测试结果相匹配。所有实验室操作、程序和测试数据应以健全的科学为基础，并符合 USP<81> 和相关 USP 专著的要求和验收标准。

具体而言，CSO 和（或）分析人员应进行观察，并对培养基、参考标准、标准曲线、培养控制、未知样品和设备的制备和使用进行程序性比较；此外，还应进行设备校准、维护（预防性和重大）和使用的审查或操作和程序。应对参与数据输入、转录和（或）审查的实验室人员进行实践和程序比较，同时观察，然后立即审查相关文件的完整性和准确性；这包括从手写和（或）电子数据到日志、批记录和（或）分析证书的数据转录。此外，还需要了解哪些文件是原始记录；要求公司雇用的负责任的人员确认包含原始数据的原始记录。

如果公司使用合同制造服务，是合同制造商和（或）合同测试实验室，则公司和客户签订的有效质量协议可使各方了解测试和数据生成、审查和存档的角色和责任。

Ⅰ 参考文献

［1］Hewitt，W.，Vincent，S. Theory and Application of Microbiological Assay［M］. Academic Press Inc，1989.

第八章　医疗器械生物负载的估算

根据FDA合规计划7382.845，医疗器械制造商的检查，第四部分，"生物负载试验应按照ISO 11737－1，医疗器械灭菌—微生物学方法—第一部分：产品上微生物数量的估计所提供的指南进行。用于估算生物负载的方法应进行验证，取20个样品进行测试。"

术语"生物负载"通常用于描述未灭菌材料或产品上存在的微生物的数量。存在的生物负载量和微生物的种类会影响物料或产品的灭菌工艺。

得到准确的、精确的和可重复的物料或产品相关的生物负载，重要的是制定规程。有几种方法可以去除医疗器械中的微生物。这些收集微生物方法的例子包括：先过滤，然后贴于琼脂平板上；超声/振荡，然后过滤，然后贴于琼脂培养基上；均质/冲洗/冲，过滤然后贴于琼脂培养基上；如果上述方法都不可行，则进行直接擦拭或接触平板。

医疗器械的生物负载评估通常包括四个不同的阶段：

1.从医疗器械上收集微生物（见附件A和B）。

2.对含有收集微生物的样品计数。

3.微生物的鉴定。

4.在生物负载计数的研究阶段确定校正系数，使用该系数根据灭菌前的生物负载计算其实际的生物负载值。校正系数是通过测定方法的回收率得出的。校正系数的计算，见附录C第C.2节。

由于医疗产品中使用的材料种类繁多，因此不可能制定统一的微生物收集方法。此外，计数条件的选择将受到预期微生物污染类型的影响。

当前的方法"ANSI/AAMI/ISO 11737－1：2018/（R）2011医疗产品灭菌—微生物方法—第1部分：产品上微生物数量的测定"有最新的修订版本，并提供了大量的信息，可以指导分析人员使用特定类型产品所需的方法。

附录A包含一个决策树，"该决策树阐述了根据被测产品的性质设计生物负载法，并包括选择搅拌技术或过滤与直接平板计数等方法的指南。"附录A还阐述了程序（反复回收法、产品接种法）可用于生物负载方法的验证。

附录B全面列出了不适合使用洗脱法收集微生物的样品可采用的不同收

集技术和替代方法。

附录 C 对反复回收和产品接种方法的验证进行了更深入的解释。

Ⓐ 参考文献

[1] FDA Compliance Program 7382.845 Inspections of Medical Device Manufacturers, February 2, 2011.

[2] ANSI/AAMI/ISO 11737-1: 2018/（R）2011, Sterilization of health care products-Microbiological methods-Part 1: Determination of the population of microorganisms on product.

[3] PDA Technical Report No. 21, Bioburden Recovery Validation. 1990.

第九章　环境监测

在对制药设施进行现场检查期间，ORS微生物学家可能需要协助CSO对这些设施进行环境监测（EM）取样，以评估关键表面的微生物生物负载。本章介绍执行此活动的建议程序。本章节只是一份指南，该指南是根据ORS总部的特定设施或特殊说明制定并进行了一定改进和优化。应与ORS总部确认哪个ORS实验室负责接收环境监测样品。本规程允许对环境监测样品进行定性和定量评估，以确定被监测的关键工艺或实验室区域是否存在微生物。

Ⓐ 材料/设备

1.采样材料（对进入前厅、洁净室或公司指定配制/加工区域的所有物料进行消毒）

a.附有无菌转运培养基溶液的无菌聚酯或棉签。

b.带可拆卸把手的无菌海绵。

c.*Hycheck（卫生接触载片）或等效表面取样器。

d.*RODAC/接触平板（标准接触平板）。

　*使用含有卵磷脂和吐温中和剂的培养基。

e.无菌 Whirl-pak® 袋子。

f.用于冲洗的无菌水或保存在螺旋盖容器中的无菌盐水。

g.Dey/Engley（D/E）中和肉汤。

h.Letheen 肉汤。

i.无菌的消毒剂喷雾。

j.无菌的70%乙醇喷雾或湿巾。

k.黑色记号笔（不掉色、细的）。

l.数码相机。

2.试验设备和材料

a.带高效空气过滤器的生物安全柜（BSC）。

b.带高效空气过滤器的层流罩（LFH）。

c.10%漂白剂或适当的消毒剂/杀孢子剂。

d.无菌70%乙醇（ETOH）或异丙醇（IPA）。

e.无菌袖套。

f.无菌手套。

g.发网。

h.实验服/洁净服。

i.胡须套和（或）面罩。

j.温度为32.5℃±2.5℃和22.5℃±2.5℃的培养箱。

k.改良Letheen肉汤（MLB）。

l.改良Letheen琼脂（MLA）。

m.沙氏葡萄糖液体培养基。

n.沙氏葡萄糖琼脂培养基。

o.含金霉素的麦芽提取液琼脂培养基。

p.含5%羊血琼脂的TSA。

q.麦康凯琼脂。

r.RODAC板（接触平板）。

s.Hycheck片（卫生接触载片）。

t.胰酪大豆胨琼脂培养基（TSA）。

u.胰酪大豆胨液体培养基（含中和剂）。

v.中和剂（即卵磷脂、吐温等）。

Ⓑ 采样的准备

1.穿戴适当的个人防护装备（PPE），如下所示：

注意：在进行采样之前，应进行所有ORS全套更衣和程序。进入洁净区时应遵守公司的程序/指南；无论如何，进入洁净区进行采样的微生物试验人员应着无菌服。如果对无菌取样所需穿戴的PPE存在争议，应在更衣前联系ORS总部。

a.非灭菌的发网和胡须套（如需要）。

b.无菌口罩。

c.鞋套（非无菌）。

d.无菌手套。

e.一次性无菌服。

f.无菌帽。

g.无菌护目镜。

h.无菌靴套。

2.采样设备的对照

a.无菌技术的对照：将1个无菌聚酯纤维或棉签置于无菌水中，然后放回其无菌转运培养基溶液中。将阴性对照品放入无菌的 Whirl-pak® 袋内。

注意：如果海绵和（或）拭子是预湿的，则不需要此对照。此对照没有表面接触。

b.拭子/海绵无菌的对照：将一个完整的、未使用的拭子（或海绵）放入无菌 Whirl-pak® 袋内。

c.RODAC/Hycheck 的无菌对照：将未使用的 RODAC 板和（或）Hycheck 板放置在无菌 Whirl-pak® 袋内。

d.Whirl-pak® 包内无菌对照：包括一个未开封的 Whirl-pak® 作为一个封闭的控制袋。

e.手套无菌对照：如果取样者使用 ORS 无菌手套，则将一个包含手套的完整单元放入无菌塑料袋中作为对照。

f.无菌设备对照：包括环境监测取样过程中使用的任何其他无菌设备（即无菌样本杯、无菌培养基等，不包括工作服、口罩和靴子套）。

Ⓒ 环境监测采样程序

建议调查小组携带用于定性和定量的环境监测设备。使用海绵/拭子的定性方法用于难以触及的区域。定量方法采用 RODACs 或 Hychecks 对开放式工作面上的微生物进行计数。每个试验人员应在整个采样过程中负责同一工作（例如，一名试验人员收集拭子，另一名试验人员作为助手）。采样点的确定见本程序 E 节中列出的建议。

1.用合适的消毒剂（即杀孢子剂或70%无菌乙醇）对佩戴手套的手进行消毒。

a.在每个样本进行环境采样之间重复此步骤。

b.让手套风干，防止消毒液从手套上滴落。

c.一些拭子/海绵取样包括一副消毒手套。在这些情况下，可以在第一层手套上无菌操作佩戴第二层手套，以方便进行采样。第二副手套不应脱去，但应根据需要对第二层手套进行消毒。

d.在 ISO 5 区域采样时。

i.确认LFH超净台/BSC生物安全柜证书是有效的。

ii.在开始采样前，让LFH超净台/BSC生物安全柜运行大约10分钟。

iii.在放入LFH超净台/BSC生物安全柜之前，用合适的消毒剂擦拭所有采样容器的外表面。

iv.不得在LFH超净台/BSC生物安全柜外打开采样材料。

2.定性擦拭

a.打开无菌拭子（或海绵）。用稀释液（无菌水、生理盐水或D/E中和肉汤）润湿，并按压盛装稀释液的容器内部，挤出多余的水分。

b.用拭子（或带把手的海绵）在被监测的表面（或设备）上使用稳定的力量擦拭。

c.当对平面进行采样（监测）时，使用拭子（或带把手的海绵）使用稳定的力量擦拭24～30cm^{2}的区域。

d.将拭子（或海绵）在该接触区域内水平和垂直方向涂抹约10秒钟。

e.将拭子（或海绵）放回载体容器（如果有）中，并放入另外的无菌Whirl-pak®包内。一定要将海绵涂抹棒的手柄部分折断。

3.定量RODAC/Hycheck采样

a.小心地拆下RODAC板盖或松开Hycheck滑管上的盖。注意不要接触琼脂表面。

注意：检查琼脂是否污染或脱水。

b.将RODAC琼脂表面轻柔但稳定地接触被取样区域，施加适度、均匀的垂直压力，然后小心地更换盖子。避免在采样位置摩擦平板，因为这可能会破坏琼脂。

c.使用Hycheck时，向下按压钉子，使载玻片在转轴上倾斜，轻轻降低载玻片，并用力均匀地将琼脂压到表面。使用第二个琼脂表面在靠近初始试验点的区域重复此步骤。更换载玻片并紧紧关闭。

4.不规则表面的采样

洁净区可能有暴露的不规则表面（即颗粒板、木制品、碎层压板等）需要采样。在这些情况下，采样前应使用无色的转运培养基（如letheen肉汤、生理盐水或无菌水）湿润海绵或拭子。微生物试验人员应避免使用深紫色的D/E中和肉汤，这可能会使不规则表面变色。

微生物试验人员可自行决定使用RODAC板对不规则表面进行取样。在这种情况下，使用无色琼脂（如胰酪大豆胨琼脂培养基）组成的RODAC平板是合适的。应避免使用有色琼脂，如 D/E 琼脂。

5.将环境监测样品放入无菌 Whirl-pak® 包后立即进行标识。

6.为样本指定一个连续的编号（即 1、2、3 等）进行标识，此外还包括日期、采样地点（具体）和人员姓名。在检查记录簿上记录拭子编号和拭子位置。

7.采样后，应使用 70% 无菌乙醇对采样区域进行消毒。可使用无菌无绒布擦拭，以帮助去除取样残留，并加快该区域的干燥。

8.尽快将由 2 个袋子包装的拭子样品放在一个保温的容器内，容器内应带有预冻凝胶包，以保持样品低温，但不冷冻，并在收集后 24 小时内将样品运输/装运至实验室进行分析。

9.将样品放入适当的转运容器中，以防采样拭子挤压或物理损坏。容器应具有一定的保温能力，以防止极端温度（冷冻或过热）。

10.就待检样品提前与接收实验室联系。这将确保实验室有适当的人员和材料在 48 小时内对样品进行处理。

Ⓓ 推荐环境监测点

进行检查时，在取样前不要对工作区域进行消毒。设施和设备应在企业确定的工作状态下取样。如果采样拭子上存在消毒剂，则可能降低测得的生物负载或在液体培养基培养期间增加抑菌作用。当采集环境监测样本时，从受控洁净级别最高的区域（ISO 5-HEPA 过滤 LFH 超净台/BSC 生物安全柜或隔离器）开始，并移动到洁净级别较低的区域（工作区外但仍在房间内的区域）。

1.擦拭受控工作站内经常使用的表面，例如：

a.LFH 或隔离器中的静脉输液袋挂钩。

b.工作面中心。

c.手套的指尖和袖子。

d.蠕动泵。

e.工作站内的废物箱。

f.工作台内的架子或任何其他固定物品。

g.设备控制面板，包括 LFH 超净台/BSC 生物安全柜的开关。

h.用于分隔多个工作站的软塑料窗帘。

2.用棉签擦拭高效空气过滤器工作台内部的角落裂缝。

3.擦拭洁净室或工作站内用于喷洒的消毒剂瓶子（即 70% 乙醇、消毒液等）的把手、挤压触发器和喷嘴。

4.擦拭工作台前的椅子下面。特别注意椅子前面底部边缘,试验人员拉起椅子时会接触到这个部位。

5.擦拭受控洁净室内的工作台或椅子,产品容器或灭菌后的产品可存放在HEPA过滤工作站外。

6.擦拭每个HEPA过滤工作站的进气格栅。通常位于装有过滤层的装置顶部。

7.用棉签擦拭与产品生产或配置区的设施空气相连的房间空气处理系统的排气(回流)格栅。

8.擦拭进出洁净室的灯开关、门把手,以及电话或对讲机的底座。

9.用棉签擦拭洁净室内的纸板箱、塑料容器手柄、工具(轧盖器)或剪刀、磅秤上的键盘垫、计算器或计算机、键盘、鼠标和触摸屏显示器等。

10.用棉签擦拭人员在生产或配制过程中穿着的实验服的外部袖口。这些实验服可能挂在入口(前)更衣室。

11.用棉签擦拭洁净室内水平窗台的底部。

12.用棉签擦拭打开或脱落天花板下的任何区域。

13.变色、污渍或水滴和油滴的样本区域。

14.根据您的判断对任何其他高风险表面位置进行采样。

15.对表面或设备进行拍照,以显示明显的污染迹象(即颗粒物、真菌、变色等)。试着包括目标区域的一张远距照片以及一个聚焦的特写照片。同样在这个区域进行采样。

Ⓔ RS实验室进行检验的准备

1.所有拭子的处理都必须在HEPA过滤Ⅱ生物安全柜(BSC)或HEPA过滤层流罩(LFH)内采用无菌操作进行,试验环境的空气洁净级别应与采样拭子的级别相同或更高。

2.BSC或LFH内的所有表面必须用杀孢子剂彻底消毒,然后用过滤除菌的70%乙醇或异丙醇处理,再将拭子置于工作台内并开始操作。

3.为了防止BSC/LFH和培养基受到污染,在对拭子进行操作的同时,对无菌检查的培养基执行标准的打开和关闭操作作为对照。

4.根据情况,穿戴以下PPE:

a.发网。

b.一次性实验服。

c.一次性无菌袖套。

d.无菌手套。

e.面罩/胡须套。

f.实验室护目镜。

5.无菌手套必须在处理每个拭子之间进行消毒。无菌手套和袖套应该根据需要丢弃并更换。

6.样品制备

a.检查拭子容器的密封完整性，以确保未发生篡改、泄漏或潜在交叉污染。

b.仔细消毒每个拭子容器的外部，并放入消毒的BSC/LFH中使其风干。

7.培养基的选择

a.中和添加剂（即吐温/聚山梨酯、卵磷脂等）用于中和采样期间转移到拭子上的抑制性消毒剂的残留物，这些残留物可能抑制微生物生长。

b.为了提高广泛的微生物的生长回收率，可以利用含有中和剂（即MLB、MLA等）的营养丰富的通用培养基。

c.当仅针对真菌种群时，有必要使用适当的真菌培养基，如沙氏葡萄糖或麦芽提取物培养基。使用含抗生素（例如金霉素）的培养基有助于选择性地抑制细菌生长并限制快速生长的霉菌菌落的大小和高度。

d.含5%羊血的TSA有利于培养苛养微生物。

e.麦康凯琼脂用于革兰阴性菌和肠道菌的分离和纯化。

f. RODAC板和Hycheck载玻片用于微生物的定量检测。

F 检验程序

1.使用无菌操作技术，将约100mL无菌培养基，MLB或其他合适的培养基加至每个装有方形海绵拭子的塑料袋中，充分震荡并混匀。

2.使用无菌操作技术，将采样拭子和转运培养基置于无菌容器中，并加入约10mL的无菌培养基，MLB或其他合适的培养基，充分震荡并混匀。

3.所有装有拭子的容器在25～30℃培养至少14天，以便使受损的微生物恢复生长。

4.采样完成后，应立即将Hycheck玻片和RODAC平板在30～35℃下培养2天，然后20～25℃培养5天。当怀疑污染物生长缓慢时，可能需要更长的培养时间。每天检查平板上菌落的生长情况，以尽量减少一些菌的过度生长对其他较小菌落的影响。

a.计数并记录RODAC平板的菌落形成单位数。应挑选典型的菌落形态划线纯化，并进行鉴定。

b.计算Hycheck玻片的菌落数。报告每侧的菌落数，应挑选典型的菌落形态划线纯化，并进行鉴定。

5.每天检查装有所有拭子/海绵的容器是否浑浊，观察浑浊时进行转接分离培养。所有转接培养的操作必须在LFH或BSC下进行。如果容器无法观察混浊，则需第5～7天之间对所有环境样品进行转接培养。无论之前是否有过转接，所有环境样品将在第14天的培养后进行转接培养。

6.将所有环境监测样品划线至非选择性培养基（即MLA等）和选择性/鉴别培养基（即麦康凯琼脂、MEA等）上。建议将含5%羊血TSA为转接培养的鉴别培养基之一。至少应使用两个琼脂培养基，其中之一必须是非选择性琼脂。

a.真菌培养基应在20～25℃下培养5～7天。在某些情况下，可能需要延长培养时间，但一般不超过14天，除非有具体的科学理由。

b.所有其他培养基应在30～35℃下培养2～3天。

7.重新培养所有含拭子的容器，直到完成培养（14天）。

8.在与样品相同的条件下培养所有阴性对照，如系统对照、培养基对照。

9.在与样品相同的条件下处理和培养采样人员提交的对照。

10.按照USP<1113>微生物表征、鉴定和菌株分型作为指导进行微生物鉴别和鉴定。通常，在完成初步筛选和表型鉴别之后，采用快速鉴定系统（即VITEK）进行鉴定。如果无法通过生化鉴定方法得出可接受的结果，可以选择如DNA测序等其他鉴定平台。

第十章 检查指导

Ⓐ 药品实验室检查过程中的微生物相关问题

在检查药品微生物学实验室时，应注意审查和评估以下内容。

1. 采用USP或非药典方法进行成品检验。

2. 检查以下原始记录：无菌检查，细菌内毒素测定，非无菌产品的微生物检查：控制菌的检查和微生物计数、抑菌效力、生物负载测定、水的质量控制测试。

3. 方法适用性（无菌），准备试验（细菌内毒素），用于生物负载和水分析的方法验证。

4. 试剂和培养基：适宜的储存、有效期和促生长试验。

5. 设备和仪器：（无菌测试仪、多头导管、自动/分子鉴定系统、Vitek、隔离器和灭菌设备）检查校准、维护、验证（IQ、OQ、PQ）。

6. 无菌检查区域的设计、操作规程、监测、无菌操作技术、更衣程序、适当的样品容器的消毒、表面/空气监测、HEPA过滤器认证等。

7. 方法描述、修改和验证，以及样品结果的记录和管理人员的适当审核与评估。

8. 进行每一步检验的人员的资质、培训和认定。

9. 管理人员能够客观地审核数据并解释其意义的资质和培训。

10. 为原料、成品、水、生物负载和试验区域环境监测设置的微生物限度标准。注：在预检查期间，有关成品、原料和中间过程样品的限度标准是否合适的问题应与申请的中心检查员进行讨论。

11. 实验室信息管理系统（LIMS）用于微生物数据录入、审核和批准的完整性和准确性。

12. 生物指示剂（BIs）的选择、处理和储存。

13. 私人（合同）测试实验室质量协议、数据审核和相关问题；合同实验室的变更和原因。

14. 体外诊断试剂盒的正确使用和控制，阳性和阴性对照，结果的解释和可靠性。

15.非无菌产品微生物检验结果的风险评估。

16.自上次FDA现场检查以来，整个实验室的微生物数据偏差〔偏差（OOS）/超标（OOL）结果〕和纠正措施预防措施（CAPA）清单。

17.稳定性测试——样品储存条件、漏检的抽样日期等。

Ⓑ 药品生产现场检查中的微生物学问题

虽然消费者安全专员在检查期间也会涉及某些方面，但是以下主题应由微生物学家检查和评估。

1.产品灭菌或生物负载减低的阶段和验证：无菌/过滤、湿热灭菌、ETO环氧乙烷灭菌、辐照灭菌和其他化学工艺过程。

2.除热原：玻璃容器的干热烘箱，塞子的清洗/冲洗，使用加标内毒素验证的充分性，除热原前的回收率研究，过滤和柱层析的应用。

3.环境监测：设备类型、校准、操作和维护；地面、空气、人员和水；无菌灌装产品的关键工作区（ISO 5、隔离器等）；表面接触、表面消毒剂的中和培养基（如含有卵磷脂和聚山梨酯80的TSA）、观察取样技术、样品必须代表动态/操作条件和趋势/纠正和预防措施。

4.无菌工艺模拟试验（培养基模拟灌装）研究：促生长试验，包括何时进行，使用哪些微生物，结果观察的人员，产品容器中的培养基体积是否充足，以及在培养期间和培养完成后产品容器的责任制度。

5.消毒和消毒使用的试剂（是否使用杀孢子剂），制备方法（过度稀释）；应用方式（即，拖把、喷雾器、气溶胶），暴露时间，接触区域，监督；残留物、紫外灯、水系统、灌装设备、工作表面、工艺层析柱、验证和确认。

6.房间设计和设备：消毒和清洁的便利性；无菌灌装临界区；高效空气过滤器认证和维护、气流模式/烟雾研究、变更评估/重新认证（重新布置洁净室、添加设备、HVAC等），在最大人员数量的动态/操作条件下的测试，人流和物流，房间压差和温度；初级屏障和二级屏障的充分性。

7.水的纯化和分配系统：蒸馏过程、RO反渗透、去离子装置、筒式过滤器等的隐患；紫外线灯，死角，生物膜；腐蚀（换热器）；水生微生物（纳米细菌）和内毒素的产生；冷却系统问题、消毒问题。

8.人员：无菌技术培训程序、更衣程序、清洁和维护人员进入ISO 5房间培训；手套和衣服的监控程序。

9.产品抽样：根据USP<71>指南，批量选择代表性样品；每个容器的数量和每批的单位，样品储存（时间和温度），取样口消毒或灭菌问题；注意原材料的跳批检验。

10.维护记录：确定可能影响产品微生物污染的设备故障或停用设备的日期和位置；寻找屋顶漏水的迹象和天花板上的水渍，送风口和排风口上的污垢和灰尘聚集程度。询问新建建筑、管道或空气处理系统及变更的原因。

11.压缩空气系统：无菌工艺空气，含微生物微粒的过滤（0.2μm、疏水性），导致堵塞和微生物生长的冷凝液，常规使用点取样、维护、过滤器完整性测试。

Ⓒ 样品数据的审核——当所有结果均为阴性时

在一定有效性和（或）准确性的情况下，当企业的所有无菌检查、非无菌产品和（或）环境监测试验结果表明没有微生物生长时，应检查以下内容：

1.培养基

促生长；记录的pH值的充分性；培养箱中琼脂或肉汤体积较少，培养箱温度设置不正确；质控后培养基储存不当（冷冻结晶、配药前混合不当、培养过程中琼脂平板干燥等）。

2.方法适用性试验

无菌检查验证；准备测试（BET）。中和剂、产品稀释、过滤的适用性；用于制备缓冲液的水中存在有毒化学污染物，没有遵循方法（与方法适用性试验相比，在样品检验时向培养基中加入过量的样品）。

3.试管或琼脂平板错误的观察

检查浸没于培养基中的滤膜表面（霉菌生长）；在硫乙醇酸盐流体培养基中滤膜表面轻微混浊的生长，微生物沉降到试管底部，精确定位菌落（微需氧）；培养基未接种。

回顾消毒过程，评估样品制备过程中引入抗菌药物残留的可能性；检查已经放置了培养基瓶的隔离器舱室的灭菌所用的灭菌气体，以评估液体培养基和（或）待检验产品包装的可能的渗透性。

4.生物负载

检查产品生物负载是否存在难培养的微生物，这些微生物可能需要在培养基中加入特殊添加剂，例如碳酸氢盐样品或高盐样品中的嗜盐微生物，需要向培养基中添加盐才能使其存活。在适当的情况下实验室应延长培养时间，以优化难培养微生物的检测并使其恢复生长，这一操作可以作为环境监测计划或调查的一部分。

5.水的试验方法

在试验前评估收集样品的储存时间和储存温度。评估收集瓶的类型及其与测试项目的兼容性，例如内毒素测试。

6.试验方法

检查记录中是否有足够的培养时间（例如USP<71>为14天）、温度（USP要求的温度）或适当的培养基。

7.工作记录表

检查工作记录表或实验室LIMS系统中可能存在的伪造或错误输入。

将LIMS数据库条目与分析人员的实验室笔记本进行比较；问"当你得到阳性检测结果时……"而不是"如果你得到阳性检测结果……"检查实验室冰箱是否有保存的样品分离菌的证据。如果他们把样品分离菌进行了冷冻干燥储存，则应直接从计算机中调取电子表格进行检查，然后再查看纸质表格。检查Vitek或Micro Id分离日志中所有识别的微生物，并追溯到产品批号、灌装室、所用设备、用于该批次的组件或原材料。这可能会让您找到其他与受污染批次相关的批次。

8.人员

检查培训记录、人员资质和经验。在样品采集、制备等过程中观察检验人员，寻找可能抑制微生物恢复生长的错误。

9.实验室

检查微生物实验室并查看冰箱、培养箱，查看当天工作中丢弃的培养皿或检查鉴定记录，确定是否发生微生物生长，但未记录在官方工作表上或未输入LIMS。

在微生物鉴定之前，确定平板或其他生长培养基的存放位置。检查可用的培养板或生长培养基，以确定结果是否与实验室记录中记录的结果相符。

Ⓓ 样品数据的审核——当显示微生物生长时

当您遇到检查证据表明该公司生产的产品受到微生物污染时，下面列出的几条建议将有助于您评估和处理这些信息。建议在检查时与首席消费者安全专员沟通这些证据，以便与负责的合规办公室和中心进行适当的沟通。此外，消费者安全专员可以协助检查生产操作。

1. 文件

检查并获取显示污染批次的所有记录副本；确定是否在"有问题"批次之前或之后生产了其他批次。检查与受污染批次相关的所有有关活动和设备。可能有共同使用的水、混合罐、管道、原材料、消毒器、过滤器等，它们可能受到交叉污染，并将微生物转移到随后的许多产品中。

2. 验证

检查当前已建立的产品/组件（非无菌产品的消毒）的灭菌验证研究；是否有任何设备变更或改进；人员或培训是否有变动；任何新的设备用配件（排气过滤器、垫圈、过滤器制造商等）；任何工艺变更或房间改造、公用设施内其他地方施工等。

3. 环境监测（EM）

检查生产和实验室区域的环境监测（EM）程序和结果 – 产品的污染微生物是否会在环境监测培养基上生长；是否在生产区域发现产品污染；污染微生物在其他培养基（即 TSB 和 FTM）中的促生长能力。

4. 鉴定

记录并复制鉴定方法（即 API、Vitek 等）。确定是否存在未识别或记录的可能的二次污染物（检查原始平板或分离菌）；验证输入 LIMS 系统的准确性。

5. 潜在污染源

确定潜在污染源，可能包括葡萄球菌（皮肤、昆虫等）；假单胞菌（水、植物等）；酵母和霉菌（孢子、环境）。

6. 调查报告

检查公司关于偏差（OOS）的调查报告；污染源；采取纠正措施的地方；是否进行了任何重复试验；批量处置措施；是否包括相关区域和辅助系统？产品是否被拒绝或放行？如果被放行，为什么？评估理由。

7. 产品测试失败

当一家公司的最终产品或过程中测试结果表明失败（USP 测试失败、OOS等）时，询问：结果是由于实验室错误还是真实的过程污染？

8. 重点区域

在调查期间，有两个区域需要重点检查：生产现场和确定 OOS 结果的实验室。调查可以在生产和实验室之间同时进行。为了便于检查，应询问 9（以下）中列出的处理实验室数据的问题和 E 节中涉及生产审核的问题。实验室部分包含了对无菌检查失败、非无菌医疗产品微生物检验失败等收集的微生物数据进行客观审查时应询问的问题。E部分涵盖了生产区域，分为无菌生产工艺产品（高风险）和最终灭菌产品（低风险）。

9.实验室设施和分析的检查

a.检查QC记录，以确保无菌试验方法：无菌检查过程中使用的所有设备和培养基的正确/经验证的灭菌记录；多头导管/无菌检查仪、冲洗液、培养基、套筒等。

h.检查无菌检查期间获得的环境监测数据（即沉降板、RODAC）、模拟系统控制等。微生物种类及其来源（即水、植物、人等）是什么？

c.检查进行检验的试验人员的培训记录和资质；与检验人员进行面谈并观察其试验操作。

d.检查测试期间使用的洁净室设施或隔离器的状态资质。在工作站或隔离器操作之前，手套是否存在任何泄漏，产品容器是否消毒不当？ 是否对隔离器进行了泄漏测试？

e.检查可重复使用的玻璃器皿和设备的清洁和消毒要求。清洁不彻底的玻璃器皿将使设备的灭菌更加困难，并可能无法使截留的微生物完全被杀灭。

f.检查用于无菌试验培养基接种到平板培养基上的实验室区域。杂乱的工作区域或未消毒的表面可能会导致平板污染。

g.检查用于分离的原始培养平板是否存在可能的预先存在的污染（即，在琼脂表面的非划线区域有菌生长，培养基内部有菌生长）。

h.检查培养基是否已被召回或在制备过程中曾出现过污染问题。

i.如果两个分离菌（产品分离和生产区分离）在种水平是一致的，则可能需要对其进行基因型的鉴定分型。

Ⓔ 生产设施的检查

1.无菌灌装药品

a.检查从生产区域和试验环境（即S-T-A、沉降板、RODAC等）获取的环境监测（EM）数据，以确定是否存在与从成品无菌试验中分离出的微生物相匹配的微生物污染。

如果未检测到微生物，则检查制造过程中使用的环境监测方法是否适当，例如，是否具有适当的灵敏度和适用性。

i.是否使用合适的培养基（即非选择性培养基）？

ii.是否进行了促生长试验？

iii.是否采用适宜的培养时间和温度？

iv.在动态生产的条件下，他们是否在适当的房间位置取样，清洁/卫生之间的最长时间间隔，并以确保结果可靠性的频率取样？

v.如果从无菌检查中发现了厌氧菌，（硫乙醇酸盐流体培养基），是否会在环境监测中进行厌氧菌检查吗？

b.是否对除菌过滤用滤器进行了完整性测试？检查产品过滤前的生物负载水平，以确保料液中的微生物数量未超过验证研究中确定的滤膜过滤能力。他们是否变更了生产过程中使用过滤器的来源或型号？

c.是否在最终的QC报告中篡改或删除了一些数据？原始数据有可能被平均，从而使生物负载水平低于警戒限或行动限。可以通过利用Excel电子表格的数据，进行排序（按频率、位置等）和趋势分析；如有必要，可以索取纸质打印数据。

d.检查培养基模拟灌装试验。在过去的培养基模拟灌装研究中恢复生长的微生物种类是否与从当前产品测试失败中分离的微生物相匹配？

e.保护产品不受人员污染的屏障系统是否产生了变化或出现了异常？在生产受污染批次产品的过程中，维修人员或其他人员是否进行了干预？检查手套/洁净服的监测结果。

f.如果该产品是多剂量包装，则检查抑菌效力研究。容器/封闭组件的来源或要求是否有变更？

g.消毒程序、试剂使用、新员工、应用、设备（拖把、喷雾器等）是否有任何变化？

2.最终灭菌药品

a.检查灭菌过程的高压灭菌器验证研究：冷点、热穿透（在干管内、接头/盖/塞、最大液体体积等）、腔室装载方式的变化等。

b.检查厂房内蒸汽的维护记录、高压灭菌器维修记录、新管道。

c.检查生物指示剂（BI）信息：生物指示剂储存不当；培养物（接种水平和（或）生物指示剂微生物种类）和培养参数的变化。

d.在无菌检查期间评估产品中发现的微生物的耐热性，并确定它是否可以在工艺条件下存活，检查产品容器/密封件完整性数据以及最近可能的西林瓶或胶塞的供应商发生变化；检查可能的灭菌后包装完整性问题：主要涉及医疗器械。

F CP 7356.002所涵盖的6个检查系统中列出的检验要素，仅涉及微生物的问题

FDA合规计划指南手册7356.002中列出的六个检验系统中的五个涉及微生物问题的关键要素。为了说明问题，本文还提供了一些示例（标签系统不包括在内）。

1.质量体系

a.与生产和测试相关的偏差和故障调查：是否及时记录、评估和调查；包括适当的纠正措施。

b.验证：所需验证/再验证的状态（例如，计算机、生产工艺、实验室方法）。

c.对员工进行质量控制部门职能方面的培训/资质认证。

2.设施设备系统

a.设施

i.清洁和维护；

ii.防止交叉污染的设施布局和空气处理系统（例如青霉素、β-内酰胺、类固醇、激素、细胞毒素等）；

iii.特别的，为防止污染或混淆而设计的生产作业区域；

iv.一般空气处理系统；

v.照明、饮用水、盥洗和厕所设施、污水和垃圾处理；

vi.建筑物卫生，灭鼠剂、杀菌剂、杀虫剂、清洁剂和消毒剂的使用。

b.设备

i.设备设计、尺寸和位置的充分性；

ii.设备表面不应具有反应性、添加剂或吸收性；

iii.适当使用与产品/容器等接触的设备操作物质（润滑剂、冷却剂、制冷剂等）；

iv.清洁程序和清洁验证；

v.防止污染的控制措施，特别是任何杀虫剂或任何其他有毒物质，或其他药物或非药物化学品；

vi.确认、校准和维护储存设备，如冰箱和冰柜，以确保标准品、原材料、试剂等在适当的温度下储存。

3.物料系统

a.采用适当方法取样、测试或检验的代表性样品。

b.测试或验证供应商对组件、容器和密封件的测试结果。

c.拒收任何不符合验收要求的组件、容器、密封件。调查公司的部件来源验证程序。

d.对部件、容器、密封件进行适当的重新试验/复查。

e.水和工艺气体供应、设计、维护、验证和运行。

f.容器和密封件不应具有添加性、反应性的或对药品有吸收作用。

g.对任何意外偏差的书面调查。

4. 生产系统

a.人员培训/资质。

b.容器和密封件清洁/灭菌/除热原的确认和验证。

c.确定完成生产阶段的时限（即产品中微生物生长的潜在能力）。

d.实施和记录过程控制、测试和检查（例如，生物负载测定pH值、混合充分性）。

e.中间产品和终产品质量标准的合理性和一致性。

f.非无菌药品中不可接受微生物的预防。

g.设备清洁和使用日志。

h.过程验证，包括计算机化或自动化过程的验证和安全性（即模拟研究）。

i.对任何意外偏差的书面调查。

5. 实验室控制系统

a.人员培训/资格。

b.实验室操作人员配备充足。

c.设备和设施达到预定用途的充分性。

d.分析仪器和设备的校准和维护程序。

e.计算机化或自动化过程的验证和安全性。

f.标准物质；来源、纯度和含量测定，以及建立与现行官方参考标准物等效性的试验。

g.色谱系统的系统适用性检查（如GC或HPLC）。

h.规范、标准和代表性抽样计划。

i.是否遵守书面检验方法。

j.分析方法验证。

k.实施实验室操作变更的控制系统。

l.对正确的样品进行所需的测试。

m.对任何意外偏差的书面调查。

n.所有试验的完整分析记录和结果总结。

o.原始数据的质量和保存（例如色谱图和光谱图）。

p.结果总结与原始数据的相关性；是否存在未使用的数据。

q.遵守充分的偏差（OOS）程序，包括及时完成调查。

r.充足的储备样品；留样检验书面文件。

s.稳定性试验计划，包括试验方法稳定性指示能力的证明（即容器/密封件，AET）。

Ⓖ 机构检查期间的样本采集

缺陷产品的采样是有力的证据，证明存在重大的cGMP问题。通过物理样品可以观察到控制方面的缺陷，因此可能是cGMP检查的一个不可或缺组成部分。物理样品应与观察到的控制缺陷相关联。研究人员应咨询中心和（或）ORS总部，以获取有关要采集的样本（过程样品或成品）数量和类型的指导。当文件比实物样品更能说明缺陷时，可提交文件样品。各部门可选择采样但不分析物理样品，或收集记录CGMP缺陷的文件样品。物理样品分析不必记录CGMP缺陷。

当大量产品在缺乏控制的情况下生产时，收集具有最大治疗意义、毒性范围窄或剂量强度低的产品的物理和（或）文件样品。仅当产品具有严重缺陷时，才包括具有最低治疗意义的产品样品。

Ⓗ 附录A：参考文献

微生物法规和科学文献资源的综合列表。

本阅读材料的范围将仅包括传统药品、生物制剂和组合产品的微生物科学和监管出版物或网站。在涉及微生物学的FDA调查期间，将包括一些有关医疗器械法规的参考资料。

1.法律要求和法规

a.CFR 210和211"药品终产品的cGMP"。

b.2008年12月生效的CFR 210和211修订版（包括无菌灌装产品的微生物要求的若干变更）。

c.CFR 610"通用生物制品标准"（木次审查未涵盖）。

d.CFR 820"质量体系法规"（设备，未涵盖）。

e.CFR 314.81（b）（3）（ii）：申请FDA批准上市新药（2008年4月1日修订），以提交替代微生物方法和可比性研究。

f.CFR 1271 人体细胞、组织及细胞和组织制品。

2.FDA合规计划指导手册

a.FDA合规计划指南手册：药品生产检查计划7356.002。

在检查期间，本计划指定了6个关键系统进行审查。它们包括：质量体系（在FDA检查期间始终包括在内）；设施设备；物料；生产；包装和标签；以及实验室控制系统。

b.FDA工作人员的FDA合规计划指南手册：无菌药品工艺检查7356.002A。

标题为"检验""分析"和"附件A"的章节与FDA微生物分析师有关。

3.合规政策指南

a.第100.550节：从事药品和器械灭菌的合同灭菌者的地位和责任（CPG 7150.16）（2006年10月）。

b.第490.100条：需经上市前批准的药品和活性药物成分工艺验证要求（CPG 7132c.08）（3/2004）。

c.政策和程序手册，CDER，MAPP 5040.1。

通用技术文件-质量（CTD-Q）中的产品质量微生物学信息。

d.FDA工作人员合规政策指南：第280.110节，批准的人免疫球蛋白和血型试剂的微生物控制要求。

4.美国药典（USP）汇编

检查所有相关产品各论（并非所有产品都有微生物要求）；以下是包含可强制执行的微生物学要求的法规章节。

一般注意事项和要求（第1~13页），图表10-微生物学。

a.<1>注射剂

b.<51>抑菌效力试验

c.<55>生物指示剂耐受性检查试验

d.<60>非无菌产品的微生物检查：洋葱伯克霍尔德菌群检查

e.<61>非无菌产品的微生物检查：微生物计数

f.<62>非无菌产品的微生物检查：控制菌检查

g.<63>支原体检查

h.<71>无菌检查

i.<81>抗生素生物检定分析

j.<85>细菌内毒素检查

k.<151>热原检查法

l.<161>输血和输液组件及类似医疗器械

m.<171>维生素B_{12}活性测定

n.<797>药品配制无菌制剂

膳食补充剂一般章节信息。

a.<2021>微生物计数测试营养和膳食补充剂

b.<2022>无特定微生物的微生物程序—营养和膳食补充剂

c.<2023>非无菌营养和膳食补充剂的微生物限度标准

USP <1000>到<1999>是信息章节，为行业提供指导。这些信息性章节将有助于解释或扩展监管章节中确立的科学原则。

a.<1035>灭菌用生物指示剂

b.<1072>消毒剂和防腐剂

c.<1111>非无菌产品的微生物检验：药品和药用物质的可接受标准

d.<1112>水分活度测定在非无菌药品中的应用

e.<1113>微生物的鉴别、鉴定和菌株分型

f.<1116>洁净室和其他受控环境的微生物评估

g.<1117>微生物实验室良好操作规范

h.<1207>无菌产品包装完整性评价

i.<1208>无菌测试—隔离器系统验证

j.<1209>灭菌化学和物理化学指示剂和集成器

k.<1211>药品的灭菌和无菌保证

l.<1223>替代微生物方法的验证

m.<1227>药典方法中微生物回收的验证

n.<1237>病毒学试验方法

5. AOAC国际

包括关于消毒剂评估的章节（即苯酚系数法；硬面载体试验方法；稀释法）。

6.医疗器械进步协会（AAMI）/国际标准化组织（ISO）

AAMI/ISO提供了50多份关于"灭菌过程和验证"的文件。这些是FDA和工业界公认的国际公认标准和程序。

AAMI/ISO指导文件：可从FDA内网获得。

7.FDA检验指导文件

下面列出的是所有FDA指导文件，其中只包含与检验相关的微生物信息。在大多数情况下，这些将列在CBER或CBER指南的通用网站上。

a.最终湿热灭菌的人药及兽药产品参数放行申请文件（草案8/2008）

b.细胞和基因治疗产品无菌检测用、基于生长的快速微生物学方法的验证（指导草案，2/2008）

c.行业指南：无菌药品稳定性试验方案中以容器密封系统完整性检测替代无菌检查（2/2008）

d.行业指南：药品cGMP法规的质量体系方法（9/2006）

e.行业和FDA工作人员指南草案：微生物病原体检测用核酸为基础的体外诊断设备（12/2005）卷宗号2005D-0434

f.行业指南：使用芽孢形成微生物制造生物原料药、中间体或产品（2/2005）

g.无菌药品无菌生产工艺指导原则（现行GMP，9/2004）

h.可比性条款：化学、制造和控制信息，对于使用自动/快速微生物方法替代其最初申请中引用的USP药典方法的要求（2/2003）

i.行业指南：口服吸入用水基药品的无菌要求，小剂量产品合规指南（11/2001）

j.医疗器械质量体系检验指南（8/1999）

k.疫苗或相关产品的化学、制造和控制信息及设施描述信息的行业内容和格式指南（1/1999）

l.注射剂冻干检查指南（10/18/97）

m.化妆品制造商检验指南（2/1995）

n.无菌原料药制造商检验指南（7/1994）

o.局部药品检验指南（7/1994）

p.行业指南：人用药和兽药产品灭菌工艺验证的申报资料要求（11/1994）

q.体外诊断产品制造指南（1/1994）

r.微生物药品质量控制实验室检验指南（7/1993）

s.高纯水系统检验指南（7/1993）

t.清洁工艺验证检验指南（7/1993）

u.FDA生物技术检查指南，参考资料和培训辅助（11/1991）

v.工业、热原和内毒素检测指南：问答（2012年6月）

8.检查人员技术指导（ITG）

以下是关于微生物问题的检查人员技术指导：

a.热原，仍然是一种危险（1/12/79 32号）

b.避免污染的热交换器（7/31/79 34号）

c.反渗透（10−21−80 36号）

d.细菌内毒素/热原（3/20/85 40号）

e.注射剂冷冻干燥（4/18/86 43号）

f.制药用水（12/31/86 46号）

g.与产品接触的设备垫圈的微生物污染（12/31/86 48号）

9.其他FDA文件和参考文献

这份参考文献清单可能不完全是微生物学，但仍然非常重要。

a.FDA检验操作手册

b.FDA警告信和回复

c.FDA细菌学分析手册（BAM）（1/2001）

10.重要的政府和国际组织

a.美国国立卫生研究所（www.nih.gov）

b.美国疾病和预防中心（www.cdc.gov）

c.CDC环境监测报告（http://www.cdc.gov/ncidod/dhqp/gl_environinfection. html）

d.世界卫生组织（www.who.org）：如果被指派在高风险地区工作，那么国际药品法规及对全球疾病暴发的监测可能很重要。

11.行业技术参考

注射剂协会（PDA）技术报告：尽管这些技术报告中的科学建议不可由FDA强制执行，但它们确实包含了支持监管问题的行业现行生产实践和科学合理的原则。以下是一些可能有用的PDA技术报告。

报告编号	报告名称	颁布日期
1	湿热灭菌工艺验证：循环设计，开发、鉴定和持续控制	2007
3	用于灭菌和去热原的干热工艺验证	1981
4	注射用水系统验证的设计概念	1983
5	无菌药品包装：相容性与稳定性	1984
7	去热原	1985
11	注射用药物的伽马射线灭菌	1988
13	环境监测计划基础（2001年修订）	1990
15	生物制药应用中切向流过滤验证的工业视角	1992
20	行业着装现状调查报告	1990
21	生物负载恢复验证	1990
22	无菌填充产品的过程模拟试验	2011

续表

报告编号	报告名称	颁布日期
23	当前无菌过滤实践的行业调查	1996
26	液体消毒过滤	2008
28	无菌化学原料药的无菌工艺模拟（修订）	2006
29	清洁验证应考虑的要点	2012
30	湿热终端灭菌化学药品的参数放行	1999
33	新微生物检测方法的评价、验证和实施	2000
34	医疗产品生产和检验中隔离系统的设计和验证	2001
35	一个推荐的培训模式——制药工业中微生物学的作用	2001
36	无菌生产工艺验证的现行做法——2001年	2002
40	气体灭菌过滤	2005
41	病毒过滤	2005
45	使用纤维素基深度过滤器过滤液体	2008
57	生物技术产品分析方法的验证与传递	2012
61	蒸汽在线灭菌	2013

12. 书籍和商业贸易报告

a. 临床微生物学手册

b. 消毒、灭菌和保存，通过S块；伯杰系统细菌学手册

c. 雷明顿制药科学

d. F-D-C月度报告

对会议、FDA法规变化、关键行业人员以及FDA最近产品召回和监管行动的出色总结。需要注册电子邮件会员资格。会员注册说明可在以下FDA网站上查阅。（http://inside.fda.gov/Library/ElectronicResourcesWebLERN/Alphabeticallist/index.htm）

"金表"：制药和生物技术质量控制；"粉表"：处方药和生物技术；"灰表"：医疗器械诊断和仪器；"银表"：医疗器械质量控制报告。

13. 在线提供免费贸易出版物

制药技术（www.pharmtech.com）

受控环境（www.cemag.us）

美国制药评论（www.americanpharmaceuticalreview.com）

国际生物制药（www.biopharminternational.com）

14. 专业会员资格

以下这些组织有可搜索的参考资料：

国际制药工程协会（www.ispe.org）

美国微生物学会（www.asm.org）

美国注射剂协会（www.pda.org）

I 文档历史记录

修订	状态*（D、I、R）	日期	作者姓名和职务	批准正式名称和职务
1.1	I	4/25/2014	Agele C. Smith, Microbiologist	
1.2	R	3/30/2015	Agele C. Smith, Microbiologist	
1.3	R	6/7/2016	Agele C. Smith, Microbiologist	Selen Stromgren, Deputy Drector MPTSS
1.4	R	1/31/2018	Agele C. Smith, Microbiologist	George Salem, Staff Director OMPSLO
02	R	7/27/2020	Agele C. Smith, Microbiologist	Byan Gamble, Acting Deputy Asociate Director OMPSLO

*中D：草案，I：初始，R：修订。

J 更改历史记录

修订	改变
1.1	ii.更新 第3章，A.2.a.iv.：修订 第8章，D.1$_{st}$ paragraph：修订 第10章，H.5.：更新作者信息
1.2	Capter 3, D. 1. a.：修订 Capter 7, 抗生素效价测定（插入）
1.3	Capter 9, A.1.i：修订 Capter 9, B, B.1.a, C.4, C.7, C.9, C.10, E.1, E.2：修订 Capter 10, A.6：去除 Apendix A, 去除链接
1.4	文档中已更新突出显示（灰色）
1.5	更新到新模板 更新作者信息 更新到508合规性 更新第2章：修订以符合新的USP方法 更新第3章：为澄清而修订 更新第4章：为澄清而修订 更新第5章：为澄清而修订；添加两个USP参考文献 更新第9章：为澄清而修订 更新第10章：为澄清而修订

二、通用技术文件中产品质量微生物学信息

目　录

● 目的

在申请者提交通用技术文件质量部分时，通用技术文件中产品质量微生物学信息（MAPP）可以为药品评价和研究中心（CDER）的产品质量微生物评审员提供产品质量微生物信息的关键点。

● 背景

含有产品质量微生物信息的新药申请书（NDA）或仿制药申请（ANDA）的格式通常与"人用药和兽药申请书中灭菌工艺验证文件提交行业指南"的组织结构一致。制药公司现在可以使用CTD-Q提交申请，CTD-Q是国际协调会议（ICH）商定的通用格式。CTD-Q格式与公司以前用于提交产品质量微生物信息的格式有很大不同；因此，评审人员需要帮助在以CTD-Q格式提交的申请中查找关键产品质量微生物信息。

● 程序

1.当审查以CTD-Q格式收到的NDA或ANDA时，微生物审查员应参考附件A，其中列出了适用于微生物的CTD-Q章节，以获得如下交叉参考。

——括号内的参考文件显示了灭菌工艺验证指南中相关信息的位置。

——CTD-Q"S"部分（原料药）中括号内的参考文献显示了CTD-Q"P"部分（药品）中相应信息的位置。

——CTD-Q中"P"部分括号内的参考是指ICH Q6A指南。

2.审核人员应参考附件B，这是灭菌工艺验证指南的目录，以交叉参考CTD-Q。

● 参考文献

［1］行业指南，人用药和兽药产品申请中灭菌工艺验证的申报资料。

［2］行业ICH指南，M4Q：CTD-质量。

［3］ICH行业指南，Q6A规范：新药和新药的试验程序和验收标准：化学物质。

● 生效日期

发布即可生效。

● 变更控制表

生效日期	修订号	修订
5/24/2004	原文	N/A
2/26/2014	N/A	行政变更
x/xx/2017	N/A	体现组织单位从药品科学办公室变更到药品质量办公室的行政变更，并更新 MAPP 格式

● 附录A CTD–Q格式申请中产品质量微生物信息的位置目录

以下摘录自《通用技术文件–质量（CTD–Q）》的目录，该目录提供了以CTD-Q格式提交的NDA或ANDA中产品质量微生物信息的预期位置。有关要求包含在NDA或ANDA中的特定信息的更详细指南，可以在该行业指南《人用药和兽药产品灭菌工艺验证的申报资料》中找到，该指南的引用用斜体显示在方括号中。引用CTD-Q中的其他地方或引用ICH Q6A规范，见括号。

单元1：行政信息和处方信息

处方信息

建议的包装标签和包装插页

模块3.2：数据主体

S原料药

（仅当原料药无菌或涉及其他产品质量微生物问题时，才审查第S.2节至第S.6节。无菌原料药所需的工艺和验证信息与无菌药品相同。为了方便起见，括号中显示了CTD-Q中相应药品章节的参考资料和ICH Q6A的参考资料。）

S.2制造

S.2.1制造商

各制造和测试设施的名称、地址和责任。

S.2.2制造过程和过程控制的描述

原料药生产过程的说明，包括灭菌工艺和任何工艺控制（P.3.3）。

S.2.5工艺验证和（或）评价

原料药灭菌工艺验证。（P.3.5）

S.4药品的质量控制

S.4.1技术参数

原料药的微生物相关技术参数。（P.5.1）

S.4.2分析程序

用于测试原料药的微生物分析程序。（P.5.2）

S.4.3分析程序的验证

微生物分析程序的验证。（P.5.3）

S.6容器密封系统

用于该药物的容器密封系统的描述和容器密封完整性的验证。（P.2.5和P.7）

P药品

P.1药品成分说明

药品成分和容器密封系统的说明。[Ⅱ.A.1]

P.2药物开发

P.2.5微生物特性

·容器密封和包装完整性。[Ⅱ.E.1~4；Ⅳ.G]

·抑菌效力。[Ⅴ.B]

·非无菌药品、原料药或辅料不设定微生物限度标准的理由（见ICH Q6A，决策树8和6）。

P.3制造

P.3.1制造商

各生产设施和测试地点的名称、地址和责任。

P.3.3制造过程和过程控制说明

药品生产工艺的描述，包括灭菌工艺和任何过程控制。灭菌信息还将包括包装组件和设备的灭菌/除热原。生产工艺的描述可以采用叙述和（或）流程图的形式。

一些灭菌过程中应包含的信息示例：

终端湿热灭菌

高压灭菌器的灭菌工艺和性能参数规范[Ⅱ.A.2~3]

高压灭菌器装载模式[Ⅱ.A.4]

监测灭菌程序的方法和控制[Ⅱ.A.5]

生产用高压灭菌器的再确认[Ⅱ.A.6]

再加工[Ⅱ.A.7]

环境监测，包括产品生物负载[Ⅱ.C.1~2；Ⅱ.D]

环氧乙烷

灭菌器说明［Ⅲ.A.1］

灭菌程序参数［Ⅲ.A.2］

微生物控制［Ⅲ.A.3］

辐射灭菌

设施和工艺［Ⅲ.B.1］

产品包装［Ⅲ.B.2］

无菌灌装

建筑和设施（平面图、空气质量、设备位置）［Ⅳ.A］

整体生产操作（过滤、保持时间）［Ⅳ.B.］

容器、密封件、设备和部件的灭菌/除热原［Ⅳ.C；Ⅳ.C.1］

环境监测

P.3.5 工艺验证和（或）评价

灭菌工艺的验证。信息应涉及包装组件和设备灭菌/除热原、过滤器和任何终端灭菌工艺的验证。

一些灭菌过程中应包含的信息示例：

终端湿热灭菌

热分布和热穿透［Ⅱ.B.1］

热监测器［Ⅱ.B.2］

装载效果［Ⅱ.B.3］

灭菌程序的微生物杀灭效果［Ⅱ.C.5］

生物负载的鉴别和特性［Ⅱ.C.1］

生物指示剂的特性［Ⅱ.C.3~4］

环氧乙烷灭菌

微生物杀灭效果的验证［Ⅲ.A.3］

辐射灭菌

图示研究［Ⅲ.B.3］

微生物杀灭效果的方法和控制［Ⅲ.B.4］

无菌灌装

药品溶液过滤［Ⅳ.B.1］

容器、密封件、设备和部件的灭菌/除热原［Ⅳ.C.；Ⅳ.C.1］

保持时间［Ⅳ.B.2］

培养基模拟灌装的工艺和技术参数［Ⅳ.D］

培养基模拟灌装失败时，与产品有关的措施［Ⅳ.E］

P.5 药品的质量控制［Ⅱ.F~G；Ⅳ.H~I］

P.5.1 技术参数

药品的放行标准（如无菌检查、内毒素检测、微生物限度检测）。

P.5.2 分析程序

产品放行的试验方法（如无菌检查、内毒素检测、微生物限度检测）。

P.5.3 分析程序的验证

分析程序和结果的总结（例如，无菌检查、内毒素检测、微生物限度检测）。

P.7 容器密封系统

药品容器密封系统说明［Ⅱ.A.1］

P.8 稳定性［Ⅱ.E.5；Ⅲ.A.4；Ⅲ.B.5；Ⅴ.A；Ⅴ.C］

P.8.1 稳定性总结和结论

P.8.2 批准后稳定性方案和稳定性承诺

微生物产品质量维护的分析程序和试验时间表（例如容器密封完整性 /无菌检查、内毒素检测、微生物限度检测）。

P.8.3 稳定性数据

A 附录

A2 外源试剂安全性评价

外源试剂（如 TSES、病毒）潜在污染控制的工艺描述。这些工艺可能包括检测外源试剂的分析、避免外源试剂污染的措施以及消除或灭活的程序。

R 区域信息

R 执行批记录［Ⅳ.C.2］

● 附录B 1994年行业指南　人用药和兽药产品灭菌工艺验证申报资料

以下是 1994 年人用和兽用药品申请时提交灭菌工艺验证文件的指南的目录。在行尾显示对 CTD-Q 的交叉引用信息。

Ⅰ.概述

A.目的

B.灭菌工艺验证文件的编写

C.备注

Ⅱ.终端湿热灭菌工艺信息

A.工艺和产品的描述

1.药品和容器密封系统

2.灭菌工艺

3.高压灭菌器程序及其性能指标

4.高压灭菌器装载方式

5.灭菌程序的监控方法和控制手段

6.生产用高压灭菌器的再确认

7.返工

B.灭菌工艺的热力学确认

1.热分布和热穿透研究

2.温度监测

3.装载方式的热力学影响

4.批记录信息

C.灭菌程序的微生物杀灭效果

1.污染菌的鉴别与特性研究

2.生物负载的控制标准

3.生物指示剂的鉴定，耐受性和稳定性

4.生物指示剂耐受性和污染微生物耐受性的比较

5.微生物挑战试验

D.环境微生物监测

E.容器密封和包装完整性

1.工艺应力的模拟

2.最差条件下完整性证明

3.多腔室包装

4.试验的灵敏度

5.在产品有效期内的完整性

F.细菌内毒素测试及其方法

G.无菌检查方法和放行标准

H.正式的证据，书面规程

Ⅲ.其他终端灭菌工艺

A.环氧乙烷灭菌

1.灭菌器的描述

2.灭菌参数

3.微生物学的方法

4.稳定性

B.辐射灭菌

1.设施和工艺

2.产品包装

3.多剂量分布试验

4.微生物方法和控制

5.稳定性监测

Ⅳ.药品申请中应包含的无菌灌装工艺信息

A.厂房和设施

1.平面图

2.设备位置

B.生产作业概况

1.料液的过滤

2.保持时间的有关标准

3.关键操作

C.容器、封闭件、设备和组分的灭菌和除热原

1.单独灭菌的药液组分

2.批记录中的灭菌资料

D.培养基模拟灌装的规程和技术参数

E.培养基模拟灌装失败时采取的有关措施

F.环境的微生物监测

1.微生物试验方法

2.酵母菌、霉菌、厌氧菌

3.超标

G.容器密封和包装的完整性

H.无菌检查方法和放行标准

I.细菌内毒素检测及其方法

J.正式书面规程

Ⅴ.微生物控制和质量的维护：稳定性方面的考虑

A.容器密封完整性

B.抑菌效力

C.热原或内毒素测定

Ⅵ.附加信息

三、无菌药品工艺检查

目　录

主题：无菌药品工艺检查 修订注：程序修订于2015年11月9日更新实施日期、完成日期、组织/程序变更和程序联系方式。	实施日期 2015年9月11日
数据报告	
产品代码	产品/赋值代码
行业代码54，56和60~66	国内/国外检查： 56002A（全部检验） 56002I（部分检验） 相关的政治行动委员会 56002 56002C 56002M

报告要求：

建立检查报告（EIRs）应以电子方式创建和存档，使用TurboEIR或替换系统中特定的模块使其可以由ORA和CDER访问。

对于因不符合21 CFR 210和211部分现行良好生产规范（cGMP）而被分类为官方需采取行动（OAI）的常规商业生产的检查，应根据监管程序手册（RPM）通过MARCS-CMS发布公告、进行监管或司法行动。

各地区应立即根据当前的事实、全面叙述和CMS程序报告重大问题。这包括及时提交和更改OAI通知。

在检查过程中，如果您得到了不适当的不良反应（ADE）报告、未批准药物问题或批准后违规报告［申请补充、现场警报报告（FARs）等］的消息，根据适用的合规计划提供的指示，并在EIR的独立主题下报告。有关这些检查活动的数据系统信息应在单独的项目代码（PACs）下报告。在这些项目下扩大到cGMP检查的范围应在该合规项目下报告。

要求各地区在所有无菌药品工艺检查中使用此符合性程序。

注：各地区应确保按本项目通告的指示执行的每项操作都是根据正确的产品代码和项目/分配代码（P/AC）输入的。

第一部分　背景

本项目涵盖所有无菌药品的生产和检验，包括通过过滤除菌或其他方式无菌处理的药品，以及最终灭菌药品。该项目涵盖的产品类型包括无菌原料药、眼用制剂、耳用制剂、小分子和已获许可的生物治疗药品的小容量注射剂（SVS）、大容量注射剂（LVP）产品，以及任何其他需要无菌或标示为无菌的药品。生物制品评价和研究中心（CBER）监管产品和兽药产品不在本项目的覆盖范围内。

本程序中的指导信息是为无菌生产操作量身定制的，应与药品生产检查符合性程序（CP 7356.002）一起使用。

2004年，美国食品药品管理局（FDA）发布了《工业无菌药品指南》。无菌工艺生产的产品——现行良好生产规范，在整个符合性程序中称为FDA的《2004无菌工艺指南》。该文件代表了FDA目前对无菌生产工艺药品现行GMP（cGMP）的想法。

行业指南没有建立强制性要求，不应成为监督检查的理由。监督检查的理由来源于cGMP法规，21 CFR 210和211部分。

遵循2004无菌生产工艺指南的制造商通常被认为符合cGMP法规。但是，其他满足21 CFR 210和211部分的要求的做法依然可行。

对于检查期间遇到的技术问题和异常情况，鼓励调查人员与所在地区、医疗产品和烟草业务管理局/医疗产品和烟草方案业务司和（或）CDER联系咨询。有关微生物检验、无菌和相关取样问题，请联系监管科学/医疗产品和烟草科学办公室工作人员。

第二部分 实施

2.1 目标

本项目的主要目的是为无菌原料药和无菌制剂生产商的检查提供指导，以确定其是否符合《食品、药品和化妆品法》《现行良好生产质量管理规范》（cGMP），21 CFR 210和211部分。

其他目标包括：

· 获取影响无菌性的操作信息，确定需要改进和纠正的地方。

· 评估无菌药品工业当前的良好生产质量管理规范。

· 对违规的生产商采取适当的措施。

2.2 项目管理说明

A 策略

1. 系统的检查

药品生产企业的检查应按本合规计划中定义和组织的系统进行实施和报告。关注系统将提高检查效率，因为系统通常适用于多个侧面类别。区域办公室会根据企业的具体运营情况、以前的生产范围、历史合规情况或区域办公室所确定其他优先事项，来选择适合覆盖范围的系统。

检查的结果通常应该是确定所有类别产品的可接受性或不可接受性。一个系统的覆盖应该足够详细，例如，每个类型选择的一个例子，以便关于系统可控状态的结论适用于所有类型。然而，即便另一个类别没有被检查，系统中一类控制完善的系统可以扩展到另一个类别中。首席检查员必须考虑工厂中生产时各种情况的特殊性，并在选择检查的类型时进行最佳的判断。

在系统中选择特定区域和独特功能将由首席检查员自行决定。

系统覆盖的选项在CPGM56002中描述。任何特定的检查不需要在每一个系统都进行。详见第三部分　检查。

对一个系统的全面检查可能需要进一步跟踪到另一个系统中的某些项目，

以充分记录发现的问题。此类跟踪不构成对其他系统的全面覆盖（并且不能在事实报告中这样报告）；这种跟踪也不要求检查人员对其他系统进行全面报告。

2. 检查范围

无菌药品生产企业的检查可以是全面检查，也可以是部分检查，系统策略在第二部分　实施，符合性项目 7356.002，药品生产检查中有概述。

有关这些检查选项所要求的范围的完整讨论，请参见本程序的第三部分　检查。

Ⓑ 检查计划

当无菌药品生产企业作为常规法定检查的一部分接受检查时，请执行本程序。CDER 将根据年度绩效目标的基于风险的优先级模型确定需要检查的企业，这是确保检查范围基于风险的优先级计划的一部分。

考虑在适当的时候使用团队方法进行检查。利用熟悉无菌药品生产和无菌生产工艺的检查人员，考虑有微生物控制专业知识的微生物学家的参与。特别是：

·所有团队成员都应该非常熟悉 FDA 的无菌工艺生产的工业无菌药品指南——《现行良好生产质量管理规范》（2004 年 9 月）。

·检查人员或团队成员应具备无菌产品生产的资格，并已完成注射用药品生产培训课程、无菌技术、灭菌方法及相关程序和设备的正规培训课程。微生物学家应具有无菌检查、内毒素检测和生产中微生物控制评估的经验。

Ⓒ 概要报告

根据检查发现的结果，更新 FACTS 方法库中所有适用的此类方法的类别。以下是在该计划实施时有效的无菌产品分类清单。产品和过程请使用与覆盖该类型相对应的代码。

分类	具体描述
LVP	大容量注射剂是包装于标识大于 100mL 容器中的无菌注射剂。大多数是终端灭菌的，但有些可以过滤除菌和无菌生产工艺
SVT	小容量注射剂包装于标识小于 100mL 容器中的无菌注射剂，并经过终端灭菌
SVS	过滤除菌和无菌生产工艺的小容量注射剂
SVL	过滤除菌，无菌灌装并且冻干的小容量注射剂
SLQ	无菌液体（悬浮液和乳剂除外）

续表

分类	具体描述
SON	无菌膏剂
SPW	无菌粉末
CSS	化学合成无菌原料药
CFS	发酵生产的无菌原料药
CRX	无菌原料药或原料药中间体/nec无机物/矿物

第三部分 检查

• 3.1 灭菌类型

生产无菌药品主要有两种方法：

· 终端灭菌

· 将无菌组件进行组合的无菌生产工艺

使用无菌生产工艺与终端灭菌生产无菌药品有本质的区别。当产品和容器/密闭系统能够承受终端灭菌过程时，应使用终端灭菌。

Ⓐ 终端灭菌

终端灭菌过程通常在高质量控制的环境条件下灌装和密封产品容器，以减少产品的微生物和微粒污染。这种上游生物负载的最小化控制减少了后续灭菌过程的挑战。在大多数情况下，灌装时产品、容器和封闭系统保持很低的生物负载，但并不是无菌的。然后在最终容器中对产品进行终端灭菌处理。

终端灭菌有多种方法，包括：

· 湿热灭菌

· 辐射灭菌

· 环氧乙烷灭菌（通常用于组装组件/组件）

灭菌程序的类型包括：

1.过度杀灭

　　○一般用于热稳定材料。

　　○设计为提供一个显著水平的无菌保证，而不考虑装载中实际生物负载的数量和耐受性。

　　○使被灭菌的产品或物品受到更多的热量/暴露。

2.基于生物负载的灭菌程序

　　○要求进行研究，以确定产品中微生物的数量和耐受性，以及待灭菌组件和容器/密封件的生物负载。

　　○灭菌程序开发以杀灭微生物负载，但不使产品降解。

○对批次进行常规的生物负载监测，并持续了解产品生物负载、容器/
密闭生物负载和环境监测样品中发现微生物的耐热性/耐受性。

参考终端灭菌：PDA技术报告No.1（修订2007）湿热灭菌工艺验证：工
艺设计，开发，确认和持续控制。

Ⓑ 无菌生产工艺

与终端灭菌相比，无菌生产工艺有更高的微生物污染的风险。在无菌灌
装工艺中，药品、容器和封闭系统分别灭菌，然后在一个极高质量的环境条
件下封装在一起，以减少非无菌品概率。无菌生产工艺比终端灭菌涉及更多
的可变性。在无菌灌装和封装之前或期间，对灭菌药品、容器或封闭系统的
任何手动或机械操作都有微生物污染的风险。

除了在关键区域进行常规干预外，一些类型的无菌生产工艺还包括对无
菌组件、容器和封闭系统的人工操作。在传统的无菌生产工艺中，人是重要
的污染源，特别是在要求操作人员常规进入灌装线的核心区（Class100, ISO 5,
或A级）时。无菌生产工艺系统基于更先进的控制技术，如用于减少人工干预
灌装线的核心区的限制进入屏障系统（RABS）和吹灌封系统，而隔离系统将
无菌灌装线与外部环境完全分离，并最大限度地减少人员与核心区的互动。

注：关于隔离器技术和吹灌封系统的更多信息可以参考FDA的《2004无
菌工艺指南》。

在对无菌药品生产企业进行检查时，重要的是要包括存在最大的产品污
染风险和（或）要求严格控制工艺参数的系统和系统中的区域。例如，如果一
个企业有几条无菌生产工艺的生产线，Class100（ISO 5）区域中存在最多人工
操作的生产线一定要包括在检查中。如果企业有多种终端灭菌的产品，请检
查对热敏感的基于对生物负载有要求的终端灭菌产品。

注：对于终端灭菌产品，终端灭菌前进行的无菌灌装可以考虑不那么严
格的无菌控制。

由于国外检查往往有时间限制，所以合理的检查计划尤为重要。根据包
含区域对产品质量的潜在影响对其进行优先级排序。

• 3.2 报告

按照IOM（检查操作手册）和《国际检查和旅行指南》的现行版本编写
检查报告。

使用TurboEIR完成包括国内和国际在内的所有报告，即使FDA-483不要求使用TurboEIR。报告的"生产/设计操作"部分应按本程序中所描述的检查期间所涉及的系统进行组织。根据这个合规的计划中列出的关键要素，简要总结每个包含的系统的评审。被发现存在缺陷的系统需要增加更多的细节和支持性证据。

● 3.3 检查方法

如果待检查的无菌药品是放射性药品，则应按照《放射性药品依从性方案7356.002C》作为补充指南。这个程序不应该用于正电子发射断层扫描（PET）药物的检查。PET药物应依从计划7356.002P。

该程序（CP 7356.002A）还应与7356.002M（生物制品检查）一起用于无菌生物制品的检查。

cGMP需符合计划7356.002。计划7356.002为药品生产企业提供了基于系统进行检查的方法的一般信息。它描述了六个系统（质量，设施和设备，物料，生产，包装和标签，实验室）和两个检查选项（全项检查和部分检查）。它还提供了关于何时应该选择每个选项的指导，并讨论了与被检查的系统有关的"控制状态"意味着什么。

无菌药品生产企业的检查可以采用以下系统策略进行全项检查或部分检查。

全项检查包括监督检查和符合性检查，并提供对企业cGMP符合性的进行全面评估。全项检查通常包括至少四个系统的检查，其中一个必须是质量系统。根据该计划，全面检查应包括设施设备和生产系统，因为这些系统在终产品的无菌保障方面起着关键作用。

全面检查（pac56002a）包括：

·对工厂进行初步检查。

·出现警告信、监管行动或FDA-483重大发现的后续检查。

·在部分检查中获得的信息显示公司在一个或多个系统领域的行为和程序存在重大缺陷。

·从上次检查以来，企业的运营发生了重大变化。

·由于该企业有多次违反规定的历史，在合规性方面上下波动，或当其他信息（样品、投诉、现场警报、召回等）对该公司生产高质量产品的能力产生疑问时，由地区酌情决定进行监督检查。

如果满足以下两个条件，则可采用部分检查（PAC56002I）：

1.公司已经实施了正式的风险管理程序，以确保有效的设计和控制（包括维护）。设计中包括了其处理生产线的风险减轻的设计，该设计结合了现代隔离和自动化方法（如隔离器、封闭RABS），以及上游生物负载的控制。公司质量体系对潜在危害的响应也是评估的一部分，包括公司是否通过一个正式的生命周期质量风险管理计划提供了强有力的日常保证和有效的消费者保护，该风险管理计划根据ICIIQ9主动发现并纠正相关问题。

2.该公司拥有持续可接受的合规历史记录和强大的风险管理程序。

    ○该公司使用过度杀灭的终端灭菌方法完成终产品的生产（注：终端灭菌提供了一个更强大的工艺，以确保无菌）；

    ○该公司实施了稳健的风险管理，通过整体设计和控制程序提供日常保障；

    ○在检查开始时，对上次全面检查以来的无菌保证数据进行了全面的审核。审核内容包括：培养基模拟灌装、无菌检查数据、召回、缺陷/不良反应事件投诉等，其中没有发现无菌失败的产品批次被放行；

    ○该公司有令人满意的cGMP符合性记录（例如，连续两次NAI或不超过一次VAI检查），没有1级召回。

    ○微生物控制和无菌保证是无菌药品的部分检查中的重点。

本程序的部分检查应包含每个体系（质量体系除外）的下列关键要素：

·设施和设备：

    ○清洁消毒；

    ○设施/设备布局和空气处理系统，以防止微生物和微粒的污染；

    ○物料流；

    ○控制区域的质量控制，包括压差和高效空气过滤器过滤；

    ○支持洁净室环境质量的趋势数据；

    ○对不符合进行书面调查。

·物料：

    ○购进物料和组件的微生物和细菌内毒素控制；

    ○水系统的质量、维修、确认；

    ○提供水系统和工艺气体的系统操作；

    ○对超标（OOS）、偏差和不符合的记录调查。

·生产：

○观察生产过程中操作者行为和无菌技术是否适当；

○生产线操作和干预；

○无菌技术人员培训；

○主要生产线维修或维护问题；

○微生物和细菌内毒素控制的风险评估，包括关键步骤的保持时间；

○设备、容器密封件和附件的灭菌验证；

○培养基模拟灌装的设计和结果；

○记录对偏差、不符合和超标（OOS）结果的调查。

·实验室：

○调查超标（OOS）、偏差和差异；

○测试方法和控制，包括对验证方法的遵守程度；

○实验室人员的培训和资格；

○水系统检验结果的趋势分析；

○环境监测分离菌的收集，鉴定和趋势分析的系统。

● 3.4 系统检查范围

合规程序7356.002"药品生产检查"列出了在对六个体系中的每一个系统检查时应该包含的区域。本程序系统地为无菌药品的需要特定关注领域提供了额外的指导。

附件A是一个问题列表，旨在帮助进行检查和获取信息，以评估企业的运行。这些问题不需要在EIR中回应，除非与之相关。问题的清单包括：湿热灭菌；干热灭菌/除热原；无菌灌装；冻干法；隔离器；环境监测和生物指示剂。

● 3.5 质量体系

依据合规程序7356.002所述，质量体系的检查是分两阶段进行。第一阶段是评估质量部门是否履行了程序审核和批准的职责，并确保程序的适用性。第二阶段是评估企业收集的数据，以识别潜在的质量问题。对于无菌生产操作，后一个目标涉及与其他检查系统连接的大量数据。企业对此类数据的全面审核是确保产品在高度无菌保证下生产的必要因素。因此，重要的是要审核企业的数据运行系统，企业通过运用这些数据来评估其生产操作和设施的控制状态。质量部门维护的数据总结和趋势分析报告应在每次检查中进行审核。在常规cGMP检查中,这种审核可以帮助确定选择哪种选项(全项检查或部分检查)。

质量体系的检查应包括CP 7356.002中列出的全部区域。对于该项目,检查应包括对所有可能表明产品污染和无菌保证问题的数据和报告的审查。

有关质量的记录包括以下内容:

1.定期的产品评估、投诉、不良事件、调查、处理警戒报告、产品保留评估、投诉、拒收批次、稳定性和退货,表明可能的产品污染或对患者的风险(例如,浑浊的产品、注射剂中的可见异物、破裂和渗漏的容器)。

2.出现偏差或出现问题的调查,如:

○所有出现阳性的无菌检测、内毒素检测,以及培养基模拟灌装失败,无论最终处理如何都要列入检查。

○出现异常的结果或趋势。

○灭菌/去热原过程验证或再验证期间出现失败的所有程序。

○所有涉及培养基模拟灌装/无菌工艺模拟试验的调查。

○环境(微生物/活性微粒数和微粒/非活性微粒数)和人员监测结果超过警戒限或行动限水平的情况。

○涉及关键设备的工艺偏差或设备故障,如灭菌器和冻干机。

○含量测定、杂质、不溶性微粒或复溶时间出现的超标(OOS)调查结果(如果适用)。

○不合格产品(在生产和质量控制检查中确定的不合格品)。

3.质量指标的趋势报告/总结:

○对无菌生产工艺,总结自上次检查以来的所有培养基模拟灌装试验。

○环境监测趋势数据(微生物和微粒数)。

○人员监控趋势数据。

○水系统测试结果总结。

4.自上次检查以来实施的关键设施和设备的变更控制汇总,例如:

○灭菌器、冻干机、去热原设备。

○无菌工艺生产线。

○清洁蒸汽发生器,工艺气体系统。

○注射用水和(或)纯化水系统。

○空气处理系统。

○楼宇自动化管理系统。

对无菌药品生产企业的每次检查应包括对上述信息类型的审查和对关键区域生产操作的观察。该信息可用于选择检查期间要包括的其他系统。

此外，对总结数据的审查和对操作的观察可以集中检查存在潜在问题的区域，并提供质量体系有效性的概述。质量体系的检查可能需要在另一个体系内进行。然而，此只涉及需要的区域并不要求对这些体系进行完全覆盖检查。

● 3.6 设施设备体系

合规程序7356.002列出了检查设施和设备系统时要包含的一般范围。如果选择该系统，则应包含这些适用于无菌药品的范围。从设施和设备的角度来看，有效的无菌药品生产操作的主要目标是为产品提供适当的保护。这一目标的检查评估又分为两部分：

·审查和评估公司设施和设备设计的合理性和充分性（参考：FDA《2004无菌工艺指南》第四节）。

·评估提供与设施和设备控制状态相关信息的数据。

除了审查设计和运行数据外，调查人员应该寻找设施和设备中可见的缺陷，如洁净度、设备缺陷（如变形、腐蚀）、难以清洁或清洁不彻底的表面，没有授权的关键设备或系统的变更，这些问题都可能会影响产品的质量。调查人员应寻找因设施老化引起的异常事件、经常性的和未纠正的维护等问题，以及超过设施和设备能力的产量增加或变化的问题。

Ⓐ 厂房

评估厂房的设计和布局（例如，人流/物流，洁净室设计）。洁净室区域的规格（布局、空气过滤、空气级别、房间和区域之间的压差、温度和湿度）应适当，并根据微粒和微生物对产品污染的风险进行调整。审查洁净室区域认证和检测结果，以验证区域符合设计标准和规范。认证和检测通常包括支持以下数据：气流模式研究，HEPA（高效微粒空气）过滤器完整性测试，风速，微粒，以及适当压差，温度和湿度设定点的验证。评估在动态条件下进行的气流模式（发烟实验），以验证灭菌药品、容器和密封件暴露在环境条件下的关键区域内的单向气流和空气湍流。

参考：FDA《2004无菌工艺指南》第四节。

·日常监测和维护，以确保空气处理系统在既定参数下持续运行（微生物监控在实验室控制系统下进行）。

○特别注意在洁净区域或洁净室附近进行施工的厂房。由于微生物（例如，真菌的孢子）可以从墙壁移动和其他施工活动中释放出来，因此在恢复生产之前，可以通过严格的措施（环境监测、培养基模拟灌装）确定设施是否恢复到可接受的环境控制要求。

○确认在操作过程中，包括对暴露产品、容器和密闭系统有最大风险的场所，是否进行了对微粒等的环境监测。

○检查在日常生产中是否持续进行压差、温度和湿度的监测。

○确定是否对连续监测系统发出警报，以便向操作人员发出远程警报。

○检查是否对超出可接受范围的偏差进行了调查，以确定对产品的影响，并采取了必要的纠正措施。

○评估核心区高效空气过滤器的定期测试/再认证计划，以保持适当的空气流量。测试通常包括HEPA过滤器的完整性测试和空气流速检查。

对洁净室区域、生产线、非高压灭菌设备、材料和部件的卫生/消毒进行审查。关注包括密封操作区域等无菌产品暴露的区域。这些关键区域代表了产品的最高风险。应审查消毒液的适用性、有效性和局限性，以及使用程序的合理性，包括确定消毒液有效期的数据（参考：FDA《2004无菌工艺指南》第Ⅹ.A.3节）。

对于共用厂房和非专用设备，评估转换程序和清洁的充分性，以防止产品之间的交叉污染。

Ⓑ 设备

用于生产无菌药品的设备可能包括：

·生产设备。

·容器/封闭系统处理设备（如塞垫圈，玻璃器皿去热原设备）。

·支持系统/物料系统相关设备（如注射用水系统和相关设备，工艺气体相关设备）。

特殊情况如下。

1. 产品设备

（a）无菌加工设备。确定所有与产品直接接触的设备（如过滤器、输送管道、储罐、胶塞漏斗、灌装管道设备）和无菌部件（如胶塞）在使用前和使用过程中都进行了消毒和防止污染的处理。设备日志或其他相关信息可以提供对重大维护或其他可能增加批次暴露于污染风险的问题的深入分析。

（b）胶塞清洗机。检查的考虑因素包括设备的确认、循环验证和支持数据、设备预防性维护（维护要求和频率）、清洗用水的质量，以及相关的水样/确认数据。在任何干燥程序中使用的空气供应的适当性也应验证。

（c）轧盖设备（西林瓶）。铝盖是密封西林瓶的最终部件。轧盖机将瓶盖（铝）扣于瓶颈处，并扎紧。西林瓶上的铝盖保护胶塞不受外部损伤，同时将胶塞牢牢地保持在完全密封的位置。评估已建立的轧盖机加工设定（卷曲角度、压力）和预防保养计划。同时应该评估轧盖机的供气质量。

（d）装量检查/自动化检查设备。可以通过人工、自动化或半自动检验过程对最终灌装和密封产品进行100%检验。人工和半自动检查过程涉及指定的观察领域和校准光源。半自动化过程可以使用传送带和旋转单元，将填充的产品展示给操作员进行目视检查。所有的输送机和转速设置点应根据已建立的参数进行验证。自动检查系统可以检查给定填充产品的一种或所有类型的问题。应明确与行动限有关的缺陷。应评估设备的资质确认和在常规使用前进行挑战试验以验证设备功能，以及对进行人工目视检查的操作人员的培训计划。

（e）灭菌设备。检查内容应包括设备安装确认、运行确认和性能确认（IQ、OQ和PQ），以及用于成品制剂灭菌、灌装设备、容器、密闭系统等代表性设备的操作、校准和预防性维护。这些设备包括湿热灭菌器、干热灭菌器、干热隧道、在线蒸汽灭菌（SIP）设备和化学杀菌系统（即过氧化氢、过氧乙酸）。灭菌设备的检查应包括对设备的物理检查。审核设备DQ（设计确认）中可能描述的适用规范。DQ在IQ（安装确认）和OQ（运行确认）之前进行，并确认灭菌器得到了适当的维护、校准和干燥，并有适当的测量设备（温度传感器，压力表等）。

对非计划维护和预防性维护的记录应进行审核，以确保所有重大的变更都进行了适当的评估和确认。设备日志也应进行审查。例如，由于灭菌失败导致的重复灭菌可能表明灭菌设备存在严重问题。应评估再灭菌对产品质量的影响（应在生产系统的性能确认中涵盖）。

该设备可由计算机控制或在手动模式下操作。对于计算机控制系统，可编程逻辑控制器（PLC）或更复杂的监控和数据采集管理系统（SCADA），可能需要评估以确定计算机控制和（或）监控系统是否符合文件第11部分。

参考文献：PDA技术报告第1号（修订2007）《湿热灭菌工艺验证：工艺设计，开发，确认和持续控制》；ISO17665《湿热灭菌》。

（f）冷冻干燥机。因为在冻干过程中使用的是部分密封的西林瓶，无菌产品从灌装到程序结束，西林瓶在冻干室中完全加塞时一直暴露在环境中。检查应验证部分密封的西林瓶在100级（ISO 5）保护下被转运和装入冻干机。检查人员应观察西林瓶的转运和冻干机的装载情况。

其他需要包括的关键设备领域包括：冻干室在不同用途之间的灭菌验证，当前的灭菌控制，腔室泄漏测试，空气/气体过滤器的完整性测试，以及温度和压力控制器的校准。

参考文献：FDA的《冻干类注射剂检查指南》。

（g）隔离器。评估维持产品分离或隔离的设计和控制要素。压差、手套完整性和转移（即入口、出口）端口的保护是隔离器的关键要素。将容器、密封件和用具（包括环境监测用品）转移到隔离器时应仔细控制。这些系统的另一个关键因素是舱室灭菌程序的有效性。目前用于隔离屏障除菌的方法（如汽化过氧化氢、蒸气过氧化氢、过氧乙酸）能够进行表面灭菌，但缺乏蒸汽灭菌的穿透能力。研究人员应注意这些表面消毒剂的局限性，包括它们在穿透被阻塞或被保护的表面时的低效率。对隔离器内部（表面）进行灭菌的验证应证明生物指示剂（BI）下降了6个lg值。定量测量设备（例如，近红外）或化学指标（定性测试）可用于确定使用BI进行灭菌验证的最坏情况位置。灭菌验证中要考虑的因素包括BI的放置位置以及BI接种表面的类型。

与无菌产品和组件直接接触的隔离器内的器具和设备表面应进行灭菌，使其不含微生物。灭菌验证应该至少使生物指示剂下降6个lg值。

参考文献：FDA《2004无菌工艺指南》附录1；PDA技术报告第51号（2010），《气体和气相灭菌工艺的生物指标：规格，制造，控制和使用》提供了考虑在灭菌中使用BI的一般原则。

（h）限制进入屏障系统（RABS）。一般来说，RABS为灌装线提供了一个坚硬的墙壁外壳，使灌装线从操作者完全物理隔离。值得注意的是，RABS的内表面是杀孢子剂消毒，但不能像隔离器那样使用自动灭菌程序来完成。这要求企业仔细监督消毒程序，并确保消毒程序的持续有效性。在灌装过程中，操作人员使用手套、半身服或自动化设备进入封闭区域。有两种类型的RABS，"开放式"和"封闭式"RABS。在操作过程中，"封闭式"RABS的门永远不会打开。虽然"开放式"RABS的设计是在门始终关闭的情况下运行，但在极少数预先定义的情况下，门可以打开进行某些干预行为。如果门在灌装操作期间正常打开，则系统认为不是RABS，因为它不再限制对关键区域的干预。通常情况下，RABS周围的洁净室被控制为10000级（ISO 7）区域，操作人员都要正确着装。

参考文献：《用于无菌加工的受限进入屏障系统》；IPES；8月16日，2005。

检查RABS时：

○安装时，手套接口上的手套、袖套必须是无菌的。手套安装后应进行消毒或更换，以减少污染的风险。

○确认是否有明确定义的书面程序，描述在进行开放式干预时所做的工作。所有开放式干预措施都应记录在案，并在批记录中加以描述，然后进行消毒。

○介入RABS的操作通常伴随着适当的生产线的清空，相关操作应该在批记录中清楚地记录下来。

○在每批灌装前，确定所有液体通道和产品接触部件，如胶塞漏斗、进料和放置系统均已灭菌。

○观察无菌部件和用品如何转移到RABS。确认转移系统可以防止无菌表面暴露在不洁净的环境中。

○在每批生产前，确认RABS内的非产品接触表面已用杀孢子剂彻底消毒。整体消毒方案的有效性应由环境监测方案进行验证和例行评估。

（i）吹灌封（BFS）技术。BFS是一种自动无菌灌装过程，在连续操作中容器形成，灌装和密封。BFS系统可以通过减少操作人员的干预来降低产品污染的风险。该系统通常用于眼用无菌药品和吸入类产品的灌装。有关BFS系统的信息见FDA《2004无菌工艺指南》附录2。应该注意的是，在灌装前的形成和成型步骤中，容器的内表面可以暴露在周围环境中。在灌装和密封过程中，无菌产品也可以暴露在环境中。因此，在BFS过程中，无菌产品或其容器暴露的地方，空气质量应满足ISO5规定的100级无菌水平。一些为无菌产品操作提供增强保护的更先进的BFS设备可以位于10万级（ISO8）区域。当然，10000级（ISO7）区域是更合适的。研究表明，被污染单元的数量与设备周围空气中的微生物污染水平有直接关系（见参考文献20）。通常，产品供应线和产品除菌过滤器采用在线灭菌（SIP）方法。

当检查BFS时：

  ○确认在无菌产品或材料暴露的步骤中使用了高效过滤或无菌空气（例如，半成品成型、容器成型和灌装步骤）。

  ○评估监控和预防性维护程序，以确定与BFS设备相关的公用设施（冷却水、加热等）的完整性，并定期进行检查。模具或共用物品连接处的泄漏会污染。

  ○审查用于生产线消毒的在线灭菌（SIP）系统。确认灭菌程序已验证，冷凝水已从管道中正确排出。在灭菌完成使用之间也应该保护生产线。

  ○检查进入BFS设备周围洁净环境的人员是否着装正确并接受过培训。

  ○如果可能，观察设备的安装和任何可能导致污染风险的缺陷。

其他控制程序（培养基模拟灌装、环境监测、表面消毒等）与常规的无菌生产工艺生产线相同。

（j）反应器、离心机、干燥机、研磨机。这种类型的设备可以用于无菌原料药（APIs）的生产。设备和所有输送管道在加工前必须进行灭菌。通常是通过使用清洁蒸汽或化学灭菌剂的在线灭菌（SIP）系统来完成的。审核SIP系统的验证、程序控制和日常监控。在整个生产过程中，设备和所有传输管道必须保持完整（没有液体或空气泄漏）和无菌。确定企业整个过程中验证设备系列的完整性。如果一个设备在过程中被打开（例如添加种子晶体），需要核实开放操作周围的区域是否有强有力的保护，以避免污染风险，相应的保护措施包括执行认真设计过的无菌操作并在100级（ISO 5）空气系统下进行。

参考文献：FDA对无菌原料药制造商的检查指南。

2. 容器/密闭系统设备

除热原设备可包括干热烘箱和（或）除热原隧道。胶塞的去热原也可以通过清洗过程的稀释来完成。清洗过程的最后淋洗使用注射用水（WFI）。有关更多信息，请参阅FDA的《2004无菌工艺指南》，第Ⅵ.B节，容器/密闭系统。

3. 支持用公用设施

（a）水系统。具体来说，检查WFI产生设备和分配回路，包括水箱、水管等轴测图、排气过滤器和预防性维护计划（参见材料系统）。与水系统相关的监测设备也应该进行评估。

（b）供暖通风空调系统。参考FDA《2004无菌工艺指南》关于暖通空调系统的确认和维护的第Ⅳ节。

（c）工艺气体。在药品生产活动中，与药品或者药品成分接触的气体称为工艺气体。在无菌操作中使用的气体，或灭菌的下游，必须通过灭菌级过滤器过滤，以保持无菌。应该评估这些过滤器（通常是疏水的）的完整性测试。用于产生工艺气体的系统也应进行评估，包括预防性维护（PM）计划、监测（包括温度、压力和湿度）和取样。请参见材料系统。

● 3.7 物料系统

合规程序7356.002列出了在检查物料系统时应包含的范围。如果选择该系统，则应包含这些适用于无菌药品的范围。在无菌操作中，每一种物料的质量属性（药物成分，注射用水，容器，密封件）对成品的关键属性都有影响。企业需要审核生产用物料的接收、处理、取样、测试、批准和存储程序，并验证其适用性。应该重点注意标明是无菌和或是无热原的来料。

无菌药品特别关注的领域包括：

Ⓐ 水系统

注射用水（WFI）是许多无菌药品的成分，包括注射剂和无菌眼用制剂。它也用于设备和胶塞的去热原（或去除内毒素）和清洗操作。还应评价上游工艺中使用的水的质量及其内毒素水平和控制，以确保下游细菌内毒素的去除达到适当的水平。纯化水可以用于一些无菌的非注射溶液。

·观察并理解制备和分配系统的原理。

·评估水系统"平面图"，检查泄漏、管道斜坡（通过等距图和倾斜角度的验证），所谓的"死角"，以及分配系统中无法消毒的配件。

·评估微生物指标的警戒限和行动限是如何建立的。

·评估取样地点、程序、频率和测试方法。

·审核关键仪器的预防性维护和校准程序，包括计划和设备更新程序。

·审核原始数据，以验证所有上述都是按照既定程序完成的。

·检查和观察水系统的日常监测（在线TOC和电导率）。

·审核化学、微生物和内毒素检测的趋势数据。

·审查调查结果是否达到或超过警戒限和行动限。

参考文献：FDA的《高纯水系统检查指南》。

B 工艺气体

设施和设备系统可以将工艺气体和相关设备控制涵盖。具体考虑因素包括对工艺气体的最终过滤和过滤器完整性测试的控制。作为终产品的组成部分的气体可能包括用于氧敏感产品的充氮保护。

C 预先清洗/可直接灭菌的容器

cGMP法规［21 CFR 211.94（c）］规定，如果有指示，容器必须进行处理以去除热原。许多小容量注射剂生产企业购买的胶塞是可以直接进行灭菌的，（即无热原的）。对于这种免洗胶塞，制剂生产企业不需要进行清洗或除热原，但仍有责任确保生产中使用的胶塞符合相应的质量规定。热原要求应包括在胶塞的规格中，如果生产企业没有对每个进料批次进行热原/内毒素检测，那么应通过供应商的资格确认来保证供应商检测结果的可靠性，随后进行定期检测。

D 组件、容器和密闭系统的微生物和内毒素测试

21 CFR 211.84（d）规定，每批易受微生物污染的组件、容器或密封件，如因超出规定的用途而不能使用，须在使用前进行微生物测试。评估企业并确定是否需要微生物或内毒素检测的系统，以及设置可接受标准的基本原理。审核测试数据以验证物料符合测试标准，如果不符合，需要进行调查以确定原因并实施纠正措施。

E 容器和密闭系统的验证

容器和密封件的物理和化学特性对成品的无菌性和稳定性是至关重要的。许多容器和密封件看起来很相似（颜色和尺寸），但由不同的材料制成或有不同的表面处理，如胶塞的硅化处理和Ⅰ型玻璃的硫酸铵处理。评估企业确保容器和密封件始终符合要求的程序。确定进行了哪些测试和检查，以验证容器和密封件是由具有正确尺寸的正确材料制成的（这对确保持续的容器密封件完整性至关重要），并且没有严重缺陷。

F 容器密封完整性

容器密封完整性系统对于所有药品在运输、储存和使用过程中保持无菌

状态至关重要。容器密封系统的泄漏会导致产品受到污染。

参考：FDA《1994年人兽药品申请中灭菌工艺验证行业指南》。

评估所有无菌药品的容器/密闭系统的完整性而进行的测试和研究，包括：

· 确认所有进厂的密封容器组件符合规格，包括所有适当的尺寸。

· 进行充分模拟了灭菌过程、处理和储存条件的研究。

· 验证验证中测试的样品是适当的（例如，对于最终灭菌的药品，应选择暴露在使用生产工艺的最大灭菌程序）。参照标准7356.002A。

· 灵敏度测试符合规定。

· 在产品的保质期内，验证过程应包括容器密封完整性，并作为稳定性试验计划的一部分（代替无菌测试）。

● 3.8 生产系统

合规程序7356.002列出了在检查生产系统时需要包含的范围。如果选择该系统，则应包含这些适用于无菌药品的范围。

生产过程和生产环境对药品无菌保证有直接和重大的影响。在所有的全项检查中，应包括生产系统和质量系统。由生产企业的生产系统所确定的关键要素，是对无菌药品生产企业进行的所有检查（全项检查和部分检查）中的一部分。

操作造成的污染风险在很大程度上取决于整个生产操作的设计。对生产过程的观察是评估无菌工艺操作是否适当的关键部分。以下几点应该仔细遵守。

· 无菌技术的充分性［见FDA《2004无菌工艺指南》第Ⅴ节］。

· 洁净室人员的行为和操作［见FDA《2004无菌工艺指南》第Ⅴ节］。

· 无菌操作前和过程中人员和物料的移动。

· 生产工艺设计的稳定性（例如，工艺性能，验证，设备外形对无菌操作的人机工程学的影响）［见FDA《2004无菌工艺指南》第四节］。

· 消毒操作［见FDA《2004无菌工艺指南》Ⅹ.A.3节］。

更具体地说，检查必须包括对高风险操作的实时观察，包括但不限于（以下为举例，不是全部的列表）：

· 灌装线的装配，特别是难于组装的生产线，如粉末灌装线，以及需要多个无菌组装或管路不使用在线灭菌（SIP）的生产线。

·对生产线和房间进行清洁和消毒，以确保所有难以接触的表面都得到持续和适当的清洁和消毒。

·保护关键接触表面，以确保其在整个操作中和灭菌后的无菌。

·生产过程中的无菌技术和在洁净室行为，包括设备堵塞和停机的处理。

·人员流动对环境微生物控制的影响。

·物料流动，例如，物料是否从较少受控的区域移动到未消毒的洁净区域，包括人员的数量及其在无菌灌装间的活动。

·灌装操作，特别是人员的更衣技术，更衣完整性，严格遵守标准作业程序（SOP），干预的性质和频率，培养基模拟灌装期间进行的干预，以及核心灌装区域的整体状况。

·意外事件的非典型干预，例如，操作人员试图在操作期间更换灌装泵。

·未经过在线灭菌（SIP）的无菌过滤设备在装配灌装操作期间进行额外操作。

·在冻干过程中处理，转移，存储，装载，半压塞的西林瓶。请注意，对于冻干产品，无菌产品的西林瓶在冻干过程完成之前要半压塞，但不要完全密封。在冻干机的灌装、半压塞、转运、装载和冻干程序过程中，无菌产品暴露在环境中。在冻干程序完成后，腔室中的胶塞才进行完全的压紧。所有这些操作都必须在100级的环境条件下进行。

·灭菌设备的准备，作为已确认装载方式的灭菌程序的一部分，包括物品的清洗，并进行包装并保证灭菌剂能够穿透的类型。

·环境监测，当监测程序被认为是实验室系统时，检查应包括观察实际监测操作和采样点设置的基本原理。

·如果适用的话，对西林瓶进行压塞的位置选择应适当，并在单向流动空气的保护区域内进行轧盖（铝盖）。

·无菌混悬液和无法进行过滤除菌的无菌粉末（如抗生素）的生产。这些产品通常在无菌条件下配制和生产。这需要对大型生产设备（如储罐、反应器、干燥机和相关生产线）进行灭菌，并确保这些设备保持完整性和无菌。

·在生产系统检查期间应包括的关键操作：

1. 培养基模拟灌装或无菌工艺模拟试验

培养基模拟灌装用于验证无菌生产工艺操作，包括那些采用新技术［如隔离器，吹灌封技术（BFS）或限制性进入系统（RABS）］系统。代表人工密集无菌操作的培养基灌装试验应等于或接近商业生产批次的规模和持续时间。相比之下，由于缺少直接的人为干预，在隔离器中进行的生产工艺被设计为具有较低的微生物污染风险，并且可以用较少的单元数作为整体操作的比例进行模拟试验。所有的培养基模拟灌装应紧密模拟生产操作，适当时结合最差情况和条件，以及操作人员的干预。FDA对培养基灌装的当前期待在《2004无菌工艺指南》第Ⅸ.A节中讨论。

○ 通过将观察到的操作与在培养基灌装批记录中的操作进行比较，来核实培养基灌装是否代表实际生产操作。

○ 确定每条工艺线是否每半年进行一次培养基灌装试验。每一轮出现的问题和干预措施应列入每半年一次的培养基灌装方案中。如果在一条生产线上有一个以上的品种进行无菌生产，可能需要每6个月对每一个品种进行一次以上培养基灌装。除隔离器操作外，每条生产线每个品种至少每半年进行一次培养基灌装。确定培养基灌装是否支持所有类型容器的无菌灌装。如果使用矩阵方法，评估公司为每条线路选择最差条件下的容器/封闭配置的合理性。

○ 确定所有灌装单元的责任（灌装单元与培养单元）。

○ 确认所有在灌装过程中和灌装后丢弃的产品都有合理的和可给出的报废原因（例如，胶塞缺失，铝盖确实）。

○ 确定培养后发现的破裂和泄漏样品进行了调查、计数，并对所有不合格样品进行了合理化的论证（例如，是否存在合理的拒绝原因）。

○ 确定培养后由谁如何对样品进行检查。如果检查不是由微生物学家进行的，则确定检查是否由质量单位监督，以及进行检查的操作人员是否受过微生物学家的适当培训。

参考文献：FDA的《2004无菌工艺指南》，第Ⅸ.A节；PDA技术报告第28号（修订2006），《无菌原药化学药品的过程模拟测试》；PDA技术报告第22号（修订2011），《无菌灌装产品的工艺模拟》。

2. 除菌过滤（无菌生产工艺）

○ 核实生产中使用的过滤器与验证研究中使用的过滤器相同（即在药品申报中提交的过滤器）。

○ 核实实际操作参数和允许的极值都包含在验证研究中。

○ 确定所有产品的过滤除菌验证已经完成。特别注意遗漏的产品。这些包括较老的产品和那些尚未提交注册申请的产品。

○ 观察过滤器完整性测试，以核实是否遵守了程序。

○审查所有完整性测试失败的调查。

参考文献：FDA的《2004无菌工艺指南》，第Ⅸ.B节；PDA技术报告第26号（2008），《液体杀菌过滤》。

3.容器、密封件、加工设备的灭菌和除热原

○审核适用于容器、瓶盖和无菌工艺的灭菌和除热原工艺的验证或再验证，如果是无菌工艺，则是与无菌产品或无菌部件接触的设备。

○检查企业是否核实了验证参数（装载模式，灭菌参数）符合每一个装载的要求。

○没有购买预灭菌或预硅化的胶塞可能需要在使用前除热原和硅化。如前所述，除热原可以通过重复使用注射用水洗涤进行淋洗稀释的方法来实现。验证应证明细菌内毒素能够下降3个lg值。当企业自行对胶塞进行硅化处理时，清洗后的硅含量应经过验证，以满足预定的可接受标准。

○胶塞采用湿热灭菌。确认用于灭菌的清洁蒸汽是符合规定的，并已进行内毒素检测。

○审查行为和程序以确定企业是否需要重新验证灭菌和除热原过程。

○审核变更控制程序。

○确定是否进行了再加工。

○评估生物负载水平：评估公司对工艺的生物负载的理解（例如，来自进料组件/容器/密封件），并确定企业是否充分验证了关键步骤的保持时间。需要注意的是，增加的生物负载可能导致药品降解，并导致药品杂质增多（包括内毒素）。采样点（在工艺流程中的位置）和检验方法应根据产品质量风险进行评估。

4.冻干

○要审查选定产品的冻干工艺的验证。

○确认企业确认每个批次的所有关键工艺参数都满足。

○确定在从冻干机装卸产品时是否例行进行环境监测。同时，确保对装卸作业人员进行人员监控。

○观察半压塞西林瓶的运输和冻干室的装载，以核实其是在适当的环境条件（100级）下进行的，并核实使用了适当的无菌技术。

参考：FDA的《冻干注射剂检查指南》。

5. 西林瓶的密封

○直到完全压塞并完成轧盖才认为西林瓶的已经密封。

○如果半压塞的西林瓶在密封前离开无菌处理区，确认适当的防护措施到位，如HEPA过滤空气保护和用于检测胶塞位置是否合适的在线检测器。

6. 终端灭菌

○确定使用哪种类型的灭菌工艺（基于生物负载的灭菌工艺还是过度杀灭的灭菌工艺。

○对代表性产品的终端灭菌工艺进行验证/再验证或定期评估。

○对于选定的产品，核实生产中使用的参数和装载模式与验证研究中使用的相同。

○确定SOP中允许的最小可接受程序（相对于标称或常规周期），并将其与使用生物指示剂的验证程序进行比较，以核实其经过适当的确认。

○确定如何记录、监控和审查灭菌程序。

○审查灭菌操作中显示工艺性能不一致的偏差或不合规数据。

7. 最终灭菌药品参数放行

基于灭菌过程受控的无菌保障的放行。按照21 CFR 211.167（a）的规定，企业能够使用已定义的关键工艺控制数据代替无菌检测。它只允许用于最终热灭菌的产品，并且必须在适当的监管文件中标明作为放行方法予以明确。参数放行的产品必须经申请并获批。

○如果在检查中遇到，确认参数放行方法应该已经提交并在适当的药品申报中获得批准。如果不是已批准申请的药品，需要收集相关信息和验证数据供本中心进行评估。

○核实FDA《合规政策指南》第490.200节，参数放行——热灭菌药品中描述的条件是否满足。

8. 注射剂必须进行检查的项目

包括：裂纹、可见异物和其他显著缺陷。

○核实公司是否有书面程序来要求从批次中去除有缺陷的样品，以及如果关键缺陷的数量超过预先确定的水平应采取的措施。

○应识别重要缺陷类别。每批检查结果应与确定的行动限相比较。

○评估预先确定的行动限的适当性和根本原因。

○评估企业对不合格品原因的调查，包括因裂纹和可见微粒（如异物）

而不合格的样品。

○观察外观检查过程。

○通过观察，并考核目测/人工检查率。

○评估外观检查书面程序的充分性。

○根据建立的程序，评估人员资格，再确认和设备确认。评估人员资格，包括使用参考样品进行资格确认。如果使用人工系统，确定员工是否经过培训且合格，以核实他们能够识别和剔除实际或模拟生产条件下的缺陷产品。如果使用自动化或半自动化系统，确定设备是经确认的，软件程序或设备设置已经验证能用于所有类型的检查（例如，透明瓶，棕色瓶，有色溶液，悬浊液）。如果设备是自动控制的计算机系统，则需要对系统进行评估和验证。

○评估企业对已检瓶的抽样和检验程序，并评估检验的有效性和在达到不合格品水平时所采取的措施。

○评估公司对培养基模拟灌装中被出现差错的样品的评估（100%检查前的任何单独检查），确定的警戒限/行动限，以及适当的调查。

9. 人员（更衣、培训、无菌技术）

员工所穿着的无菌服和个人防护装备（PPE）的类型应与他们工作的区域相适应。应该有详细的书面程序，描述每个加工区域的更衣要求。

评估如下：

○对于无菌生产工艺，确定无菌服（通常包括口罩、头套、护目镜、手套和靴子）是经过灭菌的，并由非颗粒脱落材料制成。确保着装覆盖所有皮肤、头发和面部毛发。

○检查购入无菌服/工作服的验收情况。

评估企业对受控区域工作的人员的培训、测试、考核和再考核，特别是那些在无菌生产工艺生产线进行装配和操作的人员。

通过观察无菌工艺操作来评估员工的无菌技术。

○对选定的员工，核实培训、测试、考核和再考核是否按照程序规定进行。

○核实培训是否持续进行。

参考文献：FDA《2004无菌工艺指南》，第Ⅴ节。

10. 批记录

○审核环境和人员监测数据，以及其他与支持系统（如HEPA/HVAC，

WFI，蒸汽发生器）和生产设备的可接受性相关的数据。这种审查是决定批放行的必要条件。在批放行之前，应确保完成这类审核并记录于批记录中。

○对于无菌生产工艺，确认对核心区（100级/ISO 5）的干预措施有文件记录，以便质量部门对其进行审核和评估。

○审核批记录，确认包含所有的灭菌工艺的完整信息。

参考文献：FDA《2004无菌工艺指南》，第XII节。

11. 环境和人员监测

○见下文"实验室控制系统"一节。

● 3.9 包装和标签系统

合规程序7356.002列出了在检查包装和标签控制系统时需要包含的范围。如果选择该系统，则应包含这些适用于无菌药品的范围。无菌产品特别关注的范围包括：

· 确定包装和标签操作不会对产品完整性带来风险（例如，可能影响产品完整性的容器或密封系统的损坏）。

· 确定容器、密封和包装系统在存储、运输和使用过程中提供足够的保护，防止可预见的外部因素导致污染或破损（例如，由于缺乏保护导致运输过程中瓶子破裂；袋装、冷冻药品针孔渗漏，无菌抗生素原料药和大容量注射剂外包装撕裂或穿孔；以及在空运运输过程中由于压力变化而导致的含有无菌原料药的铝罐内塞子脱落）。

装有无菌产品的容器在一段时间内不贴标签是很正常的。公司必须有足够的控制，以确保在任何时候都能正确识别未标记的产品。

· 跟踪冷藏或温度控制单元的室温暴露时间（例如，在贴标签之前使冷藏的产品恢复室温）。

· 跟踪和调查（如规定和适当）在包装和标签操作中被剔除的产品。

● 3.10 实验室控制系统

合规程序7356.002列出了在检查实验室时需要包含的一般范围。对无菌药品生产企业的检查也应包括微生物实验室。应观察质量控制试验（无菌检查和鲎试剂试验（LAL），以及环境和人员监测样品的收集，以核实是否遵循了书面程序规定的可接受的技术。微生物实验室的检查应评价以下几点：

·无菌检测，包括抽取代表整个批次和生产条件的样品；对测试环境进行充分的控制和监测；特定产品的适用性方法验证；培养基促进成长测试；培养时间和温度。需要注意的是，如果一个批次中样品存在非常低的污染水平，增加样本数量或测试数量不会显著增加检测出污染的可能性。参考：FDA的《微生物学药品质量控制实验室检查指南》和FDA的《2004无菌工艺指南》，第XI节。

·LAL测试，包括样品特殊性的验证抽取有代表性的原料、组件容器、中间产品和终产品（如适用）以及足够的实验室设施来进行测试。核实用于内毒素检测的样品数量与批产量关系的合理性。参考文献：《细菌内毒素—检测方法、常规监测和批量检测的替代方法》。ANSI/AAMIST，医疗器械促进协会。

·环境监测，包括：一个定义明确的书面SOP程序，涵盖所有生产轮班，包括空气、地板、墙壁、设备表面，以及在无菌工艺操作中，与无菌产品、容器和密封件接触的关键表面；制定适当的警戒限和行动限，使用用于检测环境分离微生物的取样（接触平板、拭子、主动空气取样器）和测试方法（培养基、平板暴露时间、培养时间和温度）。评估采样地点和采样方法的有效性。注：在所有类型的无菌药品的生产过程中都要进行环境监测，包括对最终灭菌产品的适当程序。

·人员监控，包括：日常/轮班操作人员的手套常规监控程序和适当的无菌服监控的时间表；建立基于产品污染风险的限值；调查超过既定水平或显示出不良趋势的结果。人员监控在所有无菌产品操作中都很重要，但是无菌生产工艺尤为重要。检查的重点应基于风险，关注那些要求员工进入生产线核心区的操作。参考：FDA的《2004无菌工艺指南》，第Ⅴ.C.节。

·消毒剂的效力，包括评估受控区域、生产设备和实验室中使用的消毒剂的适宜性、效力和局限性。企业的评估通常包括实验室研究，测试消毒剂在不同表面材料上的有效性。材料试样通常与生产中使用的表面材料一致。研究应使用相同的消毒剂、接触时间（应在书面程序中明确规定）。同样重要的是要了解消毒剂的局限性，大多数消毒剂并不是对每一种微生物都有效。因此企业通常应该使用一种以上的消毒剂。参考：FDA的《2004无菌工艺指南》，第Ⅹ.A.3节。

·微生物鉴定，包括企业确定的无菌阳性试验、培养基模拟灌装和环境监测，环境和人员，样品中分离微生物的鉴定程序。该程序应确保在核心区、周边区域和生产区域的人员中对样品中发现的微生物进行常规鉴别。审核污染微生物鉴别过程中使用的程序、设备和控制。

·微生物培养基，包括用于进行试验（无菌试验、原料试验、过滤前生物负载、环境监测、培养基模拟灌装等）的培养基的制备、灭菌和生长促进试验。在适当情况下，应添加能够中和消毒剂或残留产品的中和剂，以便能够检测出污染微生物。

·灭菌验证研究中使用的 BI（生物指示剂）和生物培养物应在适当的条件下使用和保存。通常情况下，由供应商提供的 BI 的说明书会包括该条件。应对每批进行监测以确认其微生物数量。在用于验证研究之前，应该对芽孢数进行核实。如果未按照供应商描述的方法使用，则应对每批 BI 的 D 值进行测定。如果明确按照说明使用，在分析证书的可靠性已经认可的前提下，则可以接受供应商提供的 D 值，但接受多批次的 BI 时 D 值应定期进行核实。参考文献：FDA《2004 无菌工艺指南》。

·微生物，例如，ATCC，用于培养基的促生长试验。从环境监测样品中分离的微生物也可用于促生长试验。

·微生物实验室设备的监测、校准和维护程序，如培养箱。

·对微生物实验人员进行培训，对进行无菌、内毒素鲎试剂检测和环境监测试验的微生物实验人员或技术人员进行评估。

·对超标结果的记录调查。评估无菌试验和培养基模拟灌装和内毒素鲎试剂检测失败的调查。并审查处于警戒限和行动限的环境/人员监测结果，以识别和确定企业对重大事件或趋势的反应。由于无菌试验对检测批污染的灵敏度有限，因此任何阳性结果都是一个严重的问题，应该由企业进行彻底的调查，并由质量部门监督和批准。在检查期间应审查调查和后续处理，以评估决策过程。只有在有明确的记录证据表明微生物生长是实验室差错的情况下，最初的阳性结果才能被认定为无效。

参考文献：FDA《2004 年无菌工艺指南》第 XI.C 节。

21 CFR 211.180（e）要求记录的保存方式是数据可用于评价对质量标准的遵守情况。微生物实验室生成数据的评价对于建立成品的无菌保证起着不可或缺的作用。检查以确认企业是否记录和审核测试数据和产品质量相关数据（例如，趋势分析报告），以做出及时、准确和科学的决定，以确保持续的控制状态。

● 3.11 取样

在检查中，无菌药品的取样用于记录遇到的可疑污染、掺假或标签错误等情况。样品可以是实物的，也可以是文本类的。在有因检查中，如果中间产品有需要，在可能发生污染的地方以无菌操作的方式进行取样。取样应由企业在检查员的监督下完成。该操作应非常小心以防止原料、中间产品或成品的污染和（或）损害样品的完整性。向地区管理中心及服务实验室咨询关于取样数量和取样技术。无菌结果失败，但被企业判定无效的生产批次是好的取样选择。

样品的检验不需要记录在cGMP缺陷中。当文件说明缺陷并需要采用州际运输以获得证据时，可以提交文件样品。请注意按法案的702（b）部分抽取适当数量的样品。

对于需要无菌检测的成品，抽取48个独立包装的样品。对于需要内毒素检测的成品，抽取20个独立包装的样品。

有关额外的抽样指导，请参阅调查操作手册（IOM）第4章。

第四部分 分析

一般来说，样品将提交给当地指定的实验室，除非有特殊任务或上级部门要求。

• 4.1 分析实验室

无菌和细菌内毒素检测：

地区	研究实验室
NER	NRL
SER	SRL
CER	NRL
PAR	SAN–DO
SWR	DEN–DO

对于注射剂中的不溶性微粒分析，请与ORA/监管科学办公室/医疗产品和烟草实验人员联系，以确定合适的实验室进行这种测试的。

• 4.2 分析

无菌检测方法应基于当前版本的USP<71>无菌试验和无菌分析手册（SAM）。SAM为USP提供补充信息。SAM的目的是使FDA实验室的药品微生物检验的工作情况标准化。

细菌内毒素检测方法应以现行版本USP<85>细菌内毒素检测和无菌分析手册（SAM）为基础。

不溶性微粒检测方法应基于当前版本的USP<78>。

其他微生物检测应基于USP和SAM的适当部分。

第五部分　监管/行政策略

当判定该企业不在可控的状态下生产，以及不愿或无法在合适的时间范围内采取适当的纠正措施时，应由地区办公室给出监管措施的建议。处置时，需要考虑药品的疗效和cGMP偏差导致成品的不良反应，从而进行适当的监管行动。

在决定建议采取何种行动时，开始的决定应基于问题的严重性和保护消费者的最有效方式（即，当发现存在非无菌的注射剂时，应采取禁令/扣押、召回等行动）。应遵循法规程序手册（RPM）中的说明。

按照药品的预期用途，如果cGMP偏差的性质仅造成最低的风险，开始的行动通常是由企业自愿进行纠正。当地监管部门应要求所有企业管理层自愿遵守的承诺都以书面形式提交，并包含完成的时间表。监管部门应确定时间表是否合理，并应监控执行进度。

当自愿改正行动未完成或发现的偏差对消费者构成严重风险时，应建议采取监管和（或）行政行动。

注：监管措施并不依赖不合格样品的抽取。如果cGMP缺陷已经被很好地记录下来，那么缺乏不合格样品并不会成为采取法规和（或）行政行动的障碍。同样，符合cGMP要求的样品也不会成为采取行动的障碍。

以下缺陷列表代表了CDER认为有必要采取监管和（或）行政措施的实践实例（请注意，以下列表可能并不完全）：

1.有污垢、不可接受微生物、有毒化学品或者其他药品化学成分的污染；或证明有以下污染途径的有可能被污染的产品，如不良的无菌操作方法，接触不干净的设备，或空气污染。

2.不能保证每批都符合标签要求或已建立的质量标准，如新药申请（NDA）、仿制药申请（ANDA）、《美国药典》各论和企业的成品质量标准。

3.不符合标准的产品进行销售。

4.对灭菌工艺中的关键步骤缺乏足够的验证，这些步骤包括过滤除菌、用于药品生产的灭菌工艺；以及对于无菌生产工艺药品，无菌组件［制剂和（或）组分，包括包装和密封件］的灭菌工艺，或与无菌药品或任何产品组件直接接触的设备表面的灭菌。

5.无菌工艺操作（培养基模拟灌装）缺乏足够的验证。

6.没有对药品或其任何成分的不合格进行调查及按规定记录下来，特别是一些不符合项目的调查不充分，这些不符合项目包括无菌试验失败、培养基模拟灌装试验失败、环境或人员监测结果达到或超过行动限的情况反复出现或严重超标。

7.无菌产品或无菌部件暴露于不能为无菌加工产品提供充分保护的设施和设备中。这包括由于设计缺陷而缺乏保护性，以及未能将设备保持为无菌状态（例如，未能提供适当的屏障或确保足够的灭菌频率）。

8.未能确保有效的洁净室消毒程序。这可能包括未能提供足够详细的清洗程序以确保清洗的可重复性，或未能提供用于关键控制区和生产设备的消毒剂的适宜性和有效性。

9.WFI系统无法提供始终符合化学、微生物和内毒素标准的水。

10.无菌操作不良的员工会增加产品污染的风险。

11.没有对关键操作的员工提供足够的培训，如无菌生产工艺生产线的操作人员，负责启动和检查灭菌工艺的操作人员，以及对灌装可注射产品进行100%外观检查的人员。

12.未能对注射剂产品外观检查和其他项目进行100%检查。

13.批记录没有包括与生产和批控制的相关的所有信息，包括保证环境和人员监控数据的文档和数据相关支持系统，确保在批放行之前质量部门对这些记录进行审查。对于无菌生产工艺的产品，批记录文件包括操作者对生产线关键（100级/ISO 5）区域有目的干预的记录。操作人员应尽可能减少干预，以防止和控制污染。

14.使用的检测方法（无菌检测，内毒素检测）不充分或未验证。

15.缺乏环境监测程序，即在所有生产班次中未包括动态监测，或未建立适当的警戒线和行动限，在无菌生产工艺中，未对与无菌产品、容器和密闭系统接触的关键表面进行环境监控。

16.无菌生产工艺操作中，缺乏足够的人员监控程序。例如，计划中不包括对操作人员手套的日常监控和对无菌服的定期监控。未确定适当的监测限度，或在超过限度时未进行调查和纠正措施。

第六部分　参考文献、附件和相关部门

● 6.1 参考文献

下面列出的所有参考文献，除了第17~26条，都可以在FDA的网站上找到。

1.修订的《联邦法规法典》210和211部分，包括序言。

2.无菌药品无菌生产工艺指南——现行GMP；FDA；2004年9月。

3.人和兽药产品应用中灭菌工艺验证行业指南；FDA；1994年11月。

4.工业工艺验证指南：工艺的一般原则和实验；FDA；2011年1月。

5.冻干注射剂检查指南；FDA；1993年7月。

6.微生物学药品质量控制实验室检查指南：FDA；1993年7月。

7.高纯水系统检查指南：FDA；1993年7月。

8.无菌原料药生产企业检验指南；FDA；1994年7月。

9.特殊剂型药品生产企业检验指南；FDA；1993年10月。

10.政策指南7132a.13；参数释放—热灭菌的药品；FDA。

11.合规程序7356.002，药品生产检查。

12.合规程序7356.002C，放射性药物。

13.合规程序7356.002M，生物治疗药品许可的检查。

14.调查操作手册。

15.国际检查和转移指南。

16.管理程序手册。

17.无菌工艺ISPE定义的限制性进入屏障系统（RABS）；ISPE；2005年8月16日。

18.ISO 17665 湿热灭菌。

19.ISO 14644 洁净室和相关受控环境。

20.ISO 14698 洁净室及相关受控环境—生物污染控制。

21.PDA技术报告第1号（修订2007）湿热灭菌过程的验证：工艺设计，开

发，确认和持续控制

22.PDA 药学科学与技术杂志；第 49 卷第 6 期；1995 年 11 月至 12 月在受空气微生物控制挑战下吹/填/密封设备的性能。

23.PDA 技术报告第 51 号（2010），气体和气相净化工艺的生物指标：规格，制造，控制和使用。

24.PDA 技术报告第 22 号（修订 2011），无菌灌装产品的工艺模拟。

25.PDA 技术报告第 28 号（修订 2006），无菌原料药的工艺模拟试验。

26.PDA 技术报告第 26 号（2008），液体消毒过滤。

27.细菌内毒素——测试方法，常规监测，和替代批次测试。ANSI/AAMIST72：2002/（R）2010，医疗仪器进步协会。

28.cGMP 问答。FDA 网站。

29.无菌分析手册（SAM）；FDA；2012 年 5 月。

• 6.2 附件

附件 A 检查：需要考虑的要点。本附件包括一份问题清单，旨在帮助进行检查并获得评估企业运营所需的信息。此清单并不包括所有的问题。它们旨在协助检查的重点，并包括在检查期间值得考虑和评价的范围。答案不需要在 EIR 中报告，除非它们是相关的。问题的列表包括：湿热灭菌；干热灭菌/去热原；无菌灌装；冷冻干燥；隔离器；环境监测；和生物指示剂。CDER 欢迎对本列表的反馈和任何其他问题。

• 附件 A　检查：需要考虑的要点

下面是一个广泛的问题列表，提供了帮助进行检查和获取信息，以评估企业的运营。

· 此问题清单并不包含所有的详尽的问题。它们旨在协助检查的重点，并包括在检查期间值得考虑和评价的范围。

· 除非答案是相关的，否则无须在报告内提出。

关键字：

湿热灭菌	干热灭菌/去热原	无菌灌装
冻干	隔离屏障技术	环境监测（非活性）
环境和人员监测——微生物学		生物指示剂

CDER 欢迎对本列表的反馈和任何其他问题。

Ⓐ 湿热灭菌

参考资料：PDA技术报告第1号（修订2007），工艺设计，开发，确认和持续控制。

· 通则

1. 蒸汽灭菌器（高压灭菌器）的制造商是谁？

2. 灭菌器的型号、使用年限和内部容积是多少？

3. 使用什么灭菌方法（如蒸汽、超压空气、过热水、伽玛辐射）？

4. 如果有夹套，相对于舱室，夹套内保持的压力/温度是多少？

5. 使用什么类型的排气过滤器及多长时间做一次完整性测试？

6. 排气过滤器是疏水的吗？排气过滤器外壳是否加热以防止冷凝？

7. 灭菌程序是手动控制还是自动控制？

8. 使用哪种监测和控制传感器（例如，玻璃水银温度计、热电偶、RTD、压力表）？

9. 这些传感器是如何校准的？NIST标准是否可溯源（或可溯源到外国公司的国家标准）？

10. 灭菌器是否配备蒸汽扩散器（在这一类别中会考虑一个以上的蒸汽进入管道）？

11. 如果公司使用了不止一个灭菌器，如果所有的灭菌器同时运行，系统生产蒸汽的能力是多少？

12. 灭菌循环参数是什么（将工艺记录/SOP规范与所选药品已完成的工艺记录进行比较）？

13. 公司的参数范围和观察指标是什么：

○ 时间

○ 温度

○ 压力（psi，in，Hg）

14. 工艺控制器传感器在哪里？

15. 如何监控每个灭菌（#13）参数？灭菌过程中舱室温度的上升时间与验证研究中达到的上升时间相比是否可重复？

16. 在每个灭菌工艺程序中，是否对每个装载中加热最慢的点（"冷点"）进行监控？

17. 上次使用化学指示剂后，蒸汽灭菌系统有什么变更吗？这些变更是否被评估为需要重新验证?

18.是否使用清洁蒸汽(控制细菌内毒素)?

· 验证

19.公司是否有书面的验证程序,包括:

○设计目标

○设备安装确认(IQ)

○设备的运行确认(OQ)

○产品的性能确认(PQ)(在申请中提交的最大和最小装载,以及之后的任何更改)

○系统需要再验证的情况描述

○再验证的程序

20.验证文件是否包括以下内容?

(a)空载和装载热分布研究:

○运行次数?

○冷点确定了吗?

○允许偏差是多少?

○实际偏差是多少?

○最差情况的装载如何?

(b)热穿透

○每一种装载方式/每一种容器大小是多少?

○每个装载方式运行的次数?

○每个装载方式的"冷点"都确定了吗?

○是否遵循在申请中提交的已建立的装载模式和(或)提交适当变更的报告?

21.使用了什么类型的温度测量系统?它是否为每个热电偶是否提供单独可打印的读数?

22.使用了哪种类型的温度传感器,每次运行前和运行后是否都进行了校准?

23.如果在验证运行期间使用了生物指示剂,需标明:

○指示剂类型(芽孢条,接种产品,安瓿)

○指示剂来源

○使用的微生物,包括芽孢浓度和D值

○是使用"终点"法还是"数量下降"的方法进行结果判读？如果发现任何阳性生物指示剂（非预期的），企业有何应对措施？

24.如果在研究期间发现热分布或热穿透差异，公司如何纠正或允许存在？

25.公司是否确定了所有容器大小、质量、产品黏度等的滞后时间，并相应地调整了它们的灭菌工艺？

Ⓑ 干热灭菌/去热原

干热灭菌器主要用于对注射剂产品的玻璃容器进行灭菌和除热原处理。使用干热烘箱和干热隧道烘箱。干热烘箱是一个批处理过程，在循环结束时，无菌瓶被手动从干热炉中取出，转运，然后手动装载到灌装线上。干热隧道烘箱采用连续的、集成的过程。在隧道中，小瓶通过皮带从清洗过程通过加热区灭菌和除热原到冷却区，然后直接进入灌装线的100级区域。通常，公司验证的是玻璃器皿的除热原效果，而不是灭菌效果。出现这一现象，是因为与杀灭微生物相比，热原物质通常更难去除或变性。经过加热除热原的组件肯定是无菌的。

· 通则

26.确定使用哪种类型的干热灭菌器（干热烘箱还是隧道烘箱）？

27.确定热原的位置。产生除热原温度的加热元件/设备会影响HEPA过滤器功能，可能影响非活性粒子的过滤能力。例如，高温会造成HEPA过滤器和过滤器外壳的膨胀和收缩，这可能会危及HEPA过滤器的完整性和功能。

28.干热烘箱或隧道烘箱（风扇或对流）中的热分布是怎样的？

29.高效空气过滤器位于干热烘箱或隧道烘箱的什么地方？隧道内哪些区域供应高效空气过滤器过滤空气（上料区、加热区、冷却区）？隧道的冷却段是否提供100级条件，以确保容器保持无菌状态？什么区域被控制为100级区域？

30.由于热动力学（大于360℃的高温导致过滤器外壳的膨胀和收缩），HEPA过滤器通常每6个月进行一次完整性测试。然而，需要根据除热原隧道烘箱的使用量和从热隧道外附近的粒子监测获得的数据调整，可能需要更频繁地进行完整性测试。公司如何确保HEPA过滤器的完整性？HEPA过滤器多久更换一次？

31.是否在热空气隧道中进行粒子计数？在常规操作中，由于温度高，不能对除热原隧道的100级/和ISO 5区域进行粒子测量。然而，在ISO 5区域内粒子计数的周期性测量应该得到验证，并且通常在生产产品前后和环境温度下进行测量。

32.灭菌/除热原工艺是手动控制还是自动控制？

33.使用什么类型的监测和控制传感器（例如，热电偶，RTD，压力表，皮带速度指示器）？多长时间校准一次？

·参数

34.灭菌/除热原工艺参数或设备设置是什么？对比生产记录、SOP规范和特定代表性产品的生产记录。

35.如果适用，公司的时间，温度，带速和压力的规定是什么？

36.关键参数是什么？它们是如何建立的？公司如何确保每个批次或工艺满足关键参数？

37.工艺控制器的传感器置于什么位置？

38.如何监控上述每个参数？是否有任何参数没有被监控？连续系统中的关键参数是否可以报警，如隧道烘箱中使用的系统？当有警报时，我们会做什么？

39.公司如何确保在干热箱的每个灭菌程序或隧道烘箱的连续运行中满足所有关键参数？

40.如果关键参数（热量，皮带速度，压力）没有达到要求，干热隧道烘箱是否有报警装置来提醒操作人员？警报是否有记录？引起警报的条件是否需要实施变更控制，它们是否会影响验证的工艺？

41.自上次检查以来，干热灭菌/除热原系统有任何变更吗？是否对这些变更需要进行再验证进行了评估？

·验证

42.公司是否有关于干热灭菌器确认的书面程序，包括：

　　○设计目标
　　○设备安装确认
　　○设备的运行确认
　　○产品性能确认
　　○需要再验证的情况和程序的描述

43.验证文件是否包括热分布/热穿透研究？

　　○公司允许的温度变化和生产中发现的实际温度变化是什么？

○使用了什么类型的温度测量系统？

○验证前和验证后是否进行了校准？

○如果干热灭菌器是干热烘箱，是否确定了最慢的加热区域？

44.除热原工艺是如何验证的？

○是否向小瓶中添加了已知数量的内毒素？

○允许内毒素在小瓶上干燥吗？

○是否通过回收试验进行验证以确保添加的内毒素能够被检出？

○这些小瓶是否有足够的内毒素来计算3个lg的下降值？

○验证运行中使用了什么工艺或设备设置？

○内毒素是否下降了3个lg值？

45.所有小瓶的除热原工艺是否经过验证或公司是否使用矩阵方法？如果使用矩阵方法（小瓶尺寸/质量），用什么标准来选择系统的最差条件？是否所有的小瓶类型和大小都包括？

46.自验证研究完成后，干热灭菌工艺或设备设置是否发生改变？比较近期批次的验证研究、现行SOP和生产记录。

ⓒ 无菌灌装

47.当在生产过程中观察人员时，操作人员是否按照建立的洁净室SOP的规定进行适当的洁净室行为？

48.是否能在不进入洁净室（即通过窗户或电视监视器）的情况下观察无菌灌装工艺？

（a）如果是，注视/观察无菌灌装工艺，从料液的制备到最终剂型的灌装和密封，包括实际生产过程中核心区的环境监测。

（b）如果不是，考虑在洁净室内观察无菌灌装，例如，通过10000级（ISO 7）区域。进入前，请咨询区域管理人员。

○是否有人员进入并在灌装线100级（ISO 5）的关键区域进行干预？如果有进入，是如何记录的？

○怎么做（全身进入，仅手部进入）？

○为什么？

○这是常规操作还是偶尔的行为？

○是否采用了适当的无菌操作技术？［参考：FDA《2004无菌工艺指南》，第V.A.节］

○手或手臂是否越过了开口无菌小瓶的上方？如果是，这些小瓶是否被剔除？

49.公司是否有描述药品无菌灌装的书面程序？它是否包括讨论最佳的无菌操作技术和进入100级区域实施干预的可采用的技术？

50.审核粒子、微生物和人员监控数据的趋势报告。

○公司是否发现了任何趋势？如果是，做了什么？

○当超出限值时，是否进行了调查？

·无菌灌装验证

参考文献：FDA《2004无菌工艺指南》，第IX节。

51.与商业批的无菌灌装相比，培养基模拟灌装的工艺如何？公司是否准确评估日常生产操作（随时间的变化）与培养基模拟灌装设计的差异？公司是否有描述培养基模拟灌装过程的详细程序，包括频率、条件、人员参与、容器/密封件、干预、灌装持续时间、小瓶核对、验收标准、培养、培养后检查、发现正生长时采取的措施等？

52.请检查自上次进行检查后所有培养基模拟灌装的程序，包括批标识、灌装日期、生产线、灌装的样品数、培养的样品数、无菌生长的瓶数与阳性瓶数、任何检出微生物的鉴定、灌装样品的处置等。

○是否按照规程中描述的频率进行了培养基模拟灌装？

○是否有任何培养基模拟灌装呈现阳性结果？

○是否有任何培养基模拟灌装试验结果未能满足验收标准？

53.当培养基灌装瓶中发现阳性现象时，是否遵循相应规程？是否对灌装培养基的小瓶中发现的所有阳性菌进行了调查？当培养基模拟灌装不符合验收标准时，应该如何做？审核任何阳性结果的调查。

54.培养基模拟灌装是否覆盖了所有班次（例如，在一个活动中代表班次操作）？培养基模拟灌装是否包含在日常生产中出现的换班和休息现象？

55.什么时候可以停止培养基模拟灌装试验或培养瓶培养？如果在实际灌装过程中存在同样的情况，生产批次会被销毁吗？

56.所有人员是否都包括在培养基灌装试验计划中？包括在无菌灌装生产线上工作的人员和工程师吗？公司有什么制度来保证所有人员都包括在内？

57.如果在实际生产中使用了终端过滤器，是否也在培养基模拟灌装试验过程中使用？

58.培养基模拟灌装用什么尺寸的小瓶或安瓿瓶？如果公司没有使用生产

线上的所有容器/密封件进行培养基模拟灌装，请评估选择最差条件挑战并说明理由。

59.小瓶在培养前是否倒置，以确保培养基接触所有内表面？

60.公司如何对棕色或不透明容器中的产品进行培养基模拟灌装？

61.公司如何确保所有完整的小瓶都进行了培养？公司如何处理在运行过程中由于干预而被剔除的灌装瓶？

62.培养基模拟灌装是否包括在日常生产过程中发生的干预？是否有书面程序说明培养基灌装小瓶的剔除（干预类型和剔除数量）与日常生产运行相对应？在常规生产批次的灌装过程中，有没有观察到培养基模拟灌装试验中不包括的干预措施？

63.培养基模拟灌装的持续时间是否接近常规生产批次的持续时间？如果不是，请评估公司缩短模拟灌装时间的理由？

64.微生物的生长培养基是什么？

65.是否对所使用的每种培养基进行促生长试验？

66.是否每次进行培养基模拟灌装试验都进行培养基促生长试验？

67.何时进行促生长实验（灌装前/灌装后；培养后等）？

68.用什么微生物来进行促生长实验？是否使用了任何环境微生物？

69.用什么温度和培养时间来培养已经灌装培养基的小瓶？

70.出现阳性的小瓶中的微生物是否被鉴定到属和种？这些微生物与环境监测中发现的微生物有关联吗？

71.在培养开始后发现破裂的小瓶是否进行调查？

72.何时何地检查培养基灌装瓶？

73.谁检查培养基灌装瓶？如果生产员工进行检查，他们是否接受过识别所有类型微生物生长的培训。检查时是否有微生物专家在场？

74.用什么培养箱来培养灌装小瓶？如何控制和监测温度？是否做过确定整个培养箱的温度是否均匀的测试？

Ⓓ 冷冻干燥法（冻干）

参考文献：静脉注射剂冻干检查指南；FDA；1993年7月。

·通则

75.冻干机的制造商是谁？

76.描述冻干机中使用的加热、冷却系统；真空系统；用于恢复常压的气体及该气体是否无菌，良好温度控制系统。

77.瓶子如何从灌装线转运到冻干机？在转运、装载和卸载过程中，如何保持100级（ISO 5）条件？

78.瓶子的装卸是自动的还是手动的？

79.瓶子的密封（瓶塞的最终密封）是如何进行的？

80.如果在程序结束时在腔室中自动加塞，是否在真空状态下？如果不是在真空下，使用什么气体，它是如何灭菌的？

81.如果小瓶在腔室外加塞，冻干产品在转运到加塞站和加塞操作期间如何防止污染？

82.描述同一产品批次之间、不同产品之间的腔室内清理程序（包括使用的灭菌剂和清洗剂，灭菌剂残留的监测，以及暴露周期）。

83.历史数据表明冻干机的冷凝器可能是一个污染源，冻干工艺的评估应该包括对冷凝器的检查。如何对冻干工艺进行监控、记录和审核？

·冷冻干燥验证——腔室的灭菌

84.冻干腔室是如何灭菌的？所有的表面，例如移动架子的所有表面，如何暴露在蒸汽中？

85.冻干腔室什么时候进行灭菌？如果每批之间没有进行灭菌，请解释并阐明理由？

86.如何控制灭菌程序（手动还是按程序进行）？在生产过程中如何监控灭菌程序？

87.冻干腔室的灭菌是否经过验证？在验证运行中是否已经确定了最慢的加热表面？

88.审核每个生产批次的运行程序和灭菌记录。周期参数是否与验证期间使用的相同？生产周期是否满足验证的周期参数？

·冷冻干燥验证——无菌操作

89.冻干产品的无菌操作是否经过培养基模拟灌装验证？

90.在无菌生产工艺中，培养基模拟灌装是否进行了冻干模拟？

91.在培养基模拟灌装过程中是否模拟了冻干前小瓶的最大保持时间？如果小瓶没有在冻干室密封，是否超过了培养基模拟灌装时模拟的最大保持时间？

92.在验证期间，冻干腔室的真空度是多少？

93.在真空状态下，培养基灌装瓶在冻干腔室中停留多长时间？这与商业生产时是否一致？

94.工艺模拟是否导致培养基冻结？注意，此过程模拟不应包括培养基冻结。

95.在实际生产和培养基模拟灌装验证中，是否对冻干机的装载进行了环境监测？

96.是否有培养基促生长试验的数据？在培养完成后，是否对小瓶进行促生长试验？

97.在实际生产和培养基模拟灌装验证中，是否对冻干机的卸载进行了环境监测？

98.培养基模拟灌装时，使用何种气体恢复常压（氮气，空气，其他气体）？

· 冷冻干燥验证——工艺

99.企业是否验证了每个产品的冻干工艺（例如，时间，热传导速率，温度，共晶熔点）？对选定的不同理化特性药品的验证记录进行审核。

100.检查相同产品的冻干生产记录。工艺参数和观测结果是否在验证周期内？

101.对可接受和不可接受运行的标准是什么，包括总体外观，冻饼外观，融化，复溶时间，水分等？

102.企业是否进行了设备确认、预防性维护、关键仪器校准和清洁验证？

无菌原料药的冻干：无菌生产工艺可能包括手动或自动转移过程，或两者的结合，将冻干原料药从冻干机转移到SIP保持容器或转移罐中。观察和评估无菌冻干工艺的手动操作，确保在原料药的培养基模拟灌装过程中执行类似的操作是同样重要的。

Ⓔ 隔离屏障技术

参考文献：FDA《2004无菌工艺指南》附录1。

注：用于隔离器表面灭菌的方法（如过氧化氢、过氧乙酸）能够使表面没有活的微生物，但这种灭菌方法缺乏蒸汽灭菌的能力。这些灭菌剂不能穿透受阻或受保护的表面，但经过验证的灭菌系统能有效地确保隔离器内部表面无菌。

103.审核内容

○隔离器或隔离屏障的样式、结构和材料

○隔离器的类型（开放或封闭）

○气流（湍流还是单向流）

○安置房间环境级别

○手套或半身服的数量和位置

○操作人员的着装（例如，隔离手套下是否佩戴无菌手套）

○运行参数（压力、风速、温度、湿度）

104.是否有书面的维护程序，要求对手套、半身服、门封等进行例行的文件化检查或测试，以确保完整性？做什么类型的测试/检查，频率是多少？

105.是否有书面程序规定了更换手套的频率？如果有，频率是多少？是否遵循了SOP？

106.隔离器是否保持持续的正压力并处于足够的压力水平？

107.物料是如何进出隔离器的？转运机制是否健全？

108.与无菌产品和组件直接接触的设备和表面是否经过加热灭菌。它是否能使BI减少至少6个lg？

109.用什么方法对隔离器的内表面进行灭菌（例如，汽化过氧化氢、蒸气过氧化氢、二氧化氯等）？确定灭菌参数。

110.表面灭菌验证研究是否充分证明了灭菌剂分散在整个室内并能够到达了所有表面？表面灭菌过程是否包括使用化学指示剂（CI）来确定在最差条件下工作表面是否存在难以灭菌的部分？CI可以通过提供有用的定性数据来协助评估过程。将生物指示剂重复放置在包括灭菌剂最难到达的位置的整个隔离器中（例如，在灭菌期间保留隔离器中的任何物品下面）。是否对最难灭菌的材料进行评估？

111.隔离器表面灭菌的频率是多少？验证数据是否已得到证实？

112.在电源故障、压力反转或其他意外破坏系统完整性的情况下，隔离器是否执行灭菌程序？

113.隔离器灭菌程序多久重新验证一次？

114.环境监测程序是否包括对微粒的日常测试，以及是否按频率进行了环境微生物的监测（例如，活性空气和表面样品，手套样品）？评估所进行的测试和测试频率。

·检验用隔离器（无菌检查）

115.在实验室隔离器中是否发现了假阳性（这应该是非常罕见的情况）？是否对假阳性进行了调查，以确定原因和纠正措施。

F 环境监测——粒子检测

参考文献：FDA《2004无菌工艺指南》，第Ⅳ.65节。

116.供应到核心区（产品暴露区或灌装区域）的空气是否在正压下通过高效空气过滤器过滤？

117.当到达使用地点时，核心区的气流是单向的吗？是什么速度？速度测定是在核心工作高度还是在过滤器表面？在动态条件下进行气流模型评估（发烟实验），以可视化和证明指定区域/房间内的单向空气流动［100级和10000级（ISO 5和ISO 7）］。

发烟实验还可能揭示空气湍流和空气涡流，它们可能是在关键生产区域内帮助微生物和粒子污染的传播。

118.供应到核心区的空气是如何过滤的（未灭菌产品、中间物料和容器/密闭件的准备区）？

119.企业在下列区域是如何进行空气洁净级别分类的：

○配剂区

○设备准备区

○产品或灭菌部件暴露的任何区域

○进行无菌连接的区域

○灌装线

○灌装线的背景环境

○封盖（轧盖）区域

120.多久测试一次HEPA过滤器的完整性？使用什么测试方法？如果发现泄漏怎么办？如果外包完成，是否由包括质量部门在内的本企业人员进行结果的审核？

121.每隔多久检查一次HEPA过滤器的空气流速？空气流速的限度标准是什么？如果超出限值，应如何应对？

122.公司是否对不同的洁净区有书面的监控程序，包括科学合理的采样时间；采样地点和采样频率的描述？采样点是如何选择的？

123.在洁净区使用什么类型的仪器进行粒子计数？空气取样是否连续？如果是连续的，当计数超过预先设定的标准或检测到无菌室门打开的时间延长时是否有报警？针对报警采取了什么措施？有报警记录吗？是否使用了装有传感器的固定设备还是使用了可以进出关键区域的便携式检测设备？如果计数达到或超过警戒限和行动限，应采取什么措施？

124.无菌核心区的压差要求是什么？这是否保证空气从最洁净的区域到最不洁净的空气（按空气分类）？

125.如何监测压差？是否使用连续监控系统？如果有，它是否包括警报，以便操作员知道出现警报？是否有报警（警报日志）？对警报的反应是什么？异常情况持续多久会才会触发警报？

126.如何监测温度和湿度？可接受的范围是什么？如果读数超出范围怎么办？

127.如何处理环境报警（达到或超过警戒限和行动限）？是否对报警进行调查以确定对产品的影响，根本原因是什么和需要什么纠正措施？

Ⓖ 环境和人员监测——微生物学

参考文献：FDA《2004 无菌工艺指南》，第 V 节和第 X.A 节。

·空气

128.公司是否有有效的环境监测（EM）计划？EM 计划的目的和范围是什么？EM 计划的采样策略是否基于工艺和操作的产品污染风险？微生物的警戒限和行动限是否基于历史数据？这些历史数据来自生产现场的生产操作、支持设施和人员实践。在不同地点使用"活动"采样器（对已知体积的空气进行采样的系统）对空气进行微生物取样的频率是多少？例如：

　　○产品或无菌组件暴露在环境中的区域

　　○灌装区域

　　○冻干机的装载区域

　　○周边区域

129.定量空气样本的微生物警戒限和行动限是什么？采样周期维持时间是多少？采样是在动态还是在静态下进行的？

130.使用什么类型的空气采样器（离心，冲击，薄膜）？取样设备是否经过校准？空气取样器的效率如何？

131.企业是否有数据表明，这些空气采样器不影响微生物的存活能力？影响因素包括冲击或培养基的干燥。

132.每个采样点的实际空气体积是多少？

133.是否使用沉降皿？暴露期持续多长时间？采样频率？位置（包括接近关键操作）？微生物的限度标准是多少？

· 表面

134.是否有书面程序描述对洁净室表面的监控？是否描述了采样点、频率和采样技术吗？

135.对核心区（100级/ISO 5）的哪些表面进行了采样？是否包括关键表面（接触无菌产品或无菌组件的表面）？

136.什么时候对表面进行采样？是否只有在操作结束时才对关键表面进行采样？

137.对表面进行采样的频率是多少？

138.在每个采样点使用什么类型的样本（RODAC接触板、拭子样本）？

139.对关键表面、100级区域表面和其他洁净区表面的微生物采样的警戒限和行动限是什么？警戒限和行动限是如何建立的？当样本达到或超过警戒和行动水平时，应采取什么措施？

· 人员

140.是否有对无菌生产工艺区域工作的人员进行培训的特定程序？该程序是否包括微生物实验，或在该区域工作之前进行资格确认？该程序是否包括资格预审要求？

141.多久对灌装室人员进行一次人员监控？是否至少对在洁净室工作的人员进行采样（例如，每班）？多久对手套（手）进行一次采样？多久对无菌服进行一次采样？是否对进行干预后的人员进行采样？

142.谁对人员进行采样？是对自己进行采样吗？采样是否由其他生产人员、微生物专家、技术人员或其他质量控制人员进行？

143.人员监控的警戒限和行动限是什么？警戒限和行动限是如何建立的？如果样本结果达到或超过警戒限和行动限，应采取什么措施？

144.人员在采样前是否向双手喷洒消毒剂？

· 通则

145.用于环境和人员监测样品的微生物生长培养基是什么？

146.在微生物监控程序中使用的培养基是否通过促生长试验，证明能够检出霉菌、酵母菌和细菌？

147.是否进行过厌氧监测？什么时候？

148.对抗生素或其他杀菌/抑菌物质是否使用了灭活剂？企业是否证明这些措施有效性吗？是否有记录？

149.什么时候对生长的微生物进行鉴定？鉴别到什么水平（属、种）？

150. 培养的时间和温度是多少？

151. 环境和人员监测数据的趋势是怎样的？多久进行一次趋势报告分析？多久审核一次？谁审核趋势报告？根据趋势报告的回顾需要采取什么的行动？

152. 是否对超过行动限的环境和人员监控进行调查，以确定产品影响，原因和需要的纠正措施？当超过警报限时该怎么办？

回顾和评估数据趋势，这将提供一个良好的指示，表明微生物和粒子是保持在既定水平还是超出控制。异常事件的原因是什么？是否采取了纠正措施和预防措施以防止微生物和粒子监控的异常结果重复发生？

Ⓗ 生物指示剂

在无菌药品生产中，生物指示剂通常用于终端灭菌、设备和组件灭菌工艺的验证。生物指示剂还用于冻干机、工艺储罐、除菌过滤器的在线灭菌（SIP）系统的验证，以及用于隔离器内生产线和系统表面灭菌的验证。

153. 使用什么类型的生物指示剂（如接种载体、接种产品、接种模拟产品等）？在任何可能的情况下，生物指示剂是否接种到使用的组件（如胶塞）中？它们对应的D值是多少？灭菌程序是否足够对应生物指示剂的D值？

154. 如果使用商业化的生物指示剂，其品牌和制造商是什么？生物指示剂标签是如何描述的？如果生物指示剂是企业内部制备的，请确定菌种的供应商，指示剂是如何培养和储存的，以及制备方法？

155. 使用什么微生物（属，种）？它是用于灭菌的合适微生物吗？

156. 在接触灭菌器前，生物指示剂含菌水平是多少？

157. 在验证使用之前是否对每个批次的生物指示剂的芽孢数进行核实？

158. 企业或生物指示剂的标签是否声称符合《美国药典》收载的蒸汽或环氧乙烷灭菌用生物指示剂的性能标准？

159. 企业是否对收到的每一批生物指示剂按美国药典进行测试？

160. 生物指标的D值是多少？在验证前是否进行了核实？

161. 每个灭菌装载使用多少生物指示剂？

162. 灭菌后用什么程序测试生物指示剂？使用什么培养基？生物指示剂的最佳和实际培养时间和温度是什么（与生物指示剂收到的COA相比）？

163. 生物指示剂是如何进行灭菌的？

164. 生物指示剂是否位于最难灭菌的产品部位（说明）？这些位置是如何

确定的？

165.在装载模式中是否有生物指示剂的分布图？

166.从灭菌器中取出指示剂和测试之间经过的时间（小时）是多少？这段时间有限度规定吗？如果超过了，会发生什么影响？

167.在灭菌后如果发现生物指示剂呈阳性怎么办？

168.描述生物指示剂的贮存条件：

　　○房间、储藏柜等的类型（如存放在冷冻室或冰箱中，应确保无霜）

　　○储存温度

　　○相对湿度（如果可以知道）

　　○与生物指示剂说明书或书面规程进行比较

169.企业是否使用化学过程监控灭菌工艺暴露或测定一个或多个工艺参数？

四、无菌工艺产品无菌保障质量综述纲要

● 模块2.3 质量综述

2.3.S 原料药

该原料药是否无菌？如果是，无菌原料药加工的设计空间是什么？是否所有相关工艺都经过了验证？（注：请参阅下文"2.3.P药品"，根据需要，查阅本节阐述的适用于无菌药品原料加工的相关详细问题。）

2.3.P 药品

2.3.P.1 药品成分说明

·药品说明

最终的剂型和给药途径是什么？

·药品成分

所有药品中的药物组成成分是什么？

·容器/密封系统说明

装载药品组成成分所用的主要容器/密封系统是什么？

2.3.P.2 药学研发

2.3.P.2.5 微生物属性

·容器/密封和包装完整性

如何验证药品容器/密封系统具备阻挡微生物侵入的屏障功能？

·抑菌效力

如果药品是多剂量给药（无论是人工添加防腐剂还是天然抗菌），如何论证该药品的抑菌效力？

·溶解、稀释和储存

药品包装为单次/剂量、多剂量、还是药房配制的散装包装？

关于使用的稀释液和储存的条件，溶解和进一步稀释的药品标签说明是什么？如果药品在给药前溶解（或进一步稀释）和储存，需进行哪些研究来证明药品在标签中描述的储存期/条件下不支持微生物生长？

如果是原料药，产品登记和配药的标签说明是什么？

如果药品是药房配制的散装包装，并且标签标明药品可以在初始密封后超过4小时配药，需要哪些研究来支持延长配药期限？

2.3.P.3 生产

2.3.P.3.1 制造商

药品在哪里生产，成品放行和稳定性测试在哪里进行？

2.3.P.3.3 生产工艺和工艺控制的说明

如何设计药品生产工艺，用于商业生产？

· 无菌灌装生产工艺

· 厂房和设施

在哪个/哪些厂房使用特定设备生产药品，特别是无菌工艺的进行？为降低药品生产的污染风险而设计的专用区域如何？用于药品商业化生产的主要设备是什么？设备安装在何处？

· 生产过程

选择该药品无菌工艺的科学依据是什么？药品生产工艺的总体设计是什么？对于暴露在生产环境中的无菌原料药溶液或设备接触面，其关键操作是什么？

· 容器、密封系统、设备、组件的灭菌/除热原

· 组件除热原

用于商业生产的容器/密封系统的除热原工艺的设计空间是什么？每个容器/密封系统除热原工艺的关键参数是什么？

在商品化生产中，如何监控和控制每个容器/密封系统除热原过程的关键参数？每个容器/密封系统除热原工艺的再确认/再验证是什么？

· 组件灭菌

用于商品化生产的容器/密封系统的灭菌过程设计是什么？每个容器/密封系统灭菌工艺的关键参数是什么？在商业生产过程中，如何监控和控制各组分灭菌过程的关键参数？每个容器/密封系统灭菌工艺的再确认/再验证程序是什么？

· 设备的灭菌

用于商业生产的每个相关原料药或产品生产使用设备的灭菌过程设计是什么？这些过程的关键参数是什么？

在商业生产中，如何监控和控制所有相关产品生产使用设备的每个灭菌过程的关键参数？什么是无菌原料药或产品生产使用设备灭菌过程的再确认/

再验证程序？

·环境监测

如何设计环境监测程序来检测关键生产区域、工艺、设备、组件、原材料、原料药和人员的微生物质量？当超过行动限和警戒线时，执行的方案是什么？

2.3.P.3.5 程序验证/评估

·无菌灌装工艺

·药品溶液的过滤

商品化生产过程中，在确保不影响产品质量的前提下，去除微生物时，每种药品溶液/流体的过滤除菌设计是什么？

如何验证每个除菌级过滤器和相关药品溶液/流体的设计，以证明在模拟工艺条件下，药品中的细菌被截留？

·保持时间

在商业生产过程中，保持时间长短和何种相关条件的生产工艺设计，才可以尽量降低微生物污染的风险？

需要哪些研究以证明原药溶液的保持时间，无论是在混合后、过滤前，还是在过滤后和无菌灌装前，都不会促使微生物生长？

·容器、密封系统、设备、组件的灭菌/除热原

·组件的除热原

如何验证各组分的除热原设计，以证明热效果的重现性、均匀性和内毒素的去除？如何支持商品化生产的条件？容器/密封系统在验证和设计方面的变更控制程序是什么？每个容器/密封系统除热原的再确认程序是什么？

·组件灭菌

如何验证每个部件灭菌过程的设计，以证明重现性、均匀性和对微生物杀灭的有效性，以及如何支持商品化生产的条件？

在验证和设计空间方面，终端灭菌变更控制程序是什么？每个组件灭菌过程的再确认程序是什么？

·设备的灭菌

如何验证每个被灭菌的无菌原料药或产品灭菌工艺的设计，以证明热效果的重现性、均匀性和对微生物杀灭的有效性，以及如何支持商品化生产的条件？

在验证和设计方面，设备灭菌变更控制程序是什么？每个设备灭菌过程

的再确认程序是什么？

·培养基模拟灌装程序和规范

整个商品化无菌生产过程和药品灌装的设计是如何被验证的？培养基模拟灌装失败时，相关产品的措施当培养基模拟灌装的结果不符合已建立的验收标准时，将采取什么调查和产品处理措施？

2.3.P.5 药品的质量控制

2.3.P.5.1 技术参数

成品药品放行的相关微生物试验、试验方法和验收标准是什么？每批次的相关检验结果是什么？

如果药品放行规范包括细菌内毒素测试，如何建立和计算验收标准？

2.3.P.5.2 分析过程——见2.3.P.5.1部分

2.3.P.5.3 分析过程的验证

成品的每次微生物放行检验，其分析方法是如何验证的？

2.3.P.7 容器密封系统——见第P.1节

2.3.P.8 稳定性

2.3.P.8.1 稳定性概括与总结

药品预定的有效期？

2.3.P.8.2 批准后的稳定性试验方案协议和稳定性承诺

批准后的稳定性方案中有哪些微生物试验、试验方法、验收标准和试验计划？

在稳定性项目中，成品药的批准后承诺是什么？

2.3.P.8.3 稳定性数据

在当前的稳定性程序中，生产出批次的微生物测试结果是什么？

2.3.A 附件

2.3.A.2 不稳定剂型的安全性评价

2.3.A.2.1 生物来源的材料

用于原料药或药品生产的生物来源或源自生物来源的任何材料。如果药品含有来自动物的物质，需要提供什么文件来保证低风险的朊病毒污染（TSE的病原体）。

2.3.A2.4 病毒去除研究

如果用于生产原料药或药品的材料是源自生物或来自生物体，原料药/药品的加工处理应确保组分的微生物（病毒）安全性和如何确认处理过程对病毒失活和去除的有效性。

2.3.R 区域信息

2.3.R.1 已生效的批记录

已生效的量（单位数）与计划商品化生产的批量（单位数）如何比较？对于每次灭菌或除热原过程，产品批使用了什么循环参数和设备？这些与那些计划用于商品化生产的情况相比如何？

2.3.R.2 可比性原则

批准后的变更申请中是否包括可能影响无菌保障的可比性方案？如果是，预计会有哪些批准后的变更？这些变化将如何报告？验证性研究将如何设计来支持这些变化？

五、终端灭菌产品无菌保障质量综述纲要

ANDA申请人在编制无菌保障-质量综述（Sterility Assurance-Quality Overall Summary，SA-QOS）时需要完成的问题：

● 模块2.3 质量综述

2.3.P 药品

2.3.P.1 药品成分说明

· 药品说明

最终剂型和给药途径是什么？

· 药品成分

所有药品中的药物组成成分是什么？

· 容器/密封系统说明

装载药品组成成分所用的主要容器/密封系统是什么？

2.3.P.2 医药品研发

2.3.P.2.5 微生物属性

· 容器/密封和包装完整性

如何验证药品容器/密封系统具备阻挡微生物侵入的屏障功能？

在验证方面，容器/密封系统的空间设计和变更控制程序是怎样的？

· 抑菌效力

如果药品用于多剂量给药（无论是人工添加防腐剂还是天然抗菌），如何论证该药品的抑菌效力？

· 溶解、稀释和储存

药品包装为单次/剂量、多剂量、还是药房配制的散装包装？

关于使用的稀释液和储存的条件，溶解和进一步稀释的药品标签说明是什么？如果药品在给药前溶解（或进一步稀释）和储存，需进行哪些研究来证明药品在标签中描述的储存期/条件下不支持，微生物生长？

如果是原料药，产品登记和配药的标签说明是什么？

如果药品是药房配制的散装包装，并且标签标明药品可以在初始密封后超过4小时配药，需要哪些研究来支持延长配药期限？

2.3.P.3 生产

2.3.P.3.1 制造商药品在哪里生产

2.3.P.3.3 生产工艺和工艺控制说明

如何设计药品生产工艺，用于商业化生产？

对于终端灭菌产品，是否使用了参数放行来代替无菌检查？

终端湿热灭菌

·高压灭菌器的工艺和性能规范

商业化产品的终端灭菌工艺的设计空间是什么？产品终端灭菌循环的关键参数是什么？

·高压灭菌器的装载模式

商业化生产中，成品的终端灭菌工艺设计空间里的装载模式是什么？

·灭菌工艺的监控和控制方法

在商业化生产中，如何对终端灭菌循环/工艺的关键参数进行监控和控制？

·生产用高压灭菌器的再确认

灭菌过程的再确认/再验证的程序是什么？

·再加工

药品是否会被再加工或者再灭菌？如何评估再加工/再灭菌的影响？

·环境监控包括产品的生物负载

生产环境和灭菌前产品的的微生物监控和过程控制措施有哪些？

组件除热原

用于商业化生产的容器/密封系统的除热原工艺的设计空间是什么？每个容器/密封系统去除热原工艺的关键参数是什么？

在商业化生产中，如何监控和控制各除热原工艺的关键参数？

装载商业化产品的容器/密封系统，它的去除热原的设计空间中包含哪些装载模式？每个容器/密封系统组分除热原工艺的再确认/再验证是什么？

组件灭菌

如果组分在组装和灌装药品的终端灭菌前要进行单独灭菌，那么用于商业化的每个组分的灭菌工艺的设计空间是什么？每个组分灭菌工艺的关键参数是什么？

在商业化生产过程中，如何监控和控制各组分灭菌过程的关键参数？

用于商业化生产的成品药品的容器/密封部件的每个灭菌工艺的设计空间中包括了什么装载模式？

每个容器/密封系统灭菌工艺的再确认/再验证是什么？

2.3.P.3.5 工艺验证和（或）评估

终端湿热灭菌提交申请中所提供的终端灭菌工艺的验证数据是否已在另一处ANDA/NDA中提交并获得批准？

·热分布和热穿透（包括热监控和效应载荷）

终端灭菌过程的设计空间是如何验证以证明热分布和热穿透的均匀性和重现性的，又是如何为商业化生产提供的条件和装载模式提供支持的？

·灭菌循环中的微生物杀灭效果（包括生物负载的鉴定与特性，生物指示剂的特性）

如何证明终端灭菌循环设计空间的微生物杀灭效果，至少使无菌保证水平（SAL）达到1×10^{-6}？这些验证性研究是如何设计的？

在验证和设计空间方面，终端灭菌变更控制程序是什么？

·终端灭菌前的保持时间

是否有验证性研究能支持料液在配制后或成品药品在灌装后，但在终端灭菌前的这段保持时间？

如何验证灭菌前原料的保持时间和条件？

组件的除热原

提交申请中提供的容器/密封系统除热原处理的验证数据是否在另一份ANDA/NDA中提交并获得批准？

如何验证每个部件灭菌过程的设计，以证明重现性、均匀性和对微生物杀灭的有效性，以及如何支持商业化生产的条件？

从验证和设计的角度来说，组件除热原的变更控制程序是什么？

组件灭菌

提交申请中提供的灭菌工艺的验证数据是否之前已在另一ANDA/NDA中获得批准？

如果组件在组装前需要单独灭菌，并对所填充的药品进行最终端灭菌，那么组件灭菌过程的设计空间是如何验证以阐明热重复性和热分布性，以及微生物杀灭效果的？如何支持商业化生产条件的？

在验证和设计空间方面，终端灭菌变更控制程序是什么？

2.3.P.5 药品的质量控制

2.3.P.5.1 技术参数

成品药品放行所必须的相关微生物试验，试验方法和验收标准是什么？每批次的相关检验结果是什么？如果药品放行规范包括细菌内毒素测试，如何建立和计算验收标准？

2.3.P.5.2 分析过程——见 2.3.P.5.1 部分

2.3.P.5.3 分析过程的验证

成品的每次微生物放行检验，其分析方法是如何验证的？

·无菌检查

·热原或内毒素检查

2.3.P.7 容器密封系统见 P.1 节

2.3.P.8 稳定性

2.3.P.8.1 稳定性概括与总结药品预定的有效期？

2.3.P.8.2 批准后的稳定性试验方案协议和稳定性承诺

批准后的稳定性方案中有哪些微生物试验、试验方法、验收标准和试验计划？在稳定性项目中，成品药的批准后承诺是什么？

2.3.A 附件

2.3.A.2 外部试剂安全性评价

2.3.A.2.1 生物来源的材料

用于原料药或药品生产的生物来源或源自生物来源的任何材料。如果药品含有来自动物的物质，需要提供什么文件来保证低风险的朊病毒污染（TSE 的病原体）。

2.3.A.2.4 病毒去除研究——无终端灭菌产品信息

2.3.R 区域信息

2.3.R.1 已生效的批记录

已生效的批量（单位数）与计划商业化生产的批量（单位数）如何比较？对于每次灭菌或除热原过程，产品批使用了什么循环参数和设备？这些与那些计划用于商业化生产的情况相比如何？

2.3.R.2 可比性原则

批准后的变更申请中是否包括可能影响无菌保障的可比性方案？如果是，预计会有哪些批准后的变更？这些变化将如何报告？验证性研究将如何设计来支持这些变化？

六、终端灭菌产品无菌保障评审常见问题

免责声明：这些是一般性的答案，可能并不适用于所有产品。对于各申报案例均进行独立评审。每个申报案例都可能有其个性化的产品或工艺特殊性评审要点。本文件代表了仿制药办公室（Office of Generic Drug，OGD）目前对这些问题的思考。

1.提交和格式相关问题

问：对于一个包含无菌保障信息的申报，如何将基于问题的评审方法应用于其质量综述（QOS）中？

答：基于化学问题的评审方法（QbR）的设计初衷是，申报文件格式按照通用技术文件（CTD）格式组织进行，这种格式被包括美国食品药品管理局（FDA）在内的多个监管机构采用的提交格式。因此强烈建议各公司用CTD格式（可以是eCTD或纸张）提交申请。

与化学QbR-QOS类似，我们相信QbR方法可以用来解决无菌保障方面的申请，并且可以在无菌保证质量综述（SA-QOS）中提供来自模块3的无菌保障信息的汇总。通过回答基于SA-QOS大纲（模块2，章节2.3）的QbR问题，企业可更好地提供一份全面的无菌保障信息概要，评审程序也将更加高效。

问：SA-QOS对无菌产品申报是必要的吗？

答：不，SA-QOS不是无菌产品申报的必须要求。

问：是否应分别提交化学和无菌保证的QOS文件？

答：是的，对于化学和无菌保证部分，应分别提交QOS Pdf和Word文件。

问：SA-QOS中应该包括什么？

答：模块2（章节2.3）中的SA-QOS是对模块3中无菌保证信息的汇总。验证数据报告，SOP，条款和批记录等支持信息则不应包含在模块2中。

问：SA-QOS应该以电子方式提交吗？

答：是的，所有的QbR申请材料，包括电子版和纸版CTD，都应该包括一份电子版SA-QOS。请勿针对各个章节或问题提供单独文件。对于纸版CTD，建议同时包括电子版SA-QOS和纸版SA-QOS。

问：SA-QOS应该用什么文件格式？

答：提交OGD QbR时，电子版SA-QOS应同时提供Pdf格式和Word格式文件。

问：SA-QOS中应该使用什么字体？

答：基于FDA的内部数据管理系统，请只使用Times New Roman、Arial、Courier New这些字体。推荐Times New Roman作为文本的主要字体。

问：SA-QOS中可以使用不同颜色吗？

答：可以，但申请人应确保SA-QOS以黑色白色印刷时清晰易读。

问：是否应对QOS每一章节提出的适用的QbR问题都附上申请人的回答？

答：是的，包含SA-QOS中所有QbR问题，请勿自行删除。如果一个问题不适用，就回答不适用，并给出一个简短的理由。这也适用于多数问题。

问：若对申请资料进行修订，修订文件中是否还需要包含对SA-QOS的订正？

答：在提交原始申请后，SA-QOS不需要更新。但是，如果对模块3进行了实质性的更改，则建议对SA-QOS进行订正，以指示更改。

问：针对仿制药申请ANDA和新药申请NDA，SA-QOS都可提交吗？

答：可以，SA-QOS大纲适用于NDA和ANDA。

问：是否可以用模块2中呈现的SA-QOS信息来代替传统模块3中的信息进行提交？

答：不可以，模块2，章节2.3中的SA-QOS信息可以看作是对模块3中提交的细节性的数据、研究报告、协议、SOP、批处理记录等的概述。

问：SA-QOS FAQ信息可以用于补充申请吗？

答：可以，相关的QbR和FAQ信息可以作为补充材料。

问：可以根据SA-QOS大纲编写一份DMF材料进行提交吗？

答：可以，SA-QOS中描述的相关章节标题和细节可以用于编写DMF中的无菌保证信息。建议使用CTD格式的DMF。

2.内容相关问题

问：在最终灭菌药品的生产和验证方面，"设计空间"是如何定义的？

答：ICHQ8（R1）药物开发定义的"设计空间"是"输入变量（如物料属性）和已被验证用以保证质量的工艺参数的多维组合和相互作用。在设计空间内的工作不被认为是一种改变，而在设计空间之外的活动被认为是一种变更，通常会启动监管批准后的变更程序。设计空间由申请人提出，由监管机构评估和批准。

例如，对于容器/密封系统，设计空间可能包括材料（容器、封口类型和组成）、尺寸和公差、生产装配工艺参数和生产灭菌/除热原条件（参数和限值）。

又例如，对于灭菌和除热原工艺，设计空间可能包括工艺参数（验证和商业生产）、灭菌和除热原设备、工艺限制和验收标准、装载尺寸和组成。

问：应该如何引用DMF？

答：如果申请人无法使用DMF中包含特定部分信息，可以引用SA-QOS中包含这部分信息的适当的DMF文件。引用应包括DMF中信息类型的描述、DMF持有者的姓名、DMF编号、提交日期和该信息在DMF中的页码/章节。指出LOAs应该包含类似的标识信息。

问：如何在SA-QOS中正确识别某项研究？

答：如果可以，在SA-QOS中提供的任何类型的研究都应该用一个标题、报告编号和日期来标识。

问：目前的SA-QOS大纲是否适用于除湿热灭菌外的终端灭菌工艺产品的申请？

答：本文件仅适用于终端湿热灭菌的产品，并在设计时考虑了这种终端灭菌工艺。但是，一些通用的原则和细节也可以应用于其他工艺。

问：是否会针对无菌生产工艺产品而不是终端灭菌产品设计制作适用的SA-QOS大纲？

答：是，目前正在开发中，稍后会推出。

3.推荐书目

ANSI/AAMI/ISO11135-1：2007卫生保健产品的灭菌——环氧乙烷。第1部分：医疗器械灭菌工艺的开发、验证和常规控制的要求

ANSI/AAMI/ISO11137-1：2006卫生保健产品的灭菌——辐射灭菌。第1部分：医疗器械灭菌工艺的开发、验证和常规控制的要求

ANSI/AAMI/ISO11137-2：2006卫生产品的灭菌——辐射灭菌。第2部分：灭菌剂量的建立

ANSI/AAMI/ISO11137-3：2006卫生产品的灭菌——辐射灭菌。第3部分：灭菌剂量方面的指南

FDA行业指南：化学，生产和控制信息（草案）2003.02

FDA行业指南：容器和密封系统完整性测试代替无菌检查作为无菌产品稳定性方案的组成部分2008.02

FDA人用药品和兽药产品无菌工艺验证申报文件指南1994.11

FDA行业指南：Q8（R2）药品开发 2009.11

FDA行业指南：Q9质量风险管理2006.07

FDA行业指南：Q10药品质量体系2009.04

FDA行业指南：使用终端湿热灭菌工艺的人用药和兽药产品的参数放行申请文件和提交2010.02

FDA用于人和动物肠外药物、生物制品和医疗器械的终产品内毒素试验的鲎试剂裂解试验验证指南1987.12

Langille，S.，Ensor，L.，和Hussong，D.药物微生物学的质量设计.美国制药评论，12卷（第6期）80-85页2009.09/10

Metcalfe，J.给药前用于剂量准备的容器系统渗透后药品的微生物质量控制.美国制药评论，12卷（第1期）84-89页2009.01/02

USP章节：

<1>注射剂

<51>抑菌效力检查法

<71>无菌检查

<85>细菌内毒素检查

<151>热原检查

质量综述内容相关问题

通用技术文档–质量（CTD–Q）审核

● 模块2.3：质量综述

2.3.P 药品

2.3.P.1 药品成分的描述

·药品的描述

该药品的最终的制剂类型和给药途径是什么？

问：这部分应该提供什么信息？

答：请注剂型和给药途径。

剂型举例	给药途径举例
注射剂：水溶液注射剂 　　　　乳剂注射剂 　　　　悬浮剂注射剂 　　　　粉针注射剂（溶液或混悬液） 粉针，冻干剂（溶液或混悬液） 溶剂 悬浮剂 灌注剂 膏剂	静脉注射 肌内注射 皮下注射 鞘膜给药 硬膜外给药 耳部给药 眼部给药 吸入给药 灌注给药 局部给药

·药品组成

药品中所有的组成成分是什么？

问：这部分应该提供什么信息？

答：提供每种药品配方单位计量如每毫升的定量成分，包括药品中每种成分的功能，例如API、防腐剂，pH调节剂，助溶剂等。

例如：

成分	功能	每毫升含量
总体积		

· 容器/密封系统的描述

所有药品成分直接接触的容器/密封系统是什么？

问：这部分应该提供什么信息？

答：对于每种药品，列出每个容器/密封部件，描述*该容器并列出制造商。包括主要和次要包装组件，如护罩，防尘罩，箔包等（包装组件如纸箱不需要描述）；包括将用于商业生产的每个容器/密封部件的所有制造商。例如，如果瓶子是从两个不同的制造商那里获得的，那么这两者都应该在描述范围内。

例如：小瓶/塞子容器/密封系统

产品组成（浓度和灌装体积/容器）	组成	描述*	制造商
	瓶		
	塞子		
	封盖		
	瓶		
	塞子		
	封盖		

*包括产品名称、制造商产品代码或部件号，以及类型、尺寸、橡胶配方、颜色等特征。

或者，清单表（格式如上所示）中列出的组件可以用于其他容器/密封系统：

· 大容量注射剂（LVP）：如软袋、给药口、注射口、外包等。

· 预充注射器：如筒、柱塞/塞、柱塞杆、针帽、针罩等。非产品接触部件应加以标识。

· 眼用：例如眼科用的瓶子、滴管和瓶盖。

· 吹/灌/封或塑/灌/封：树脂。

对于复杂的容器/密封系统，描述构成流体通道的部分，即那些与剂型直接接触的或将与剂型直接接触的部分。

对于收到时准备好灭菌或使用的，且在灌装/商业放行之前不会进行再处理的组件，提供去除热原和（或）灭菌工艺设施的名称和地址，如果可能，提供一份描述和验证除热原和（或）灭菌工艺的 DMF。

2.3.P.2 药物研发

2.3.P.2.5 微生物属性

· 容器/密封系统和包装完整性

如何验证药品的容器/密封系统具有阻止微生物进入的屏障功能？

问：这部分应该提供什么信息？

答：提供一个简要的描述包括：研究方法，材料和容器/密封部件，控制措施，验收标准，结果和结论。对方法的描述应包括：

·测试和控制单元是如何准备的。

·测试单元的数量。

·挑战的性质和保持时间。

·采取的所有条件(如真空、压力)。

·测试的检测方法和灵敏度。

·正向控制是如何准备和被挑战的。

研究设计应标记出所有作为无菌屏障的接口，并确保对药品的整个液体通道进行评估。

可接受的测试方法包括化学、物理和微生物学方法，如微生物侵入挑战、染料进入和流出法、钇进入法、氦泄漏试验、压力衰减泄漏检测和高压泄漏检测。

理想情况下，所有用于商业生产的容器/密封系统都应该在验证研究实验中体现出来。如果研究中使用的容器/密封组件与商业生产中使用的不同，则需提供一份比较表及使用这些组件的理由。例如，如果使用两个瓶口尺寸相同的不同瓶子和相同的瓶塞，那么只需要在研究中使用一个瓶口/瓶塞(接口)组合。

说明为确保研究实验中使用的每个容器/密封系统暴露于可能影响容器/密封完整性的生产条件下，采取了哪些措施，如最大灭菌/除热原条件，多次灭菌/除热原暴露，延长容器/密封组件的存储时间(如果适用)。

在验证方面，容器/密封系统的设计空间和变更控制程序是什么？

问：这部分应该提供什么信息？

答：如果已经建立了容器/密封的设计空间，则需描述药品容器/密封系统完整性验证时需验证的内容，包括设计空间参数(例如尺寸、成分、扭矩范围、残余密封力、储存条件、灭菌/除热原条件等)和相应的验收标准(包括限制和范围)。

在已验证的设计空间内可能做出的所有潜在变更，需描述并提供相应的理由，不需要进行额外的验证研究。描述将这些可能的变更考虑在内时，需满足的验收标准。描述在已验证的设计空间内考虑这些变更时必须满足的标准。设计空间之外的变更可能需要额外的验证研究，并应通过监管部门批准后的变更程序加以处理。

问：如果还未建立容器/密封设计空间怎么办？

答：如果容器/密封设计空间尚未建立，则此问题的答案应注明"不适用"或"N/A"。

在申报获得批准后进行的任何变更都可能需要进行额外的验证研究，并应通过监管部门批准后的变更程序加以处理。

·抑菌效力

如果药品（无论是添加了抑菌剂还是本身有抑菌活性 ）用于多剂量给药，如何证明该药品的抗菌性?

问：这部分应该提供什么信息？

答：提供药品的抑菌效力检查结果，使用的药品应包含符合终产品放行标准或稳定性考察标准（选择更低的）的等于或低于最低浓度的抑菌或抗菌成分。说明是否使用 USP <51>方法，如果没有，描述使用的方法。应包括测试批次的抑菌物质成分或百分含量标签，以及所使用的挑战微生物。

例如：

研究/报告及时间： 方法：USP<51> 抑菌剂： 抑菌剂含量或百分含量标签：				
菌种	平板计数，CFU/mL			
	0天	7天	14天	28天
S. aureus 金黄色葡萄球菌（ATCC 6538）				
E. coli 大肠埃希菌（ATCC 8739）				
P. aeruginosa 铜绿假单胞菌（ATCC 9027）				
C.albicans 白色念珠菌（ATCC 10231）				
A.niger 黑曲霉（ATCC 16404）				

提供终产品放行和稳定性考察的防腐剂含量验收标准。如果产品本身具有抗菌性，则提供抗菌性成分（如 API）的验收标准。

·复溶、稀释和储存（包装说明书和产品标签 ）

药品包装是否为一次性产品、单次剂量、多剂量和（或）散装药品？

问：这部分应该提供什么信息？

答：注明药品是否标记为一次性产品，单剂量，多剂量，或散装药品。

注明标签上是否有关于丢弃未使用部分的说明。

如果标签未注明是一次性产品/单剂量、多剂量或散装药品，标签上也没有提供丢弃未使用部分的说明（这意味着是单剂量/一次性产品）。则应注明产品是否含有足够的体积，以允许取出多次剂量（将导致多次侵入容器）。在这种情况下，可能被要求提供数据以证明抗菌的有效性。

标签上关于复溶和进一步稀释时稀释液的使用和储存条件的说明是什么？

问：这部分应该包括什么信息？

答：复溶：标明复溶使用的液体和体积（或终产品浓度），和复溶的温度/储存期间条件。

产品进一步稀释：确定稀释剂和稀释体积（或稀释因子或终产品浓度），以及稀释产品进一步存储（如适用）的温度/存储期间条件。

如果药品在给药前复溶（或进一步稀释）并储存，进行哪些研究来证明药品在标签中描述的储藏期/条件下不会支持微生物的生长繁殖？

问：这部分应该包括什么信息？

答：请提供以下信息：

· 试验方法概述。

· 挑战微生物和浓度。

· 样品的浓度和储存条件。

· 被测试的稀释剂。

· 结果汇总。

如果没有进行这些研究，需提供产品风险评估报告或不进行研究的科学理由。请注意，仅简单声明相关研究是在或本应在参比制剂研发过程中进行的，并不能作为不开展上述研究的正当理由。

问："在标签中描述的贮藏期/条件下不支持长微生物生长"是如何定义的？

答："在标签中描述的贮藏期/条件下不支持微生物生长"的定义是在标签中指定的培养时间和条件下，在挑战浓度下，微生物增长低于0.5lg。

问：应该检测哪些微生物？

答：至少应包括药典推荐的微生物。可以在USP<51>和<71>中找到相关例子。

问：应该测试哪些稀释剂、产品浓度和储存条件？

答：测试标签中列出的所有稀释剂，或者测试标签中列出的稀释级中的最差情况（最有利于微生物生长）。如果标签中没有指定稀释剂，选择被认为是最坏情况（最有利于微生物的生长）的稀释剂。

问：研究结果是否应满足药典抑菌效力检查的标准要求？

答：不，挑战微生物的接种量下降并不是必须的，只需证明药品不支持挑战微生物的生长即可。

问：参比制剂和建议的仿制药是否应同时进行测试？

答：我们建议参比制剂和仿制药并行测试，但并行测试不是必需的。结果应符合重新配制项目下"在标签中描述的储存期/条件下不支持微生物生长"的验收标准（如上所述）。

问：无菌测试是否可以用来证明药品在标签所述的储存期/条件下不支持微生物生长？

答：不能，为了表明药物产品不支持微生物生长，样品应该用不同种类的微生物进行挑战试验。

如果是散装药品，产品入库和分配的标签是什么？

问：这部分应该提供什么信息？

答：请注明分装产品的时间段和允许进入的数量。

如果是散装包装药品，并且标签表明该药品可能在超过首次入库后的4小时内分装，应进行哪些研究来支持延长分装时间？

问：应该进行何种研究来支持延长的药房批量配药时间？

答：与上述关于重新配制的研究相同。

问：参比制剂和仿制药是否应该同时进行测试？

答：我们建议参比制剂和仿制药并行测试，但并行测试不是必需的。结果应符合重新配制项目下"在标签中描述的储存期/条件下不支持微生物生长"的验收标准（如上所述）。

2.3.P.3 生产

2.3.P.3.1 生产商

药品在哪里生产？

问：这部分应该提供什么信息？

答：应包括药品的配制、灌装和终端灭菌设备的名称和地址。

2.3.P.3.3 生产工艺和工艺控制的描述

如何设计药品的生产工艺以适应商业生产？

问：这部分应该提供什么信息？

答：提供从配制到灭菌结束的生产工艺和工艺控制的概要。描述在终端灭菌前为减少生物负载而采取的所有步骤［例如：终端灭菌前使用过滤除菌和（或）无菌生产工艺，组件/设备灭菌或使用预灭菌组件］。注明保持时间标准和使用条件（注意：延长保持时间或对于支持微生物生长的产品的保持时间可能需要额外的研究来评估大体积溶液的微生物质量）。如果可以，描述在商业生产过程中测试生物负载和（或）容器/密封完整性的任何常规程序。

终产品（药品）的放行是否要求用参数放行代替无菌检查？

问：这部分应该提供什么信息？

答：如果本问题适用，且参数放行的要求是基于先前 NDA/ANDA 批准的参数放行，且与之前的申请使用同样的生产设备、高压灭菌器、容器/密封系统、关键工艺参数和装载模式，则注明已批准的产品的 NDA/ANDA 编号和补充编号（如适用）。注明参比药品参数放行申请的提交日期和批准日期。

终端湿热灭菌

·高压灭菌器工艺和性能指标

商业化生产终端灭菌工艺的设计空间是什么，生产终端灭菌程序的关键参数是什么？

问：这部分应该提供什么信息？

答：提供用于商品生产的终端灭菌器的描述，包括制造商，型号/设备编号和工艺类型（饱和蒸汽、水喷淋等）。说明该工艺是否设计为过度杀灭、基于生物负载水平或基于生物负载/生物指示剂的复合工艺。如果可以的话，指出用于商业化生产的工艺控制参数，包括时间、温度、F_0 和压力设定值和验收标准（包括限值和范围）。

问：如果要求药品参数放行，还需要提供哪些额外信息？

答：说明商业批次放行必须满足的关键参数和验收标准。

高压灭菌器装载模式

终产品的商品终端灭菌工艺设计空间包括哪些装载模式？

问：这部分应该提供什么信息？

答：描述用于商业生产的高压灭菌器的装载方式，包括以下内容：

·标明装载尺寸是在定义的最小和最大装载尺寸范围内，或使用一个固定的装载尺寸。

·最小装载、最大装载或固定装载的单位药品数量。

·药品在装载范围内的布局。

·监控生产周期的方法和控制。

在商业生产过程中，终端灭菌程序/工艺的关键参数如何监控和控制？

问：这部分应该提供什么信息？

答：说明在商业生产过程中用于监控关键参数的监控器的类型和每个监控器的位置。说明关键参数是如何控制的（通过 PLC 或其他来说明）。

问：如果要求药品参数放行，还需要提供哪些额外信息？

答：如果要求参数放行，应提供以下信息：

·对装载监控器进行描述。

·装载监控器的性能特征描述，以及对其性能特征的评估描述。

·商业生产中装载监控器的数量和位置。

·暴露在终端灭菌过程中的监控器的验收标准。

·终端灭菌过程中的监控器可接受的灭菌结果的评估方法。

如果对装载监控器的评估方法和性能特征的描述此前已提交并获得批准，可引用包含相关信息的 NDA/ANDA 编号和补充编号（如适用）、提交日期和批准日期。

生产用高压灭菌器的再认证

什么是灭菌工艺的再认证/再验证程序？

问：这部分应该提供什么信息？

答：请描述包括再认证的频率、所进行的研究类型（即空腔 HD 和或装载 HP/BI 挑战等），以及每种研究类型的运行次数的终端灭菌器的常规再认证程序，可以的话，请描述再认证时的装载信息。

·再加工

药品是否将经过再加工或再灭菌？如何评估再加工/再灭菌过程的影响？

问：这部分应该提供什么信息？

答：请说明是否针对商业化生产的药品进行再加工或再灭菌。如果是，请描述针对再加工/再灭菌程序对药品微生物方面的影响而进行的评估研究，包括容器/密封完整性、保持时间和内毒素含量。

·包括产品生物负载的环境监测

生产过程中针对环境监控和灭菌前产品的微生物控制措施是什么？

问：这部分应该提供什么信息？

答：按照下述提示描述生物负载监测和控制程序：（请注意，对于无菌生产工艺药品，通常需要提交对空气、表面和人员监测的详细描述，但对于最终灭菌的药品则没有必要。）

·提供料液生物负载监测的描述，包括在什么生产阶段对其进行生物负载取样。如可以，请描述对已灌装产品和容器/密封组件的监控。

·如果可以，注明料液及其已灌装产品生物负载的警戒限和行动限。

·注明用于配制的注射用水（WFI）的生物负载和内毒素检测的警戒限、行动限和检测频率。

·如果灭菌过程使用了直接接触容器/密封系统的工艺水（例如用于喷淋过程的冷却水），则应提供工艺水的微生物接受标准。

·描述在超过警戒限和（或）行动限事件发生时所采取的行动计划和进行的风险评估。

·根据生产和灭菌工艺的设计，可能需要补充其他信息：如与产品溶液、容器和密封部件和（或）目前的设施关联的负载微生物的耐热性，以及芽孢检测方法和负载耐热性检测方法。例如，基于生物负载特性或低温灭菌工艺的高压灭菌器可能比过度杀灭工艺需要提供更多的信息。

组件除热原

问：所有最终灭菌的药品都必须进行组件除热原吗？

答：在确定是否有必要进行组件除热原时，应结合下列因素：

·无热原标签声明。

·容器/密封部件耐受除热原过程的能力。

·组件制造工艺，设计，去除热原可行性（例如吹灌封工艺）。

·给药途径。

用于商品生产的容器/密封系统除热原工艺的设计空间是什么？各容器/密封系统除热原工艺的关键参数是什么？

问：这部分应该提供什么信息？

答：注明容器/密封组件是如何除热原的。包括用于除热原的设备的制造商和型号，以及商品生产中用于组件除热原的关键的过程控制参数和验收标准（如适用，包括限制和范围）。

在商业生产过程中，各除热原过程的关键参数将如何被检测和控制？

问：这部分应该提供什么信息？

答：注明关键参数是如何控制（如通过PLC或其他方式）和监测（如TCs、用于干热的RTDs）的。

商业生产中的成品药品的容器/密封部件的各除热原工艺的设计空间中都包括哪些装载方式？

问：这部分应该提供什么信息？

答：请描述商业生产的装载方式，包括如下内容：

· 标明装载尺寸是在定义的最小和最大装载尺寸范围内，或使用一个固定的装载尺寸。

· 最小装载、最大装载或固定装载的单位数量。

· 容器/密封组件在装载范围内的布局。

各容器/密封组件的去除热原工艺的再认证/再验证程序是什么？

问：这部分应该提供什么信息？

答：描述各除热原工艺的常规再认证程序，包括再认证频率、进行的研究类型［如空腔 HD 和（或）装载 HP/EI 挑战等］，每种研究进行的循环数。如适用，描述再认证中使用的装载信息。

组件灭菌

问：所有申请都需要这个部分吗？

答：不是，本部分适用于诸如柔性容器的端口管封等部件，这些部件生产时和容器组装前将进行单独灭菌。终端灭菌工艺的热蒸汽可能不足以穿透端口内部由隔膜隔开的各组件，而导致干热条件，处在这些位置的微生物可能无法被杀灭。因此，在连接到药品容器之前对端口组件进行辅助灭菌可能是必要的，以在这些位置实现足够的致死率。

本部分不需要单独对塞子和密封件的灭菌工艺进行描述，因为在终端灭菌工艺中可以对其进行充分灭菌。

如果灌装产品的组件在组装和终端灭菌前需要单独灭菌，用于商业生产的各组件的灭菌工艺的设计空间是什么？灭菌工艺的关键参数是什么？

问：这部分应该提供什么信息？

答：说明要用于商业生产的部件的灭菌方法、使用的灭菌器、关键参数和验收标准。如适用，包括灭菌前的生物负载接受标准（包括限度和范围）。

在商业生产中，如何监测和控制各组分灭菌过程的关键参数？

问：对于辐射灭菌工艺，本节应提供哪些信息？

答：说明如何对关键参数进行控制和监测，如适用，包括放射量测定器和（或）生物指示剂的数量和位置。

问：对于干热或湿热灭菌工艺，本节应提供哪些信息？

答：说明如何对关键参数进行控制和监测，包括 TCs/RTDs 的数量和位置。

问：对于环氧乙烷灭菌过程，本节应提供什么信息？

答：说明如何对关键参数进行控制和监测，包括使用的监控设备的类型及其位置。描述如何监控环氧乙烷残留。

用于商业生产的成品药品的容器/密封组件的各灭菌工艺的设计空间中都包括了哪些装载方式？

问：这部分应该提供什么信息？

答：描述商业生产的装载方式，包括以下内容：

·标明装载尺寸是在定义的最小和最大装载尺寸范围内，或使用一个固定的装载尺寸。

·最小装载、最大装载或固定装载的单位数量。

·容器/密封组件在装载范围内的布局。

每个组件灭菌工艺的再认证/再验证程序是什么？

问：这部分应该提供什么信息？

答：描述组件灭菌过程的常规再认证程序，包括再验证的频率、所进行的研究类型［如空腔HD和（或）装载腔HP/BI挑战等］，以及每种研究类型的运行次数。如适用，描述再认证期间使用的装载信息。

2.3.P.3.5 工艺验证和（或）评估

注意，应该提供原始的工艺验证数据。但是，如果这些数据是几年前的，那么也要提供使用相关设备和装载/周期的最新可用的再验证或再认证研究数据。

终端湿热灭菌

主申请中提供的终端灭菌工艺验证数据是否已在另一份ANDA/NDA中提交并获得批准？

问：这部分应该提供什么信息？

答：如果主申请中相同的验证数据已用于支持一种被批准的药品生产，则提供与已被批准的产品的ANDA/NDA和补充编号（如适用）的清单，与主申请使用了相同工艺、工艺控制参数、容器/密封系统、装载方式。包括提交日期和批准日期。

·热分布和穿透（包括温度监测器和效果加载）

终端灭菌工艺的设计空间是如何验证以证明热分布和热穿透的均匀性和再现性的，它又是如何支持商业生产条件和装载方式？

问：这部分应该提供什么信息？

答：提供一份热分布（HD）和热穿透（HP）研究的概要，以验证所有生产装载下的终端灭菌程序。这些数据应该是从使用与生产程序参数或子工艺参数相同的至少3次连续成功灭菌运行中获得的。请注意，提交的验证数据应来自商品/生产装载的灭菌验证研究，而非展示批量装载量的灭菌研究。

至少包括以下建议的工艺细节：

· 运行日期和研究报告编号。

· 用于验证研究的设备。

· 验证研究的设计和原理。

· 使用的验证和生产参数。

· 容器/密封系统的描述，以及验证用的装载量。

· 容器中溶剂及灌装容量。

· HD及HP热监测器的数量和位置。

· HD及HP接受标准。

· HD及HP数据。

可提供的结果类型举例（这些资料可以表格形式提供）：

· 热电偶（TCs）参考探头的最大变化。

· 所有TCs显示的温度大于或等于灭菌温度的持续时间。

· 在维持期，HD和HP的最大和最小温度，对应的TC编号和（或）位置。

· 在维持期和整个灭菌循环中，最大和最小F_0值和对应的TC编号和（或）位置。

· 维持期的最大温度变化。

· 维持期的平均温度。

问：什么类型的研究被认为是热分布和热穿透？

答：HD研究是对一个已经装载的高压灭菌器腔室中物体外部空间热分布的绘制和监测。HP研究是绘制或监测装载（如特定容器的溶液中）内部（内部）的温度研究。HD和HP研究可与微生物杀灭效果研究同时进行。在研究设计的理由中，阐明如何对HD和HP进行评估，并明确指出相对HP监控，HD监测的特异性数据。

问：装载量/容器必须与生产相同吗？

答：不是，装载量可与生产装载量相同，也可在生产装载量范围内，或是与生产装载量相比的最差情况。类似的，在选择验证容器时，如确定所选容器可代表生产灭菌程序中同样的或者最差情况挑战，则该容器可代表生产用的验证容器。如果使用其他装载方式或容器/密封类型，需提供理由。

问：空载温度分布研究数据是否也应包含在申请材料中？

答：是的，建议对空载的温度分布进行研究，以确定冷点，并证明热重现性和热均匀性。应提供这些研究的简要描述和结果的扼要总结。至少，对于任何冷点进行讨论。

问：如果生产终端使用多个高压灭菌器进行产品的灭菌，应如何处理？

答：若满足下述条件，则在生产中使用多个高压灭菌器时，可接受验证其中一个高压灭菌器的终端灭菌工艺，然后使用若干经额外确认的灭菌器进行终端灭菌生产，而不需要提交其他高压灭菌器的单独验证研究：

·其他高压灭菌器与被验证的产品终端灭菌的高压灭菌器具有相同的构造、型号和腔室尺寸。

·其他高压灭菌器与被验证的产品终端高压灭菌器使用相同的灭菌工艺和控制措施。

·其他高压灭菌器与被验证的产品终端高压灭菌器使用相同的灭菌参数/接收标准。

如果上述条件均满足，则只需提交一台高压灭菌器的数据。但是，应按照再认证/再验证计划对其他高压灭菌器进行定期研究。

灭菌程序的微生物杀灭效果研究（包括生物负载的鉴定和特征，生物指示剂的特征）

使终端灭菌程序的设计空间是如何证明对微生物的杀灭效果达到至少 1×10^{-6} 的无菌保证的水平（SAL）？这些验证研究是如何设计的？

问：这部分应该提供什么信息？

答：提供使用生物指示剂（BIs）显示灭菌程序能达到 1×10^{-6} 无菌保证水平的研究总结。数据应来源于至少3次连续成功灭菌运行，运行中需使用BIs，同时使用的灭菌程序应与生产的灭菌程序或子工艺程序灭菌参数相同。应证明灭菌程序的微生物杀灭效果适于生产装载的范围。

推荐提供至少下述细节描述（这些信息可以表格形式呈现）：

·运行日期和研究报告编号。

·验证研究使用的设备型号。

·描述研究的设计和理由。

·验证和生产使用的参数。

·描述容器/密封系统及用于验证的装载量。

·BI 浸入的料液和装载中未进行挑战试验的容器中料液的一致性。

·所有容器的灌装量。

·装载中 BI 挑战容器的数量和位置（之前检测出的冷点应该在 BIs 挑战位置之间）。

·全部 BI 信息 [属 / 种，载体，生产商，批号，效期，D 值（生产商标注的 D 值和 BI 悬浮在产品中的 D 值），数量，若使用前确认过数量请指出]。

·挑战和对照 BIs 的验收标准。

·挑战和对照 BIs 的结果。

问：装载 / 容器必须要与生产保持一致吗？

答：不是，装载量与生产装载量相比，可以与生产装载量相同，或与生产装载量相比最差的情况。同样，如果已经证明代表性容器能够代表与灭菌程序相同或最差的挑战情况，则用于验证的容器可以是产品的代表性容器。如果使用替代装载方式或容器 / 密封系统，则需要提供合理的、科学的理由。

问：可用的生物指示剂的类型有哪些？

答：研究所用 BIs 可以是购买的或实验室自行分离的微生物。BIs（无论是购买还是实验室制备）均应满足 USP 规定的最低标准。如果选择来自工厂的生物负载微生物进行验证研究，那么应达到商业指示剂的性能标准。值得注意的是，选择的 BI 应适用于药品的特定终端灭菌过程（例如，评估液体灭菌应使用悬浮的芽孢，而非将芽孢条置于液体中）。

问：当 BI 悬浮于非药品溶液的液体中，还应提供什么信息？

答：当 BI 悬浮于非药品溶液的液体容器中或 BI 封装安瓿瓶内再悬浮于非药品溶液的液体容器中，开展微生物效能研究时，需要提供替代溶液（如适用）的依据，以及 BI 悬浮在药品溶液与 BI 悬浮在替代溶液两者之间 D 值的比较。

问：这部分是否应包含料液生物负载的鉴定和鉴别信息？

答：如果验证研究时，使用料液分离微生物来评估产品终端灭菌程序的效果，则需要提供这些分离微生物相关的信息。除非，第 2.3 章节 P.3.3 中的环境监测描述了该信息。

依据验证和设计空间，什么是终端灭菌变更控制程序？

问：这部分应该提供什么信息？

答：描述和提供已验证设计空间内的任何潜在变更的理由，这些变更不需要额外的验证。描述已验证设计空间内的变更必须达到的标准。对于已验证设计空间外的变更，则需要额外的验证研究，且应申请监管机构对变更程序进行审批。

· 终端灭菌前的保持时间

是否有验证研究支持配制后的料液或灌装后的成品，在终端灭菌之前的保持时间？

问：对于终端灭菌产品的料液进行保持时间的研究是必要的吗？如果是必要的，本部分应包括什么信息？

答：由于料液或已灌装药品可能导致微生物过度生长，因此可能需要根据药品特性（如微生物促生长）、保持时间、料液或已灌装产品的储存条件、储存前用来降低生物负载的额外的生产步骤（如过滤），研究以支持料液或已灌装药品的保存时间。虽然终端灭菌过程可以杀灭微生物，但灭菌过程不能去除内毒素和其他释放的毒素和代谢物，这些毒素和代谢物可能来源于延长的保持时间而导致的微生物生长繁殖。

验证研究信息应包括：

· 实施日期和研究报告编号。

· 保存条件，包括时间、温度、储存容器。

· 储存容器使用之前是否灭菌的标识。

· 描述储存前任何减少生物负载的步骤（如预过滤）。

· 描述取样方案。

· 描述评估样品支持微生物生长的方法。

· 验证研究的可接收标准。

对于未经验证的保持时间，提供不进行研究的科学理由。

组件除热原

在项目申请程序中提供的容器/密封组件除热原工艺的验证数据是否已在另一个ANDA/NDA中提交并获得批准？

问：这部分应提供什么信息？

答：提供一份使用相同的除热原设备、工艺控制参数、容器/密封组件和负载模式的已经批准的ANDA/NDA和补充编号（如果适用的话）清单。此清单应包括提交日期和批准日期。

如何验证每个组分除热原过程的设计保证其热效果的重现性、均匀性和内毒素的去除，以及如何支持商品化生产的条件？

问：这部分应提供什么信息？

答：应提供一份为了验证药品的每个容器/密封组件的除热原研究总结。研究应证明从组分中去除大于等于 $3\log_{10}$ 的内毒素。研究过程中应将内毒素指示剂（EI）注入到待测成分中，并采用生产周期参数或子工艺周期参数，进行连续 3 次成功的除热原试验。

建议提供下列详细信息（这些信息可以表格的形式提供）：

· 履行日期和研究报告编号。

· 用于验证和生产的设备标识。

· 描述研究设计和基本原理。

· 验证和生产参数。

· 描述验证中使用的组件和其装载量。

· 负载时挑战 EIs 的数量和位置。

· 完整的 EI 信息（种类、制造商、批号、有效期和添加到组件中的数量）。

· 挑战和对照 EIs 的结果。

· 验证研究的接受标准。

问：装载所包括的物料与生产时装载必须相同吗？

答：不是，除热原研究的装载可以是生产时装载的代表（如最坏情况下的小瓶或胶塞），也可以是药品的组件。同样，装载大小可以与生产装载相同，在生产装载范围内，或者与生产装载大小相比的最差情况。只有与产品接触的组件才需要进行此类研究（即，铝塑组合盖通常不与药品接触，因此不需要验证内毒素的去除）。提供验证负载的组件和选择的装载大小的理由。

问：是否应提供干热除热原过程的热数据？

答：是的，建议提供干热除热原的额外信息，如 HP 热监测器的数量和位置及热结果。对于干热烘箱和隧道，建议对烘箱/隧道进行温度测量并绘图，以识别冷点和证明热效果的重复性和热均一性。至少应识别所有的冷点。

在验证和设计空间方面，组分除热原变更控制程序是什么？

问：这部分应提供什么信息？

答：对于已验证设计空间内的任何潜在变更，进行描述并提供不需要额外验证的理由。描述已验证设计空间内的变更必须达到的标准。对于验证设计空间外的变更，可能需要额外的验证研究，且应申请监管机构对变更程序进行审批。

组件灭菌

项目申请中提供的组件灭菌过程的验证数据是否已在另一个ANDA/NDA中提交并获得批准？

问：这部分应提供什么信息？

答：提供一份使用相同的灭菌设备、工艺控制参数、容器/密封组件和负载模式的已经批准的ANDA/NDA和补充编号（如果适用的话）的清单。此清单应包括提交日期和批准日期。

如果在已灌装药品的装配和终端灭菌之前，组件需要单独灭菌，那么如何验证组件灭菌工艺的设计空间，以证明热效果的重现性、均匀性及对微生物杀灭的有效性，以及如何支持商品化生产的条件？

问：这部分对所有的申请都是必要的吗？

答：不是。本部分适用于诸如软袋产品的端口管封闭等组件，这些组件在生产过程中附着在容器之前是单独灭菌的。终端灭菌工艺的湿热可能无法充分渗透到端口内的隔室中。

本部分无需描述进行终端灭菌程序的成品容器上的塞子和密封件的单独灭菌工艺，因为这些组件在终端灭菌工艺中能够充分灭菌。

问：这部分应提供什么信息？

答：对于可能无法达到1×10^{-6}的无菌保证水平的终端灭菌工艺，应提供该药品容器/密封系统的生产灭菌验证的研究总结。应采用与生产周期参数或子工艺周期参数，从至少连续3次成功的灭菌验证运行中获得数据。

建议提供下列详细信息（可以以表格的形式提供）：

·履行日期和研究报告编号。

·用于验证研究的设备的标识。

·描述研究设计和原理。

·验证和生产参数。

·描述用于验证的装载组成、大小或密度。

·验证装载中工艺监控装置的数量和位置（物理和生物，视情况而定）。

·验证研究的接受标准。

·完整的BI信息（如果适用的话）（属/种、载体、制造商、批号、有效期、D值数量，以及使用前确认过数量应指出）。

·适用时，物理和生物监测装置的结果。

问：辐射灭菌工艺应提供哪些补充信息？

答：对于辐射灭菌过程，包括剂量审核、剂量验证和剂量绘图研究等细节。如果适用，请注明用于验证研究的适当的 AAMI/ANSI/ISO 技术文件。注意，使用 BI 进行辐射灭菌验证研究是可选的。

问：干热或湿热灭菌工艺应提供哪些补充信息？

答：对于干热或湿热灭菌工艺（例如通过隧道、烘箱和高压灭菌器），建议使用 BI，并应提供 BI、HD 和 HP 研究的数据。此外，建议对烘箱/隧道进行单独的温度绘图研究，以识别冷点，并证明热重现性和热均匀性。至少应讨论冷点。

问：环氧乙烷灭菌工艺应提供哪些补充信息？

答：对于环氧乙烷（EO）灭菌工艺，建议使用 BIs 并应提供 BI 和热结果。预处理、停留和空气置换阶段检测的时间、温度、湿度和 EO 浓度应予以讨论。此外，指出适当空气置换后 EO 残留量的可接受水平。

问：装载所包括的物料与生产时装载必须相同吗？

答：不是，研究中的组件可以代表生产组件（如最坏情况下的端口管组件），也可以是药品的生产组件。同样，装载大小可以与生产装载相同，在生产装载范围内，或者与生产装载大小相比可能是最差的情况。提供选择验证装载的理由。

在验证和设计空间方面，组件灭菌变更控制程序是什么？

问：这部分应提供什么信息？

答：对于已验证设计空间内的任何潜在变更，描述并提供不需要额外的验证的理由。描述已验证设计空间内的变更必须达到的标准。对于设计空间外的变更，可能需要额外的验证研究，且应完成审批后的监管变更程序。

2.3. P.5 药品的质量控制

2.3. P.5.1 技术参数

成品药品放行的相关微生物试验、试验方法、验收标准是什么？每批次的相关检验结果是什么？

问：如何提供这些信息？

答：如何提供信息见下表示例。表中只包括适用的微生物检验。

检测	试验方法	验收标准	申报批次结果
内毒素 （如果适用）			
无菌			

问：如果对药品提出参数放行，这部分应包括什么信息？

答：本部分应介绍参数放行的特定关键工艺参数，包括灭菌装载监控，以及所有关键工艺参数的相应验收标准。还包括模块3中提及经修订的拟议成品规格或分析证书（ES）表示参数放行的位置和包含参数放行信息的拟议主批记录。需要注意的是，成品药产品放行的质量标准和（或）分析证书应进行相应修改，以表明参数放行正在取代无菌检查作为参数放行。这些修改应包括承诺声明（例如，当末达到关键放行标准时，不允许用无菌检查进行批量放行）、关键工艺参数和相关验收标准的列表或参考。

关于如何提交申请参数放行产品的更多信息，请参阅"行业指南：经终端湿热灭菌的人用药和兽药产品的提交申请参数放行的文件"。

如果药品放行规范包括细菌内毒素的检测，如何建立和计算验收标准？

问：计算内毒素验收标准时应考虑哪些信息？

答：在计算内毒素验收标准时，应考虑以下因素：

·在所有适应证中，如果按包装说明书用药，患者在一个小时内可以接受的最大暴露/最大剂量。

·机构规定的暴露限值：

对于静脉、肌内或皮下途径给药的药品，暴露限值不超过（NMT）5.0EU/（kg·hr）；但如果是体表途径给药，则暴露限值NMT 2.5EU/（kg·hr）。

对于鞘内或硬膜外途径给药的药品，则暴露限值NMT 0.2EU/（kg·hr）。

·患者群体（成人、儿童和新生儿）

问：如果《美国药典》各论中列出某种药品的内毒素验收标准，申请时是否必须定为相同的验收标准？

答：不，在计算内毒素验收标准时，应采用基于风险的方法（考虑每体重或体表面积的最大给药剂量、给药途径、确定的内毒素机构规定的暴露限值和当前药品标签）。

注：《美国药典》中内毒素验收标准可能无法反映当前标签中规定的剂量和给药信息。

2.3.P.5.2 分析过程—见2.3.P.5.1。

2.3.P.5.3 分析过程的验证

成品的每次微生物放行检验，其分析方法是如何验证的？

·热原或内毒素

问：内毒素检测应提供什么信息？

答：提供内毒素检测的验证信息，包括以下内容：

·描述内毒素检测方法或参考药典方法（包括如何制备供试品）。

·MVD计算。

·测定非抑制浓度。

·抑制/增强数据。

·用于产品放行检测的常规检测稀释液。

问：其他检测方法应提供什么信息？

答：简要描述检测方法和验收标准的合理性，或参考药典方法和方法验证（如适用）。

·无菌

问：无菌检查应提供什么信息？

答：提供无菌检查验证信息（方法适用性试验），包括以下内容：

·描述无菌检查方法或参照药典方法（包括如何制备供试品）。

·细菌/真菌试验验证数据，包括挑战菌株的计数。

·促生长试验数据。

·证明与药典方法的等效性（如果方法与药典方法有显著差异）。

问：申请参数放行的产品是否应包含无菌检查验证？

答：是的，因为此数据是评估申报批次无菌检查试验结果所必需的。

2.3.P.7 容器密封系统—见P.1。

2.3.P.8 稳定性

2.3.P.8.1 稳定性总结与结论

药品预定的有效期是多久？

问：这部分应提供哪些微生物学相关的信息？

答：提供一份声明，说明申请药品的有效期。

2.3.P.8.2 批准后稳定性试验方案和稳定性承诺

批准后稳定性试验方案中有哪些微生物试验、试验方法、验收标准和试验计划？批准后的成品药的稳定性承诺有哪些？

问：这部分应提供什么信息？

答：提供批准后的稳定性承诺。

提供批准后稳定性项目下的微生物测试、测试方法、验收标准和测试时间表。

如何提供这些信息见下表示例。每个表格中只需要进行适用的微生物检验。

检查	检查方法	验收标准
内毒素		
无菌		
容器/密封完整性		

稳定性储存条件：

检查	时间（月）								
	0	3	6	9	12	15	18	24	36
内毒素	X				X			X	X
无菌	X								
容器/密封系统	X				X			X	X

问：如果使用容器/密封完整性代替无菌检查，需要额外提供哪些信息？

答：如果使用容器/密封完整性测试代替无菌检查，则需要提供容器/密封完整性测试验证（如果稳定性项目的容器/密封完整性测试方法与2.3.P.2.5中提供的方法不同）。

问：对于申请参数释放的产品，应如何描述稳定性试验？

答：详细说明0个月时的特定的参数放行，以及后续测试的容器/密封完整性测试（或无菌检查）。

2.3.P.8.3 稳定性数据

在当前稳定性程序中，生产出批次的微生物测试结果是什么？

问：这部分应提供什么信息？

答：对于到目前为止分析的稳定性批次，请概述全部微生物测试结果，如容器/密封完整性、无菌和细菌内毒素（如果适用）。

2.3.A 附件

2.3.A.2 不稳定剂型安全性评估

2.3.A.2.1 生物来源材料

是否有任何生物来源或来自于生物的材料用于生产药品？

问：哪些材料被认为是"生物来源或来自于生物的"？

答："生物来源或来源于生物"的材料包括任何动物组织或组织培养物、细胞培养物或任何用于制造培养/发酵培养基的加工动物材料。

如果药品含有来自动物的材料，需提供什么文件来确保低风险的朊病毒（TSE的病原体）污染？

问：应提供什么类型的文件？

答：提供对起始原料来源和原料药/品加工的风险评估，其中包括说明下列任何一项的文件或声明：

· 原料药起始材料来自非TSE/BSE动物/畜群/国家。

· 动物源性材料使用专用设备进行加工。

· 动物源性材料对TSE不敏感。

· 已知生产过程中的处理步骤会使TSE失效。

如果DMF包含这些信息，则需要引用相应的DMF文档。

2.3.A.2.4 病毒去除研究—N/A用于终端灭菌产品。

2.3.R 区域信息

2.3.R.1 已生效的批记录

已生效的批量（单位数）与计划商品化生产的批量（单位数）如何比较？

问：这部分的信息应如何提供？

答：如何显示这些信息见下表示例（对于两个执行的批次）：

	产品批次	商业化生产批次
批次		
体积/重量		
灌装容器		

对于每次灭菌或除热原过程，产品批使用了什么灭菌参数和设备？这些与计划用于商品化生产的情况相比的参数和设备如何？

问：这部分应提供什么信息？

答：注明灭菌/去热原工艺参数和程序编号，以及用于生产申报批次的相应设备（或包括参考SOP），并在批记录中参考此信息的位置。如果参数、程序或设备与预期生产的参数、程序或设备不同，则应说明原因。可以以表格的形式比较申报批次和商业生产设备。

2.3.R.2 可比性报告

批准后变更申请中是否包括了可能影响无菌保障的可比性报告？如果是的话，预计批准后的变更会有哪些？ 如何报告这些变化，以及如何设计验证研究来支持这些变化？

问：这部分应提供什么信息？

答：描述预期的批准后变更，包括以下内容：

·可比性报告中提出的变更与申请相关章节中提出的更改之间应进行比较。

·对无菌保证的潜在影响。

·可比性报告概述如下：

　　○将要使用的测试方法和分析程序。

　　○评估变更后的验收标准。

　　○将要提供的数据说明。

　　○验证研究设计。

　　○实施拟议变更的拟议报告类别。

模块3中包括详细的可比性报告。

七、人用药和兽药终端灭菌(湿热灭菌) 产品实施参数放行的申报资料指南

目　录

本指南代表了美国食品药品管理局（FDA）目前对这一问题的思考。它不为任何人创造或赋予任何权利，也不约束FDA或公众。如果其他方法满足适用法规的要求，则可以使用替代方法。如果您想讨论替代方法，请联系负责实施本指南的FDA工作人员。如果您无法确定合适的FDA工作人员，请拨打本指南标题页上列出的相应电话号码。

Ⅰ. 前言

本指南就申请人在提交新药申请（new drug application，NDA）、仿制药申请（abbreviated new drug application，ANDA）、新动物药品申请（new animal drug application，NADA）、仿制新动物药品申请（abbreviated new animal drug application，ANADA）、生物制品执照申请（biologics license application，BLA）、或补充申请其他上市后报告时提交的申报资料中用于申请采用湿热灭菌方式进行终端灭菌的无菌产品实施参数放行的申报资料内容提出相关的建议。

目前，FDA要求无菌产品在放行至市场前应满足规定的无菌要求。在多数情况下，通过对每一批成品抽样进行无菌检查来使批量产品满足出厂要求。参数放行是指"当证实灭菌工艺的控制，能够使用规定的严格的工艺过程控制来替代无菌检查，满足21CFR 211.165（a）和211.167（a）中的规定时，所采用的一种无菌保障放行程序。"根据该思路，终端灭菌产品的上市放行可以以满足规定的灭菌工艺参数为依据，而不一定要按照批准的方法进行无菌检查。与无菌检查的抽检结果相比，符合参数放行工艺的要求，可以提供更高的无菌保障。

本指南不提供与进行湿热灭菌工艺的确认/验证，以及效果考察的过程、研究及数据相关的信息。本指南同时也不提供有关无菌保障验证程序的相关信息。但是，您可能在《人用和兽用药品申请时提交灭菌工艺验证文件的行业指南》中找到与此类议题相关的信息。在21CFR 211.100，特别是在针对无菌产品的21CFR 211.113（b）中可查阅到cGMP对工艺验证的要求。

本指南可能也适用于采用其他的可能适合参数放行的终端灭菌工艺进行灭菌的产品，诸如辐射灭菌。对于此类申请，我们建议申请人通过与审评部门讨论来确定本指南是否适用。

FDA的指南文件，包括本指南文件均不具有法律效力。相反，除非由于某些管理或实际工作需要而引用了指南内容，指南介绍的是管理机构目前对某一问题的想法应仅作为建议参考，除非被特定的监管或法定要求所引用。

• Ⅱ.背景

由于下列原因，认为通过从每一批成品中抽样进行无菌检查的方法来检测该批产品的污染情况的能力有限：①供检验所需的样品数量有限，限制了检测方法捕捉到分散在大量产品中的微生物的能力；②培养基并非对所有潜在的微生物都具有培养能力。通常，这些检验仅能检测到在工艺中可能导致大量产品受到污染的重大失误。但是，源自某一经过验证的终端灭菌的工艺过程控制数据，可提供与产品无菌有关的更准确的信息，因为任一药品单元在灭菌工艺中生物负载存活的可能性为"小于百万分之一"。

参数放行允许制造商采用对经过验证的工艺参数的控制要求作为放行标准，代替从成品中抽样进行无菌检查的方式。这些参数是基于生产过程中工艺、产品、灭菌工艺对产品本身的影响，以及与产品相关的所有微生物情况的深入了解，对灭菌工艺的成功十分关键。这些参数称为关键参数。每批产品的参数放行是基于关键参数控制的文件记录，而不需要从成品中抽样进行检验。

灭菌装载监控器（sterilization load monitor），以物理、化学（ANSI 2008）或生物指示剂的形式包含在每个装载中，以满足实验室检测的要求。此外，灭菌装载监控一直是一个关键的工艺参数。成功的装载监控结果，满足关键参数验收标准及具有充分验证的无菌保障程序，上述内容能够证明产品的生产过程处于受控状态。装载监控器应放置在适当的位置，以表明装载暴露在灭菌过程中，该灭菌过程是按照规定的参数放行标准进行测量和记录的。该位置是根据对开发和验证数据的评估确定的。装载监控器的位置和数量应在申请中进行描述和评估。如果使用替代程序用以证明装载或部分装载能够暴露于灭菌程序，则需要在提交参数放行计划之前与审评部门进行讨论。

在FDA，审评人员、合规人员和现场检查员共同合作努力对参数放行进行科学评估。

自1985年以来，FDA已经接受了采用湿热灭菌法进行终端灭菌的药品使用参数放行的实践。ICH Q6A（ICH 2000）中对参数放行进行了介绍，且该指南已经得到美国（PDA 1999，USP 2009）、欧盟（PIC/S 2007，EMEA 2001）和日本（Sasaki 2002）的管理机构和（或）药厂的认可。

• Ⅲ.用于参数放行的申报资料内容

第四节介绍了获得参数放行批准所需要提交的内容。参数放行实施的批准是基于对申请人拟定的关键工艺参数及如何控制进行的评估。该评估的一部分是要证明生产工艺终端灭菌程序的可靠性、微生物控制的可靠性，以及生产工艺参数在经验证的限度内可被监测和控制的可靠性等。拟用于参数放行产品的终端灭菌工艺应按照"人用和兽用药品申请时提交灭菌工艺验证文件的指南"进行验证。

FDA审批参数放行程序时，将依据企业如何合理解释无菌产品的风险。在申请中，应同时提供与ICH Q9（ICH 2006）原则一致的风险评估陈述，包括以下内容：

·现行用于终端灭菌体系的控制策略。

·这些策略可能无法保证无菌的风险；以及如何将先前的制造经验和认知纳入风险评估体系。

Ⓐ 终端灭菌程序的控制策略

控制策略应确保能达到参数放行过程的可接受标准及终端灭菌程序的验收标准，以保证产品的无菌。

控制策略应包括：

·监测方法的合理性，针对产品放行所使用的终端灭菌工艺的控制（关键工艺参数）的合理性。

·关键工艺参数选择的合理性。

·描述参数放行的验收标准。

·作为参数放行程序的一部分，描述药品和容器密封系统（根据需要，可能包括二级包装）。

·拟采用的生产中的产品装载模式的概述，同时提供该装载模式符合经过验证的终端灭菌程序验收标准的确认，或提供自最近一次获得批准及验证后没有发生变更的声明；以及终端灭菌前产品和组分的微生物监测方案的介绍，或提供自最近一次获得批准及验证后该方案没有发生变更的声明。应强调基于灭菌程序的生物负载的芽孢检测以及耐热性研究。

如果使用之前提交的信息未达到这些要求，应包括申请号和提交日期，以及可找到该信息的机构记录的任何其他相关引用。

Ⓑ 风险评估、工艺理解和前期经验

成功的参数放行系统应以无菌保障体系控制策略的可靠性为基础。我们

建议您的风险评估应重点关注每一批中没有达到最低非无菌概率的产品的风险。风险评估应包括下列内容：

· 终端灭菌程序在经过验证的限度内性能的一致性。

· 关于产品无菌风险的讨论，涉及以下内容：①生产终端灭菌程序；②生产装载模式；③容器密封系统（包括二级包装）；④环境中潜在污染风险（如适用）。对于批准的申请，您应指出上述项目的任何变更，并提供与这些变更相关的产品无菌风险评估。例如，尽管所建立的最短灭菌时间不能缩短，但如果提供适当的稳定性数据支持，则最长灭菌时间可以延长。

· 相关或相似产品（以及容器密封系统）和灭菌工艺有关的经验，无菌的总体风险，以及您已经采取的用于评估和控制这些风险的步骤。对于新产品，应有足够的开发和注册/申报批次的前期经验。

有关您已经了解的拟采用参数放行药品相关的所有知识及生产和检验经验的讨论。

Ⓒ 参数放行过程的文件

针对拟采用的参数放行过程，您提交的申报资料中应包括以下信息：

· 引文对当前相关终端灭菌程序的完整和详细描述。

· 确定参数放行产品的关键工艺参数（工艺/程序参数和产品放行必需的合适的装载监控器），包括这些关键参数的最小和最大限度。关键工艺参数应在经过验证和批准的用于申报产品的无菌保障的限度范围内。

· 须知参数放行程序的关键参数将替代无菌检查的结果作为产品放行的主要标准，并且成品的无菌检查结果将不再用于排除任何不符合参数放行程序验收标准的情况。当出现不符合参数放行关键参数的情况时，特定的灭菌装载将被质量控制部门拒绝放行，除非有返工的规定。

· 须知不管使用何种批次放行技术，按照无菌检查的检验方法（如药典或FDA法规）测试的任何样品都应符合无菌的标准（如稳定性试验或上市后调查的检验）。

· 关于灭菌装载监控器的说明如下：①拟采用的监控器类型；②装载监控器如何使用和分析；③监控器对什么功能进行测量；④监控器摆放位置的合理性。此外，对于间接监控器，我们建议您提供一份声明，证明您使用的间接监控器的类型符合美国国家标准学会（ANSI 2008）的分类。在某些情况下，可适用3级指示剂；但是，对于大多数情况，建议使用5级指示剂。

·控制系统的文件，以核实装载在灭菌过程中的暴露情况。

·对每个实施参数放行的药品，对其检验报告书进行修订，以提示现已通过参数放行提供无菌保障。我们推荐在检验报告中进行提示，将产品放行标准与申请中的承诺建立联系。

● Ⅳ.备案要求

在初始申请的申报资料中申请采用参数放行时，申请应包括参数放行的特定信息以及灭菌工艺验证信息和产品放行标准。对于已批准申请的变更，可以按照21CFR 314.70，21CFR 601.12，或21CFR 514.8（b）的规定按补充申请提交参数放行的申请。参数放行的变更需要FDA的批准才能实施。如果申请人已经具有在相同的生产地点使用相同的灭菌工艺的条件下采用参数放行的经验，同时拟定的药品制剂工艺适合相同的供参数放行使用的验证方案（如，容器密封系统、装载模式、灭菌工艺参数、灭菌程序验收标准等），申请人应通过人用药产品专项报告、兽药产品或生物制品的年度报告来满足文件备案要求。如果您的产品符合这些申报类别之一，请与产品评审部门联系，以核实提交要求。

● Ⅴ.参考文献

［1］American National Standard Institute（ANSI），Association for the Advancement of Medical Instrumentation（AAMI），International Organization for Standardization（ISO）15882，2008，Sterilization of Health Care Products–Chemical Indicators–Guidance for Selection，Use and Interpretation of Results.

［2］The European Agency for the Evaluation of Medicinal Product（EMEA），2001；Committee for Proprietary Medicinal Products：Note for Guidance on Parametric Release，March 2001，CPMP/QWP/3015/99.

［3］Food and Drug Administration，1987，Parametric Release – Terminally Heat Sterilized Drug Products，Compliance Policy Guide（CPG）460.800（CPG 7132a.14），October 2，1987.

［4］International Conference Harmonisation（ICH），2000，Guidance on Q6A Specifications：Test Procedures and Acceptance Criteria for New Drug Substances and New Drug Products：Chemical Substances，Guidance for Industry，Federal Register，Vol. 65，No. 251，December 29，2000.

［5］ICH, 2006, Q9 Quality Risk Management, Guidance for Industry, Federal Register, Vol. 71, No. 106, June 2006.

［6］ICH, 2009, Q10 Pharmaceutical Quality System, Guidance for Industry, Federal Register, Vol. 74, No. 66, April 2009.

［7］PDA Journal of Pharmaceutical Science and Technology, Technical Report No. 30: Parametric Release of Pharmaceuticals Terminally Sterilized by Moist Heat, Supplement, Volume 53, Number 4, July–August 1999.

［8］Pharmaceutical Inspection Convention/Pharmaceutical Inspection Co-operation Scheme (PIC/S): Guidance on Parametric Release, 2007, PI 005–3, September 25, 2007.

［9］Sasaki, T., 2002, Parametric Release for Moist Heated Pharmaceutical Products in Japan, PDA Journal of GMP and Validation in Japan, Volume 4, Number 1.

［10］United States Pharmacopeia (USP) 32–NF, General Chapter <1222> Terminally Sterilized Pharmaceutical Products–Parametric Release, 2009.

八、以容器密封系统完整性检查替代药品无菌检查的稳定性试验方案指南

目　录

本指南代表了美国食品药品管理局（FDA）目前对此问题的看法。它不为任何人创造或授予任何权利，也不约束FDA或公众。如果满足适用法律法规的要求，则可以使用替代方法。关于替代方法的讨论，请联系相应的FDA工作人员。如果您无法确定相应的FDA工作人员，可拨打本指南标题页上列出的电话。

• Ⅰ.目的与范围

本指南文件是对制造商的建议，可以使用无菌检查以外的方法确认容器密封系统的完整性，作为无菌的生物制品、人用和兽用药物以及医疗器械稳定性试验方案的一部分。本指南文件是1998年1月发布的同名指南草案（1998年1月28日，63FR 4272）的正式版本。

生产无菌药品或生物制品的制造商必须对每一批次进行检测，以确保这些产品满足无菌要求。21CFR 211.167（a）；21CFR 610.12。这类药物和生物制剂也需要满足稳定性试验的要求。21 CFR 211.166。稳定性试验的要求包括维护评估稳定性特征的书面试验规程。医疗器械制造商必须验证其生产工艺，包括对无菌器械的灭菌工艺验证。21CFR 820.75。稳定性试验应是此类器械设计验证的一部分。人用体外诊断试剂标签上需要包含稳定性信息。21 CFR 809.10。对于标明无菌的产品，我们认为无菌是一个稳定性特征。

稳定性试验的目的是为原辅料或产品质量在各种环境因素（如温度、湿度和光照）的影响下如何随时间变化提供数据，从而使您能够视情况建立或修改建议的储存条件、再试验周期，以及货架期（shelf life）或有效期（dating period）。本指南文件仅适用于在稳定性书面试验规程（在本文件中指稳定性试验方案）中，用适当的容器密封系统完整性试验替代无菌检查，建议以无菌检查的替代方法来证实容器持续保持无菌的能力。本指南文件不适用于产品放行前无菌检查的试验方法，因为容器密封系统完整性试验无法证明产品的初始无菌性。

本指南文件提供了使用无菌检查的替代方法来确认整个产品的货架期或有效期中容器密封系统的完整性时需要考虑的信息。本指南文件中的建议适用于无菌生物制品、人用和兽用药物（包括创新药和原料药）的批准前和批准后稳定性试验方案。对于医疗器械，本指南文件中的建议适用于标明无菌的器械的稳定性试验方案。

如果您目前将无菌检查作为稳定性试验方案中的稳定性验证试验，您可以继续这样做。如果您的产品已被批准在稳定性试验方案中应用无菌检查的替代方法，本文件不再推荐额外的试验要求。

FDA的指南文件，包括本指南，并非规定法律上的强制责任，而是描述FDA对某一主题的当前想法，除非引用了具体的监管或法定要求，否则应仅将其视为建议。FDA指南中使用"应该（should）"一词意味着这是建议或推荐的，但不是必需的。

● Ⅱ.引言

无菌产品在整个货架期或有效期内应能避免活菌的污染。对于标明无菌的产品，我们认为无菌是一个稳定性特征。因此，稳定性试验方案应包括在整个货架期或有效期内确认产品持续无菌。作为无菌产品稳定性试验方案的一部分，通常至少在初始时间点（放行）和最终试验时间点（即到有效期）进行无菌检查。在此时间内，通常以适当的时间间隔（例如每年）进行额外的试验。然而，如下所述，无菌检查用于证明产品持续无菌时，在方法的可靠性、准确性和从结果中得出可能结论等方面都存在局限性。因此，不建议将无菌检查作为用于确认产品整个货架期或有效期内的持续无菌性的稳定性试验方案的组成部分。替代方法在确认容器密封系统完整性方面可能更可靠。

本指南文件未建议具体的试验方法和验收标准（除参考USP方法外），也未提供全面的试验清单。您应基于良好的科学原则，并考虑特定的产品配方和给药途径（如适用），来确定每个特定容器密封系统的实施细节。

● Ⅲ.定义

以下定义仅适用于本指南。

容器密封系统指包含在产品内并保护产品的所有包装组件。

包装组件指容器密封系统中任意单个部分。典型的组件有容器（例如安瓿、西林瓶、瓶子等）、容器内衬、密封件（例如螺帽、胶塞等）、密封内衬、铝盖、容器内封、使用端口（例如大容量注射剂包装上）、外包装、使用配件和容器标签等。

● Ⅳ.背景

无菌检查长期以来一直用于确认产品在整个货架期或有效期内能够保持无菌状态。然而，众所周知，无菌检查在科学性和实用性方面具有局限性。

其中包括：

1.无菌检查仅能发现检测期间存在的活微生物。

2.检测期间存在的活微生物仅当其可在特定培养基中生长时才能够被发现。

3.无菌检查可能由于在检测期间引入了不确定的微生物污染而受到干扰，导致假阳性结果。

4.无菌检查需要破坏所检测的样品，因此发现阳性或阴性结果时没有重新检查同一样品的机会。

FDA的一些中心试图解决这些局限，在指南文件《人用药和兽药产品灭菌工艺验证申报资料行业指南》（1993年12月3日，58FR 63996）中表达了这些内容。指南 V.A.章节第16页中阐述：

应证明容器密封系统保持微生物屏障完整性的能力，从而证明药品在整个货架期内的无菌性。……如前所述，初始时间点的无菌检查不足以证明容器密封系统的微生物密封性。

在1996年7月10日的《联邦公报》（61 FR 36466）中，我们发布了关于最终指南的通知，标题为"生物技术产品质量：生物技术/生物制品的稳定性试验"，在人用药品注册技术要求国际协调会议（ICH最终指南）主持下编制。ICH最终指南旨在为申请人提供支持生物技术/生物产品上市应用的稳定性研究类型的相关指导。

● Ⅴ.替代方法

稳定性试验方案中无菌检查的替代方法，例如用容器密封系统完整性检查替代无菌检查，包括任何经过适当验证的物理或化学方法（例如：气泡释放法、压力/真空衰减法、微量气体渗透/泄漏法、色水法、密封力或电导率和电容试验法等），或微生物方法（例如微生物挑战或浸入法）。这些检查方法相比于无菌检查能够更有效地体现产品在货架期或有效期内受到污染的可能性。在无菌产品稳定性试验方案中，使用此类容器密封系统完整性检查替代无菌检查的优势包括：

1.此类替代方法可在产品污染之前检测到容器和（或）密封系统的破裂。

2.某些评估容器密封完整性的替代方法可以保护样品使之可用于其他稳定性试验。

3.无菌检查至少需要7天的培养时间，替代方法所需时间可能更短。

4.与无菌检查相比，某些替代方法可降低出现假阳性结果的概率。

有时，申请人建议对含有抑菌剂的产品使用抑菌效力检查替代无菌检查。然而，抑菌效力检查仅检测抑菌剂对五种试验微生物的有效性。该方法不能确认产品无菌性，因为它不能确认是否存在污染，而只能证明抑菌体系对五种试验微生物的有效性。因此，抑菌效力检查并非检测容器密封系统的完整性或证明无菌性保持的有效替代方法。但是，该检查适用于作为多剂量容器稳定性试验方案的一部分在产品货架期或有效期结束时进行，以确认抑菌剂的有效性和抑菌剂的含量。

● Ⅵ.实施

当您试图用容器密封系统完整性检查替代无菌检查作为无菌产品稳定性试验方案的一部分时，我们建议您考虑以下内容：

1.稳定性试验方案中容器密封系统完整性检查可替代除产品放行前以外的时间点进行的无菌检查。

2.容器密封系统完整性检查不能替代产品放行前的无菌检查。

3.任何经验证的容器密封系统完整性检查方法，只要使用恰当的分析检测技术并且与被检测产品相兼容，就都是可接受的。检查方法的充分验证需要通过科学研究证明该方法能够检测到容器密封系统完整性破坏。

4.容器密封系统完整性检查应每年进行一次，并在超期时进行，或按照适用法规的要求进行。

● Ⅶ.申请提交

对于无菌产品的新上市申请，我们建议您在稳定性试验方案中包括容器密封系统完整性检查。待批准的新上市申请，可在批准前进行修改。

如果您希望在已批准的产品中纳入经验证的容器密封系统完整性方法以证明容器持续保持无菌的能力，您必须提交适当的补充申请，如下所示：

人用药物：根据§314.70的规定，提交新药申请和简化新药申请中"特殊补充申请–正在实施的变更"要求的方法和数据。

兽用药物：根据§514.8的规定，提交"补充申请–正在实施的变更"要求的方法和数据。

生物制品：根据§601.12的规定，提交"补充申请–正在实施的变更"要求的附有适当验证数据支持目标变更的补充文件。

医疗器械：根据 §814.39 的规定，提交支持目标变更的带有适当验证数据的 PMA 补充文件。

您应在补充申请资料中讨论该检测方法所评估的内容以及如何适用于微生物密封性评估。您应选择适合相关产品的方法并进行验证。特定方法的验证应适合产品容器密封系统或产品类型。如上所述，有多种容器密封系统完整性检查的替代方法。我们鼓励您开发创新方法用于特定容器密封系统完整性检查。

初始验证研究通常可接受使用灌装培养基的容器。在产品的货架期或有效期内，如果产品中含有抑菌剂等成分会使容器密封系统完整性检查结果产生偏差，则可以使用灌装培养基的容器代替灌装产品的容器进行试验。如果您希望使用灌装培养基的容器进行部分或全部试验，则应在补充申请中包含支持该请求的数据。

如果您生产的多种产品均使用相同类型的容器密封系统，您可以使用括号矩阵法进行完整性检查方法验证。无需对每种产品都进行验证研究。

试验的样本数量应满足统计学要求。通过容器密封系统完整性检查的样品可进一步用于该测试周期或时间点的稳定性试验；但是，检查方法应为非破坏性试验，且样品不受容器密封系统检查方法本身的影响。但是，不应在一个时间点（例如 12 个月）对样品进行容器密封系统完整性检查，然后继续放置样品在以后的时间点（例如 24 个月）进行进一步的稳定性试验。

九、无菌生产工艺生产药品的现行生产质量管理规范

目　录

本指南代表了美国食品药品管理局（FDA）目前对此问题的看法。它不为任何人创造或授予任何权利，也不约束FDA或公众。如果满足适用法律法规的要求，则可以使用替代方法。关于替代方法的讨论，请联系相应的FDA工作人员。如果您无法确定相应的FDA工作人员，可拨打本指南标题页上列出的电话。

● Ⅰ.前言

本指南旨在帮助采用无菌生产工艺生产无菌药品和生物制品的企业达到FDA cGMPs（21CFR 210和211章节）的要求。本指南取代了1987版《使用无菌生产工艺生产无菌药品行业指南（无菌生产工艺指南）》，是1987版的修订版。

企业应结合本指南及《人用药和兽药灭菌工艺验证申报资料行业指南（申报指南）》进行无菌药品的新药申请（NDA）、仿制药申请（ANDA）和生物制品上市申请（BLA）。该申报指南描述了在药品申请中应提交的灭菌工艺验证的信息和数据类型。本指南在此基础上补充了操作规程和实施方法，例如厂房设计、设备适用性、工艺验证和质量控制等，有助于无菌药品生产设施达到cGMPs要求。

FDA的所有指南文件包括本指南，都是非强制的。指南仅代表行业现阶段的观点，除非被特定的法规引用，否则仅作为建议。在FDA的指南中，"should"这个词意味着"建议和推荐"，而非"必须"。

本指南文本框里的内容是美国联邦法规（CFR）中210和211章节cGMPs的要求，旨在通过引用法规帮助使用者更好的理解。文本框里的法规可能不够全面，使用者应参考完整的联邦法规确保达到所有法规的要求。

● Ⅱ.背景

本章节从法规和技术两个层面简要描述FDA制定本指南的背景。

Ⓐ 法规背景

本指南是关于采用无菌生产工艺生产无菌药品和生物制品时cGMPs的要求（21CFR 210和211章节）。虽然指南的重点是21CFR中210和211章节内的cGMPs要求，但是有关生物制品的补充要求在21CFR中600~680章节。对于这些章节下规定的生物制品，§§ 210.2（a）和211.1（b）规定：在无法同时符合600~680章节和210~211章节相关要求的情况下，所述药品的具体规定应当代替一般性规定。

B 技术背景

无菌生产工艺和最终灭菌工艺之间存在本质区别。

最终灭菌工艺通常要求在严格的生产环境中进行产品灌装和容器的密封，以尽可能降低中间产品的微生物和微粒污染，有助于确保后续灭菌工艺的成功。在大多数情况下，药品、容器和密封组件的生物负载可以控制在较低水平，但并非无菌。最终容器中的产品随后接受灭菌工艺处理，例如热力学灭菌或辐射灭菌。

在无菌生产工艺中，药品、容器和密封组件首先以适当的方式分别灭菌，然后再组合到一起。因为产品在最终容器中密封后不再进行灭菌处理，所以必须在更为严格的生产环境中进行产品灌装和容器的密封。与最终灭菌工艺相比，无菌生产工艺存在更多可变因素。在无菌装配成终产品之前，产品的每个部分通常要接受不同的灭菌工艺处理。例如，玻璃容器进行干热灭菌，胶塞进行湿热灭菌，药液进行过滤除菌等。以上生产工艺均要求进行验证和过程控制。任何一个工序失误都可能导致产品受到污染。在无菌装配前或过程中任何对已灭菌的药品、组分、容器或密封组件的手动或器械操作都会产生污染风险，需严格控制。而最终灭菌药品在密封容器中进行最终灭菌，可以降低操作失误造成的风险。

无菌药品生产企业应该清楚认识到销售染菌药品所造成的公众健康风险。不符合cGMPs要求的生产设施最终会危及患者生命。

• Ⅲ.范围

本指南未涉及无菌生产工艺的全部范畴，而是有选择地对一些问题进行讨论。例如：本指南主要阐述终产品的cGMPs要求，而涉及上游原料工艺步骤的信息较为有限。本指南是1987版《无菌生产工艺指南》的修订版，主要涉及人员资质、洁净室设计、工艺设计、质量控制、环境监测及生产记录审核。此外，指南中还讨论了无菌生产工艺中隔离系统的应用。

虽然本指南讨论了cGMPs中有关组分、容器和密封组件灭菌的内容，但并未涉及药品的最终灭菌。公认的原则是只有在最终灭菌工艺不可行的情况下，才使用无菌生产工艺生产无菌药品。然而，一些有特殊作用且优势巨大的最终包装（如双腔注射器）不能使用最终灭菌工艺。在这种情况下，企业可以考虑增加工艺步骤以提高无菌保证水平。

本指南结尾罗列参考文献可供读者借鉴。

● Ⅳ . 厂房和设施

21CFR 211.42（b）厂房内或厂房间的物料、药品容器、密封组件、标签、中间产品、成品等的流向设计应防止污染。

21CFR 211.42（c）操作应在空间适宜的规定区域内进行。为防止污染或混淆，下列操作需在单独或划分的区域或其他控制系统内进行：***（10）无菌生产工艺，必要时应包括：（i）地板、墙面和天花板表面平滑坚硬，易清洁；（ii）温湿度控制；（iii）正压状态下经过高效过滤器过滤的气流供应，层流或非层流均可；（iv）环境监测系统；（v）创造无菌环境的房间设备清洁消毒系统；（vi）控制无菌环境的设备维修系统等。

21CFR 211.46（b）应配置可全面控制气压、微生物、粉尘、湿度和温度的设备，以满足药品生产、加工、包装或储存的要求。

21CFR 211.46（c）生产区域的送风必要时采用空气过滤系统，包括预过滤器和粒子空气过滤器。

21CFR 211.63用于药品生产、加工、包装或储存的设备必须设计合理，大小适当，安装位置应易于操作、清洁和维护。

21CFR 211.65（a）接触物料、中间产品或药品的设备表面不应发生反应、添加或吸附，以免影响药品安全性、均一性、效价或含量、质量及纯度，使其超出法规或其他标准要求。

21CFR 211.67（a）设备与工具必须定期清洁、维护和消毒，以免发生故障或污染，影响药品的安全性、均一性、效价或含量、质量或纯度，使其超出法规或其他标准要求。

21CFR 211.113（b）应制定并遵循防止无菌药品微生物污染的书面规程。规程中应包括所有灭菌工艺的验证。

根据法规规定，无菌生产工艺厂房中独立或特定操作区域应根据操作特点合理控制，以达到不同洁净等级需求。区域设计应该满足微生物和尘埃粒子标准，该标准根据区域内设备、物料和药品的暴露程度，以及在该区域内进行的操作而确定。

洁净区域控制参数应当得到确认期间获得的微生物和尘埃粒子数据支持。

洁净室的首次确认包括竣工后静态条件下空气质量的评价。洁净区域的确认和分级应重点关注动态条件（即设备到位、人员到岗并且进行操作）下产生的数据。合适的无菌生产工艺厂房监测程序也应能够评估在日常运作的动态条件下洁净室是否符合相应的洁净等级要求。

下表总结了洁净区域空气级别及微生物指标推荐的行动限（参考文献1）。

表1　空气洁净级别[a]

洁净区域级别（0.5μm粒子数量/ft³）	ISO对应级别[b]	≥0.5μm粒子数量/m³	浮游菌行动限[c]（CFU/m³）	沉降菌行动限[c, d]（直径90mm平板；CFU/4小时）
100	5	3520	1[e]	1[e]
1000	6	35200	7	3
10000	7	352000	10	5
100000	8	3520000	100	50

a：所有分级均基于生产活动中暴露物料附近的测量数据。

b：ISO 14644–1分级为多行业提供洁净室通用粒子浓度数值。ISO 5粒子浓度等同于100级，也近似等同于欧盟A级。

c：表中数值为推荐的环境质量水平。您可依据实际操作和分析方法特点建立其他合理的微生物行动限指标。

d：可选择额外使用沉降碟。

e：来自100级（ISO 5）的环境样本通常不应存在微生物污染。

对无菌药品质量尤为重要的两个洁净区域是：关键区域和与之相连的辅助洁净区域。

Ⓐ 关键区域－100级（ISO 5）

关键区域是指无菌的药品、容器和密封组件暴露于生产环境的生产区域，该生产环境的设计必须维持产品无菌［§211.42（c）（10）］。关键区域内的操作包括无菌物料灌装和密封前，以及灌装和密封期间的操作（如无菌连接、无菌药品成分添加）。

这个区域关键的原因是其中暴露的产品很容易被污染，且不能在直接容器中再进行灭菌。为了保证产品的无菌性，进行无菌操作（如设备安装、灌装）的环境按特定的质量要求进行控制和维护是十分必要的。环境质量的一个重要指标是空气中的粒子数量，因为粒子不仅可进入产品成为外源污染，也可作为微生物的载体引入生物污染（参考文献2）。设计合理的空气处理系统能减少关键区域的粒子数量。

直接接触已灭菌容器和密封组件，以及灌装/密封操作附近的空气应制定适当的粒子质量要求。灌装/密封操作过程中，层流范围内距离工作点1英尺以内大于等于0.5μm的粒子数每立方米应不超过3520。该空气洁净级别也被称作100级（ISO 5）。

空气洁净级别的确认建议在灭菌产品、容器和密封组件暴露风险最高的位置进行测量。粒子计数仪探头应放置在能取得有意义样本的位置和方向。每个生产班次都应进行日常监测。建议通过粒子在线监测系统来进行静态检测。该系统能够收集更全面的数据，且一般对环境的干扰比手持式粒子计数仪更小。关于粒子监测的其他建议，请参照X.E.部分。

由于产品性质，有些操作能产生大量的来自产品的粒子（如：粉末），但这些粒子没有实质污染产品的风险。在这些情况下，在1英尺距离内测量空气质量并把背景粒子数从空气污染中区分开是非常困难的。此时，空气采样尽可能反应产品暴露区域外来尘埃粒子的真实水平。该区域未进行实际灌装时动态条件下的初始确认能提供操作时非产品粒子的基线信息。

在关键区域经HEPA过滤的空气，其流速应当足够将灌装/密封区域的尘埃粒子清除，并且能在操作期间维持单向流。每条生产线所设定的流速参数都应经过验证，确保关键区域内维持单向流以及动态下的空气质量（参考文献3）。

正确的设计和控制能预防关键区域的紊流及涡流。建立相应的参数后，应进行气流流型测试，以评估是否有紊流或涡流引入或蓄积空气污染（如从临近较低洁净级别带入）。气流流型测试应在关键区域进行，以显示动态条件下单向流及气流流过产品或离开产品时的流向。研究应当用书面形式记录，包括对无菌操作（如干预）及设备设计影响的评估。录像带或其他记录装置可用于最初气流流型评估，并有利于后续设备结构变更的评估。需要注意的是，验证合格的系统也会被不正确的操作、维护或人员行为损害。

关键区域的空气监测样本通常不应有微生物污染。一旦出现污染情况，建议给予适当的调查关注。

Ⓑ 辅助洁净区域

辅助洁净区域有不同的级别和功能。许多辅助区域是用于准备、放置及转移非无菌物料、制剂、中间产品、设备和容器/密封组件的地方。合理设计这些区域环境可降低终产品的粒子污染水平，控制物料灭菌之前的微生物含量（生物负载）。

辅助洁净区域内操作的性质决定了其洁净级别。FDA建议靠近无菌生产线的区域在动态的环境下至少符合10000级（ISO 7）的标准（见表1）。企业也可以将这个区域定为1000级（ISO 6）或保持整个无菌灌装区域为100级（ISO 5）。100000级（ISO 8）标准的洁净区域的适用于非关键操作（如设备清洁）。

Ⓒ 洁净区的分隔

控制污染很重要的一个方面就是在生产操作时要有足够的区间分隔。为了保证空气质量，应维持空气流向从高洁净级别区域流向临近的较低洁净级别区域。对于更高空气洁净级别的房间而言，需要维持其相对于较低级别的临近区域足够的正压差。例如，在两个不同洁净级别的相邻房间之间至少要保持10~15Pa的压差（门关闭时）。在门开启时，要有足够的向外气流来减少污染的侵入，且房门打开的时间要严格控制（参考文献4）。

在一些情况下，无菌生产工艺房间和相邻洁净室有相同的洁净级别。维持两者之间压差（房门关闭的情况下）可保证有效的隔离。如果设计时有非洁净级别房间与无菌生产工艺房间相临，则应该随时保持从无菌生产工艺房间向外的足够的正压差（如至少12.5Pa）来防止污染。若压差低于最低限值，则无菌生产工艺房间的环境质量必须得到恢复和确认。

FDA建议洁净室间的压差在每一个班次内要连续监测并频繁记录。所有的报警都要记录在文件上，超出限值的偏差都要进行调查。

换气次数是洁净室设计另一个重要的参数。对于100000级（ISO 8）的辅助洁净室，通常可接受的换气次数为每小时20次。对于10000级和100级区域，通常需要更高的换气次数。

合适的设备监测系统能迅速识别有可能影响厂房环境的非典型变化。一个有效的系统能在达到行动限之前恢复到确认过的运行状态。例如：设定的压差标准可以对出现的低压问题及时发现（如报警），预防不洁净的空气进入洁净室。

Ⓓ 空气过滤

1. 膜过滤

压缩气体应该有适宜的纯度（如无油），且过滤后微生物及粒子质量应当等同或优于气体进入的环境空气质量。空气、氮气、二氧化碳等压缩气体经常用在洁净室中，用于吹扫或保护覆盖。

为达到适当的高质量标准，可采用膜过滤器过滤压缩气体。经过滤器过滤后的无菌压缩气体，通常用于涉及无菌物品，如物料和设备的无菌操作。举例来说，我们建议将无菌膜过滤器安装于蒸汽灭菌器的进气口、冻干机真空保护器及存放灭菌物料的储罐。灭菌的储罐以及所储存的液体应正压保护或合理密封以防止微生物的污染。应采取适当的安全措施，防止压力变化导致的非无菌气体或液体回流造成污染。

气体过滤器（包括通风口过滤器）应当是干燥的。气体过滤器上的冷凝水会导致使用中发生堵塞或微生物繁殖。使用疏水性过滤器并在适当的地方对过滤器进行加热，以防止水分残留所引起的问题。作为无菌边界或提供影响产品质量的无菌气体的过滤器，建议在安装时和安装后定期（如使用后）进行完整性测试。可能破坏过滤器的操作结束后也建议进行完整性测试。完整性测试失败的应当进行调查，同时应规定适当的周期更换过滤器。

2.高效粒子空气过滤（HEPA）

应保持HEPA过滤器的完整性以确保无菌条件。HEPA过滤器在安装时应进行泄漏测试，以检测在密封圈周围、框架周围或过滤介质不同点是否存在泄漏。无菌生产工艺厂房中的HEPA过滤器安装后应以适当的间隔定期进行泄漏测试，例如每年两次。当空气质量不合格、厂房改造可能会导致天花板或墙面结构破坏时，或培养基模拟灌装试验失败或药品无菌检查失败进行调查时，可以进行额外测试。用于玻璃容器去热原的隧道烘箱和干热灭菌器中安装的过滤器也应当进行泄漏测试。合理情况下，可以用替代方法对这些隧道烘箱等加热区域的HEPA过滤器进行测试。

任何用于HEPA过滤器的泄漏测试的气溶胶应当符合关键物理化学特性（如黏度）标准。邻苯二甲酸二辛酯（DOP）和聚烯烃（PAO）是两种常用于泄漏测试的气溶胶。有些气溶胶可能会对测试环境造成微生物污染的风险。因此，使用任何一种替代的气溶胶都应确保其不会促进微生物生长。

过滤器泄漏测试和效率测试之间有本质区别。效率测试是用来确定过滤器的等级的通用试验。完整的HEPA过滤器应当能截留至少99.97%以上直径大于0.3μm的粒子。

另一方面，定期进行泄漏测试的目的是为了发现过滤介质、过滤器框架和密封圈周围的泄漏。测试通常采用亚微米级直径的光散射粒子组成的多分散气溶胶，其中包含大量大约0.3μm左右的粒子。如果泄露测试中不在过滤器上游使用足够的已知直径的粒子，则无法有效检测泄漏。在过滤器上游使用的气溶胶浓度应适合于气溶胶光度计的准确度。泄漏测试应当就地进行，在过滤面下游用光电探测头以每分钟1个立方英尺的采样速率进行扫描测试。由探头测量出下游的泄漏量，然后计算出占上游挑战浓度的百分比。应在离过滤器表面1~2英寸的位置对整个过滤器和框架的表面进行扫描。HEPA过滤器全部扫描过程需完整的记录。

单个探头读数达到上游挑战浓度0.01%就可以被认作是严重泄漏，应当更换HEPA过滤器或条件允许时进行局部修补。修补的部分随后需再次测试确认。

HEPA过滤器仅进行泄漏测试不足以监测过滤器的所有性能。定期监测过滤面空气流速均匀性（以及与临近过滤器的一致性）等过滤器属性也是很重要的。空气流速的变化可导致紊流，增加污染的可能性。关键区域HEPA过滤器的单向流流速测试可以在距离过滤器表面6英寸的位置，以及接近工作面的特定位置进行测量。定期的流速监测可以为进行无菌生产工艺操作的关键区域提供有用的数据。测量应当参考现场气流流型测试时所建立的流速范围。当在过滤器覆盖区域检测到空气流速不均匀或气流流型可能受负面影响时，应当更换HEPA过滤器。

虽然供应商通常会提供这类服务，但药品生产企业有责任确定设备的技术规格、测试方法和可接受标准等，确保这些认证服务满足要求。

Ⓔ 设计

注意：本章节所讨论的设计原则并不全面。我们也鼓励采用其他提高无菌保障的技术。

无菌生产工艺的设计应最大程度降低无菌物料在生产操作过程中暴露于污染的风险。减少无菌物品的暴露时间，提供尽可能高水平的环境控制，优化生产工艺流向，设计设备以防止低质量的空气侵入100级（ISO 5）的洁净区域，这些对于提高无菌保障十分关键（参考文献4）。

应当优化人流和物流以减少不必要的活动，防止增加对暴露的产品、容器–密封系统和周围环境的潜在污染风险。设备布局应当从人体工程学的角度出发，提高操作人员的舒适度并优化动线。无菌生产工艺房间内的人员数量应尽可能少。人流设计应尽可能降低人员进出无菌生产工艺房间的频次，特别是进出其中关键区域的频次。同时，对进入传统洁净室或隔离系统内关键区域的传递次数应尽可能减少。为了防止气流的变化引入低质量空气，应适当限制关键区域附近的移动。

无菌生产工艺期间任何干预或停工都有可能增加污染的风险。无菌生产工艺采用的设备在设计上应降低和人员无菌干预的次数和复杂程度。例如，引进在线称重装置减少人员干预，从而消除关键区域内一项重复的人工活动。对预先连接的装置进行在线灭菌（SIP）代替灭菌后装置的无菌连接操作也可以免除大量的无菌操作。工艺步骤自动化，例如使用机器人等技术，可以进一步降低产品污染风险。

产品应当在适当的洁净环境中转移。例如，冻干工艺中半压塞的无菌灌装产品的转移。为了防止污染，半压塞的无菌产品只能在关键区域内转移。厂房设计应保证为灌装线和冻干机之间的区域提供100级（ISO 5）保护。传送和装载程序应提供相同级别的保护。

应当通过适当设计的设备对无菌药品及其容器-密封系统进行保护。在恰当位置精心设计的软帘和硬质塑料挡板都可以作为保护屏障，以达到隔离无菌生产线的目的。使用无菌隔离系统则进一步增强对产品的保护（附录1）。

由于组成无菌生产工艺厂房的不同房间相互依存，必须仔细定义并严格控制洁净室之间的动态相互作用。用双扉或集成式灭菌器能帮助产品单向流动，通常从低洁净级别转移至高洁净级别区域。气闸室或连锁门有助于更好地控制无菌生产工艺厂房中的空气平衡。气闸室应当安装在无菌生产区域入口和相邻无级别区域之间。其他如人员进出或物料存放的进出口也适合安装气闸室。物料（如中间成品、设备、器具）从较低级别进入较高级别洁净室时应采取适当控制措施，以防止侵入污染。例如，书面规程中应说明为保证房间环境条件不受影响应如何将物料放入无菌操作室，其中包括根据适当的规程对物料进行消毒，如在关键区域内使用恰当方式进行灭菌。

如果加塞的瓶子在轧盖之前移出无菌生产区域或房间的，应当采取适当防护措施保护产品，如在完成轧盖工序之前持续的局部保护。采用在线检测装置以发现未完全密封的塞子，可以提供更多的安全保证。

洁净室通常设计为具有特定用途的功能单元。洁净室的建筑材料要确保便于清洁和消毒。恰当的结构特点，例如、地板与墙面之间及可见的拐角处使用无缝圆弧连接。地板、墙面及天花板表面应光滑、坚硬，易于清洁。天花板和与之连接的HEPA过滤器组的设计应能够保护无菌物料不受污染。洁净室内也不应放置不必要的设备、装置或物料。

工艺设备和系统应配置卫生附件和阀门。除极少数情况外，无菌生产工艺厂房内仅100000级（ISO 8）区域可设置地漏，其他级别的洁净室均不适合设置地漏。无菌生产工艺厂房内安装的地漏必须经过妥善的设计。

设备应合理设计以便于灭菌，同时应保证易于安装，便于无菌组装。应考虑设备设计对洁净室环境的影响，避免水平表面和壁架上蓄积粒子。设备不应该阻挡气流，关键区域内的设备，其设计不应干扰区域内的单向气流。

偏差或变更控制系统应当覆盖由于空气处理系统或其他设备断电所引起的非典型条件，以及施工活动对厂房控制所带来的影响。书面规程中应说明如何在断电之后将设备恢复正常运行状态。

• Ⅴ.人员培训、资质和监控

21CFR 211.22（a）应该要有一个质量控制部门，该部门有批准和拒绝所有的物料组分、药品容器、密封组件、中间产品、包装材料、标签和药品的职责和权力，并有权审查生产记录，以确保无差错，或即使出现差错也已经进行了全面的调查。质量控制部门负责根据合同，批准或拒绝由其他公司外包生产、加工、包装或贮存的药品。

21CFR 211.22（c）质量控制部门负责批准或拒绝影响药品成分、含量、质量和纯度的所有程序或规范。

21CFR 211.25（a）每位从事药品的生产、加工、包装或储存的人员应接受过教育、培训并且具有实践经验，使之能履行所分配的职责。培训应针对人员要履行的具体的操作要求进行，也要在cGMPs方面（包括本章里的cGMPs条例及这些条例所要求的书面操作程序）进行培训，因为这些都和人员的职责有关。应当由合格人员持续定期地开展cGMPs方面的培训，要确保人员熟悉适用于他们的cGMPs要求。

21CFR 211.25（b）每一位负责监督生产、加工、包装或储存工作的人员应当是接受过教育、培训，并具有实践经验，使之能履行所分配的职责。以此作为提供药品安全、成分、含量、质量及纯度的保证。

21CFR 211.25（c）应当配备足够的合格人员执行和监督每种药品的生产、加工、包装或储存。

21CFR 211.28（a）从事药品生产、加工、包装或储存的人员应穿上与其所要履行的职责相匹配的洁净服。所穿的洁净服根据需要应覆盖头部、脸部、手部、臂部，避免药品受污染。

21CFR 211.28（b）人员应保持良好的个人卫生和健康。

21CFR 211.28（c）只有经过管理人员授权的人员才可以进入限制进入区域的建筑物和厂房。

21CFR 211.28（d）任何人在任何时候（或是通过医学检查或观察外观）明显表现出影响药品安全或质量的疾病或开放性伤口，应避免接触组分、药品容器、密封组件、中间产品和成品，直至恢复或由有资质的医务人员确认不会危害药品的质量或安全。所有人员应接受培训并明确应向管理人员报告个人的任何可能会对药品产生不利影响的健康状况。

21CFR 211.42（c）操作应在明确规定的适当大小的区域内进行。下列程序应当在隔开或划定规定的区域或其他的控制系统区域内操作，防止受到污染或交叉污染：***（10）无菌生产工艺，适用情况包括有：***（iv）环境监控系统；***。

21CFR 211.113（b）应当制定和遵循防止无菌药品微生物污染的书面操作规程。这些操作规程应当包括所有灭菌工艺的验证。

Ⓐ 人员

设计精良、维护良好、运行顺畅的无菌生产工艺可以最大程度地减少人员的干预。在无菌生产工艺中，随着操作人员活动的增加，终产品无菌保障失败的风险也会增加。为了保证产品的无菌性，应确保涉及无菌工艺的人员始终采取无菌操作技术。

在允许人员进入无菌生产区域之前应当进行适当的培训。基础培训内容应包括无菌操作技术、洁净室行为规范、微生物学、卫生学，更衣程序、无菌药品污染对患者的危害，以及涵盖无菌生产区域操作的具体书面操作规程。在首次培训后，人员应持续定期参加再培训。在实际操作过程中，监管人员应当对每个操作者定期评估查看是否符合书面操作规程。同样的，质量控制部门应定期检查，以确保实际生产操作中的无菌操作技术与书面操作规程一致。

保持无菌物品和表面无菌的技术包括：

·仅用无菌器具接触无菌物料

在处理无菌物料时应始终使用无菌器具。在使用过程中，器具要置于100级（ISO 5）的环境中，并以防止污染的方式保存（如，放在无菌容器中）。在操作过程中，必要时应更换器具。

在初次更衣后，为了最大程度地降低污染风险，无菌手套应当定期消毒或更换。人员的衣服或手套的任何部位不应直接接触无菌药品、容器、密封组件或关键表面。

· 移动要缓慢而小心

在关键区域快速移动可能会产生不可接受的湍流。这种快速移动会破坏单向气流，是对超出洁净室的预期设计和控制参数的挑战。在整个洁净室内应当遵循缓慢、小心移动的原则。

· 让整个身体远离单向气流

单向气流设计是为了保护无菌设备的表面、容器-密封组件和产品。关键区域单向气流的中断会给无菌药品带来污染的风险。

· 采用不影响药品无菌性的方式进行必要的操作

为了保持无菌物料附近的无菌状态，正确的无菌操作方式应当是从物料旁边，而不是从物料上方进行操作（在垂直单向气流下的操作）。而且，操作人员应当避免在关键区域附近交谈。

· 维持正确的更衣控制

在无菌操作之前和在整个操作期间，操作人员不应进行任何会给工作服带来不合理污染风险的活动。

只有合格、正确更衣的人员才允许进入无菌生产区域。工作服应当在身体和暴露的无菌物料之间形成屏障，防止从身体上产生的微粒和微生物脱落污染无菌物料。FDA建议工作服应经过灭菌而且不易脱落，能遮盖皮肤和头发（面罩，头套，胡须套，护目镜和有弹性的手套是更衣的一般组成部分）。书面操作程序应详细描述以无菌的方式完成更衣的方法。衣服与衣服之间要有重叠，形成充分屏障（如手套要叠住衣服的袖口）。如果工作服的某一部分撕裂或有缺口，应当立即更换。手套应当经常消毒。

应制定有效的程序对人员无菌生产要求的执行情况进行定期评估。应有无菌更衣确认程序，评价洁净室操作人员在更衣后保持工作服无菌状态的能力。我们建议所述确认程序包括在工作服的几个位点（例如：手套手指、面罩、前臂、胸部等）进行微生物表面采样。采样点应合理。为确保无菌更衣技术持续有效，首次更衣评估后，应提供各个位点在适宜时间段内的监测情况进行周期性的再确认。在那些人员参与较少、监测数据可以反映环境控制情况的自动化操作区域，年度再确认就可以满足要求。对于任何无菌工艺操作，如果出现不利情况，提示需要进行额外确认或更频繁的再确认。

为了保护暴露的无菌产品，人员应当维持工作服的无菌状态，并严格执行适当的无菌操作流程。应有书面规程充分说明人员需要再培训、再确认或转岗到其他区域的情况。

Ⓑ 实验室人员

无菌生产过程中的培训、无菌操作技术和人员资质确认的基本原则，也同样适用于进行无菌取样和微生物实验室检测的人员。如果实验室产生的数据的有效性有问题，则不能认为工艺和系统是受控的或可重复的。

Ⓒ 监测程序

人员会显著影响无菌生产区域的环境质量。应当建立一个灵敏且快速反应的人员监测程序。应对每天或每批生产后每个操作者手套表面采样进行监测。除了对手套采样外，还应选取工作服的某些关键位置进行定期采样监测。质量控制部门应当针对劳动强度大（即那些需要进行重复或复杂无菌操作）的操作人员，建立一个更完整的监控程序。

无菌操作技术是无菌生产工艺运作的基础。在无菌生产间的操作人员的任务之一就是在整个操作中保持手套和工作服不受污染。在采样前消毒手套是不合适的，因为它会影响在无菌操作过程中污染微生物的回收。当操作者的检查结果超过设定的标准或出现不良趋势时，应当马上进行调查。后续的调查行动包括增加采样、密切观察、再次培训、更衣的再确认，在一些情况下，将个别人员安排到无菌生产区以外。微生物趋势系统，以及非典型趋势影响的评估，将在第X章节：实验室控制详细讨论。

● Ⅵ.物料和容器/密封系统

21CFR 210.3（b）（3）药品物料是指在药品生产中所用到的所有成分，包括那些在成品中可能并不出现的成分。

21CFR 211.80（a）应有书面规程对物料、药品容器、密封组件的接收、鉴定、储存、处理、取样，以及批准放行或拒绝放行进行详细说明，并执行此规程。

21CFR 211.80（b）物料、药品容器和密封组件应当始终要以防止被污染的方式处理和储存。

21CFR 211.84（d）样品应按照以下方式检查和检测：＊＊＊（6）对易被微

生物污染的物料、药品容器或密封组件，考虑到用于预期用途会产生异议，在每一个批次使用之前应进行微生物检验。

21CFR 211.94（c）药品容器和密封应当是清洁的，根据药品的特性不同进行消毒和处理，通过除热原以确保与预期的用途相适应。

21CFR 211.94（d）对于药品容器和密封组件，应编写和遵循标准或规范、检测方法，以及清洁、消毒和处理方法，从而去除热原。

21CFR 211.113（b）制定和遵循防止无菌药品微生物污染的书面操作规程。这些操作规程应包括所有灭菌工艺的验证。

A 物料

无菌生产工艺生产的药品可能会由于所用的一种或多种物料被微生物或内毒素污染而使得药品受到污染。这些物料包括活性原料、注射用水（WFI）和其他辅料。确定每种物料微生物污染的特点（如：生物负载、内毒素）并建立合适的接受限度是非常重要的。

因为注射用药产品应该是无热原的，所以内毒素含量数据很重要。应制定书面规程和恰当的标准，接受或拒绝每批次可能包含内毒素的物料。任何不符合规定的内毒素限度的物料，都应当拒收。

无菌生产工艺的每种物料要分别灭菌或几种物料混合后再灭菌。在评估灭菌工艺是否合适时，了解微生物负载很重要。适用于药品物料的灭菌方法包括几种（见第Ⅸ章节的相关讨论）。最常用的方法是将物料溶解到注射用水等溶剂中，然后对溶液进行过滤。溶液通过一个灭菌过滤膜或筒式过滤器来进行过滤。过滤除菌通常用于可溶解且不耐热的物料。该方法的另一个衍生的方法是将过滤后的物料溶液进行无菌结晶和沉淀（冻干），形成无菌粉末。但是，这种方法需要更多的操作处理，因此在加工过程中受污染的可能性更大。

干热灭菌适合热稳定且不可溶解的物料。由于粉剂的隔热性能，在对粉剂进行灭菌时，需仔细研究热穿透及热分布状况。

辐射灭菌也可用于某些物料的灭菌。需研究证明这种物料适合辐射灭菌。

B 容器/密封

1.准备

容器和密封组件应是无菌的，注射剂应该是无热原的。使用的哪种工艺主要由容器和（或）密封的材料性质决定的。该工艺的验证研究应当足以证明它能使物料达到无菌和无热原的状态。书面规程应规定这些工艺再验证的频率，以及无菌无热原的容器和密封组件的储存时限。

玻璃容器的灭菌前准备通常包括一系列的清洗和冲淋程序，这对去除外来的杂质很重要。我们建议用高纯水冲洗，这样不会污染容器。对于注射剂，最后一道冲洗水应当符合USP对注射用水的要求。

通过将已知量的内毒素加入到容器和密封组件，然后测定除热原后残留的内毒素量，可以评估除热原工艺的有效性。挑战实验可以通过将复溶的内毒素溶液直接加到被测试物体的表面。让内毒素溶液自然风干。阳性对照用来计算内毒素的回收率。验证研究数据应能证明工艺将内毒素含量至少降低99.9%（3个lg值）（见第Ⅶ章节）。

玻璃容器进行干热灭菌能同时实现灭菌和除热原两个目的。干热灭菌及除热原的工艺验证应包括适当的热分布和热穿透研究，以及最差条件下的工艺程序、容器特征（如：体积很大）及模拟实际生产运行下的装载模式（第Ⅸ章节C部分）。用于注射剂的塑料容器也应当是无热原的。在使用时，注射用水多次冲洗能有效去除容器上的热原。

塑料容器可以用特定的气体灭菌、辐射灭菌或其他适当的方法灭菌。对于环氧乙烷（EtO）等气体，应注意一些事项。例如，应密切监测环氧乙烷灭菌循环的参数和限值（如温度、压力、湿度、气体浓度、暴露时间、排气、进气和残留量确认）。环氧乙烷是一种有效的表面灭菌剂，也能穿透多孔织物包装的物品。生物指示剂在证明环氧乙烷和其他气体灭菌工艺的有效性上特别重要。我们建议灭菌工艺需严格控制和验证，以评估灭菌气体是否满足穿透一致性的要求以及尽可能减少残留物。环氧乙烷灭菌工艺的残留物，通常包括环氧乙烷和它的副产品，应当在设定的限度内。

橡胶密封组件（如：胶塞及注射器活塞）可以在湿热灭菌或辐射灭菌前进行多次的清洗和冲淋。初次冲洗至少应使用内毒素含量最低的USP规定的纯化水，然后用注射用水进行最终冲洗。通常，除热原可通过使用加热的注射用水多次冲洗来实现。冲洗、干燥（适当时）和灭菌之间的时间应尽可能缩短，因为胶塞上的残留湿气可以促进微生物的生长及内毒素的产生。由于橡胶是热的不良导体，热力学火菌验证过程应当特别注意胶塞的热穿透性（第Ⅸ章节C部分）。冲洗过程的验证数据应证明橡胶材料中的内毒素已被成功去除。

硅化处理是胶塞的一个潜在的污染源。制备胶塞的硅化物质也应符合恰当的质量控制标准，确保对药品的安全、质量和纯度不会产生负面影响。

对容器和密封组件进行灭菌和（或）除热原的合同厂房应和内部厂房符合同样的 cGMP 的要求。药品成品生产商应当审核和评估合同方的验证方案和最终验证报告。根据 21 CFR 211.84（d）（3），定期确认供应商测试结果的可靠性的生产商，可以根据目测和分析证书审核，接收容器和密封组件。

2. 容器密封系统的检查

允许微生物渗透的容器密封系统不适用于无菌产品。在最终密封产品检查时，应当查出和剔除任何有损坏或有缺口的产品。采取安全措施，严禁容器完整性缺陷并导致无菌性受破坏的产品出厂。设备适用性问题或输入的容器和密封组件有缺陷，会使容器密封系统完整性丧失。例如，由于机器有故障和散装成品违规放置，未能检测到有裂痕的药瓶而导致药品的召回。如果是不易检测到的破损导致容器密封完整性的丧失，那么为了预防这样的缺陷出现并对这样的缺陷进行探测，应当迅速实施改进措施。

给药装置有功能性缺陷（如注射装置有问题、注射量）也可能导致产品质量问题，应当采用恰当的在线检测措施。

根据 21 CFR 211.192 的规定，任何缺陷及在中间产品或终产品检查中出现的超限结果均应进行调查。

• Ⅶ. 内毒素控制

21CFR 211.63 用于药品生产、加工、包装或贮存的设备，应当设计合理、大小适当、布置合理，从而便于操作、清洁和维护。

21CFR 211.65（a）接触物料、中间产品或药品的设备表面应当是不会发生改变超出官方规定或其他既定要求的药品安全、成分、含量、质量或纯度的化学反应或吸附作用。

21CFR 211.67（a）设备与器具应当定期清洁、维护和消毒，防止出现故障或受到污染，改变超出官方规定或其他既定要求的药品安全、均成分、含量、质量或纯度。

21CFR 211.94（c）药品容器和密封组件应当是清洁的，根据药品的特性不同，进行灭菌处理和除热原，确保与预期的用途相适应。

21CFR 211.167（a）对标明无菌和（或）无热原的每批药品，应有特定的实验室进行检验确保符合要求。检验步骤应形成书面操作规程并执行。

注射剂的内毒素污染可能是 cGMP 控制不当引起的。因为内毒素限度是根据正常健康成人的体重确定的，所以某些患者群体（如初生婴儿）、同时注射其他药物的人、大容量或大剂量注射的人，这些患者的热原风险可能比普通人更高。这些临床问题强调了实施适当的cGMP控制措施以防止产生内毒素的重要性药品物料、容器、密封组件、储存时间限制、生产设备等均需要控制内毒素。

设备充分的清洁、干燥及储存可以控制生物负载，防止内毒素的产生。设备的设计应当易于装卸、清洁和消毒或灭菌。如果不采取适当的程序，在上游和下游的工艺设备都会产生内毒素。

经证明除菌级过滤器和湿热灭菌不能有效去除内毒素。设备表面的内毒素可以通过干热处理灭活，或通过清洁程序从设备表面去除。一些在线清洁程序首先用高纯水和（或）清洁剂（如：酸、碱、表面活性剂）冲洗，然后用加热的注射用水进行最终冲洗。除非灭菌后马上要使用该设备，否则设备清洗后应干燥处理。

Ⅷ. 时间限制

21CFR 211.111如果条件合适，制定每一生产阶段的时间限制以确保药品的质量。时间限制出现偏差，如果不危及药品质量也可以接受。但这些偏差应当确认并存档。

如果条件合适，无菌生产工艺的每个步骤必须有时间限制（§ 211.111）。时间限制应当包括从半成品混合开始到灭菌的时间、过滤时间、在生产线上的产品暴露时间、灭菌后的设备、容器和密封组件的储存时间等。不同生产过程制定的时间限制应当有数据支持。在建立例如配液过程的时间限制时，应对生物负载和内毒素负载进行评估。

产品过滤的总时间不应超过防止微生物穿透滤器的最长时间。这样的时间限制也可防止上游生物负载和内毒素负载的显著增加。因为用于上游溶液澄清或去除粒子的滤器会发生微生物附着，所以也应当建立和确认它们的最长使用时间。

Ⅸ. 无菌生产工艺验证和灭菌验证

21CFR 211.63，211.65及211.67设备设计、大小和位置；设备构造；设备清洁和维护。

21CFR 211.84（c）应当按照以下步骤进行采样：***（3）必要时应使用

无菌设备和无菌采样技术。

21CFR 211.100（a）应制定生产及过程控制书面规程，以确保药品具有其应有的均一性、含量或效价、质量和纯度。规程中必须包括在本***部分的所有要求。

21CFR 211.113（b）应制定并遵循防止无菌药品微生物污染的书面规程。规程中必须包括所有灭菌工艺的验证。

本节主要讨论关于常规确认和验证研究的建议。变更控制程序在这里仅简要说明，但却是企业质量系统的重要组成部分。厂房、设备、工艺或检验方法的变更应当通过书面变更控制程序进行评估，以确定是否需要再验证或再确认。

Ⓐ 工艺模拟试验

为保证无菌产品的无菌性，必须对灭菌、无菌灌装和密封工艺进行充分的验证（§ 211.113）。如果产品的灭菌组件（制剂、容器和密封组件）组装条件可能造成其中任一组件污染，那么即使使用最有效的灭菌工艺也无法达成无菌目标。

应当采用能够支持微生物生长的培养基代替产品进行无菌生产工艺操作的验证。无菌工艺模拟试验，又称为培养基模拟灌装，通常包括使微生物生长培养基暴露于产品接触的设备表面、容器密封系统、关键区域环境和工艺操作，以充分模拟产品本身可能会经历相同的暴露。然后对装有培养基的密封容器进行培养，检测是否有微生物污染。该结果用来评估单位药品在实际操作过程中（如初始阶段、添加无菌物料、无菌连接、灌装、密封）受到污染的可能性。无菌工艺模拟试验中的环境监测数据也可为生产线评估提供有用的信息。

1.研究设计

培养基模拟灌装程序应该包括在生产线上可能出现的污染风险因素，并准确评价过程控制的状态。培养基模拟灌装研究应尽可能模拟无菌生产工艺操作，如条件允许，纳入最差活动和条件以挑战无菌生产工艺操作。FDA建议培养基模拟灌装程序包含下列适用要素：

·与在生产线可能造成污染风险的最长允许运行时间有关的因素（如操作员疲劳）。

·每次运行中代表性数量、类型和复杂性的常规干预，以及非常规干预和事件（如维修、停机、设备调整等）。

·冻干，如适用。

·设备的无菌组装（如在工艺初始阶段）。

·人员数量及活动。

·代表性数量的无菌添加（如：容器和密封组件及无菌物料装载）或转移。

·轮班、休息及更换工作服（如适用）。

·无菌设备断开/连接的类型。

·无菌采样。

·生产线速度和构造。

·重量检查。

·容器密封系统（如尺寸、类型、与设备的兼容性）。

·与无菌生产工艺相关的书面规程中的具体规定（如执行清场前的允许条件）。

每次培养基模拟灌装试验都要准备好批记录，记录生产条件和模拟活动等。培养基模拟灌装批和常规生产批应当同样谨慎。应当明确定义企业在培养基模拟灌装期间所模拟条件和活动的根本原因。培养基模拟灌装试验不能用来证明会引起不必要的污染风险做法是正确的。

2.试验频率和数量

当首次验证生产线时，培养基模拟灌装试验应当重复足够次数以保证结果是一致并且有意义的。重复试验很重要，因为单次试验具有不确定性，而多次试验出现不同结果则意味着工艺不受控制。我们建议在首次生产线验证期间，至少进行3次连续成功的培养基模拟灌装试验。随后，每一条生产线每半年进行一次常规验证，由此评估无菌生产工艺的受控状态。每个班次里出现的代表性活动和干预，以及交接班应当列入半年期的验证计划中。例如，对生产班次的评估应该确认其独特的时间相关性和操作特征。所有被授权在生产期间可进入无菌操作间的人员，包括技术和维修人员，都应至少每年参加一次培养基模拟灌装试验。参与程度应当与人员在常规生产中的职责相一致。

应当使用书面的变更控制程序评估产品或生产线的每一个变更。任何有可能影响无菌生产工艺导致灭菌产品可能受到污染的变更或事件，都应当通过培养基模拟灌装试验进行评估。例如厂房和设备的调整、生产线结构改变、人员重大调整、异常环境检测结果、容器密封系统改变、长时间停机或终产品无菌检查显示产品污染等，都可能需要系统再验证。

如果培养基模拟灌装数据显示工艺非受控状态，应该进行调查，确定污染的来源及问题的范围。执行纠正措施后，应当进行工艺模拟试验，确认已经纠正缺陷，并且工艺回到受控状态。当调查无法就培养基模拟灌装试验失败的原因找到有充分支持的实质性结论，需要进行连续三次的成功试验，并且加强对生产过程的审查。

3. 试验持续时间

无菌生产工艺的运行时间是培养基模拟灌装试验设计中的一个重要考虑因素。尽管最准确的验证模式是模拟全批量和完整的持续时间，因为这最接近实际生产操作，但也可以使用其他适合的模式。培养基模拟灌装试验运行的时间长度应当根据操作和干预的总时间及实际的无菌工艺运行时间来确定。经常发生的干预每次均应进行模拟，而很少发生的干预可定期模拟。

虽然常规的生产线通常都是自动化高速运转，而且在设计上限制人员的干预，但某些工艺仍然有大量操作人员参与。如果无菌生产工艺使用手工灌装或密封，或存在大量的手工操作，那么工艺模拟时间一般不能少于实际生产时间，以有效模拟由操作员带来的污染危险。

对于冻干操作，FDA建议在模拟工艺时，未封口的容器在冻干机腔室内部分抽真空，不进行冷冻，并注意维持培养基处于有氧状态，以避免抑制微生物生长。

4. 试验批量

模拟试验批量应当满足模拟商业化生产的条件并且能够准确评估商业批污染的可能性。在工艺模拟试验过程中灌装的单位数量应当基于给定工艺的污染风险确定，且应足够准确模拟生产过程中的代表性活动。一般可接受的最低批量在5000~10000单位。对于生产规模小于5000单位的情况，培养基模拟灌装试验的单位数量应当至少等于生产线上的最大批量（参考文献8）。

如果工艺设计的污染概率比较高（如手动密集型灌装线），那么应该使用全批量或接近全批量的试验批量。与此相比，在隔离系统内进行的工艺（附录1）由于没有直接的人员干预，污染风险较低，因此模拟试验可以使用更低的批量进行部分模拟。

培养基模拟灌装试验的批量是非常重要的考虑因素，因为一些批次由多个班次生产或者产量极大。在设计模拟试验时，应当仔细衡量这些因素，充分考虑与大规模操作有关的各种情况和所有潜在风险。

5.生产线速度

培养基模拟灌装程序应当充分考虑生产过程中使用的生产线速度范围。每次培养基模拟灌装试验应当只评估单一生产线速度，而所选择的速度应当合理。例如，高生产线速度通常最适于评价存在频繁干预和大量手工操作的生产工艺。低生产线速度通常适于评价无菌药品和容器/密封组件在无菌区域内长时间暴露的生产工艺。

6.环境条件

培养基模拟灌装试验应充分体现实际生产操作时的条件。在特殊的空气粒子和微生物质量的条件下进行培养基模拟灌装试验，或者在准备进行培养基模拟灌装试验时采取生产控制和预防措施，都有可能导致评估不准确（使工艺看起来比实际更清洁）。标准操作规程中允许的最差情况（如最大数量人员和活动水平的提高），应包含在培养基模拟灌装试验中模拟类似的挑战，以支持这些研究的合理性。最差条件不包括人为创造的极端环境，例如调整HVAC系统使其在最差条件下运行。

7.培养基

一般而言，会使用微生物生长培养基，例如胰酪大豆胨液体培养基。特殊情况下应当考虑使用厌氧生长培养基（如硫乙醇酸盐流体培养基）。选用的培养基应当可以促进革兰阳性菌、革兰阴性菌、酵母菌和霉菌的生长（例如USP中的指示微生物）。QC实验室应当判断USP中的指示微生物是否足以代表生产有关的分离菌。可在促生长试验中增加环境监测和无菌检查分离菌或用其替代指示微生物（如适用）。促生长试验应接种<100CFU的挑战微生物。如果促生长试验失败，仍应当调查在模拟试验期间发现的污染来源，并及时重复培养基模拟灌装试验。

应当使用最适于检出微生物污染的培养基和条件以准确模拟生产工艺。每个单元内应灌装合适体积和种类的微生物生长培养基，使其接触容器密封系统内表面（倒转或彻底振荡），并且应能够目测发现微生物生长。

一些药品生产企业担心培养基模拟灌装试验期间的培养基可能会污染厂房和设备。但是如果培养基处理得当且后续及时清洗、消毒，必要时对设备进行灭菌，那么随后生产的产品就不大可能受到污染。

8.培养基模拟灌装产品的培养和检查

培养基模拟灌装产品应在适当的条件下培养，以检出原本不易培养的微生物。一般按照以下原则确定培养条件：

·培养温度应适宜于生物负载和环境分离菌恢复生长，培养期间的温度不应超出20~35℃，温度应当维持在目标温度的 ± 2.5℃的范围内。

·培养时间应当不少于14天。如果培养基模拟灌装产品在两个温度下培养，那么每个温度至少培养7天（从较低温度开始）。

应由经过学习和培训并且有足够经验的人员检查培养基模拟灌装产品的污染情况。如果QC人员不进行所述检查，那么QC部门应当监督检查过程。在检查过程中发现的所有可疑的灌装产品应当立即报告QC微生物检查员。为了便于观察微生物的生长，我们建议用透明的容器（在其他方面具有同样的物理性质）替代琥珀色的或其他不透明的容器。也可以考虑采用其他适用的方法保证目检结果。

企业在培养基模拟灌装运行后立即进行最终产品检查，所有完好的灌装产品都应进行培养。对于存在与完整性无关缺陷（如表面缺陷）的产品也要进行培养；剔除完整性受到破坏的产品。被错误剔除的产品应当及时送回并与同一培养基模拟灌装试验批一起培养。

培养过程中，任何发现有损坏的产品都应记录在培养基模拟灌装数据中，因为这些产品代表着放行后流入市场的药品。从最终试验记录中剔除已培养的产品（如完整性破坏）的任何决定都必须充分说明理由，并在培养基模拟灌装试验报告中解释偏差。如果难以检查到的破损与微生物污染之间存在关联，应该进行彻底调查以确定破损原因（Ⅵ.B部分）。

有关无菌干预的书面规程应当清晰明确（如干预类型、移除产品的数量），以便在培养基模拟灌装试验中模拟与生产一致的操作并进行评估。如果书面规程和批记录中充分说明了相关剔除，那么干预剔除的产品就不再需要进行培养。如果规程不明确，那么就没有充分的理由把干预中剔除的产品排除在培养之外。例如，假如生产规程要求在每次对胶塞机进料干预后剔除10个产品，那么批记录（即生产记录和培养基模拟灌装试验记录）应当清楚记录与该规程的一致性。任何情况下，培养基模拟灌装试验中因干预剔除的产品数量都不应当多于实际生产中的剔除数量。

培养基模拟灌装试验通过模拟活动检测潜在污染的能力不应当受到大规模生产线清理的影响。我们建议纳入合适的研究前提，以避免和解决大规模生产线清理剔除可能在不相关事件或干预过程中受污染产品的问题。

应当建立产率和数量平衡（与已灌装产品的数量平衡）的适宜标准。培养基模拟灌装试验记录数量平衡的文件应包括该批次剔除的产品数量和说明。

9.试验结果判断

QC部门应观察工艺模拟试验过程，应当将受污染产品与培养基模拟灌装试验进行的大致时间和活动对应起来。培养基模拟灌装试验的录像可以作为判断人员行为是否对无菌生产工艺产生负面影响的有用工具。

任何受污染产品均被认为不可接受且需要调查。污染微生物应当鉴定到种水平。调查应当详细分析污染的可能原因。此外，任何对于污染的调查都应该评估从上一次培养基模拟灌装试验以来该生产线生产的上市产品受到的影响。

不论培养基模拟灌装试验中何时出现污染，不论批次量大小如何，都应当认为无菌保障可能存在问题。污染样品的数量不应因培养基模拟灌装试验数量增加而成比例增加。测试结果应当可靠并且可重复，以证明通过无菌生产工艺生产的产品是无菌的。在合理设计的厂房内进行现代化无菌生产工艺操作，已被证实可以达到接近零的污染水平，通常不会出现培养基模拟灌装试验污染。评估无菌生产线受控状态的推荐标准如下：

·灌装批量小于5000支时，不得检出污染。

——当有1支污染时，需进行调查，并应考虑再验证。

·灌装批量在5000支到10000支时：

——当有1支污染时，需进行调查，并应考虑重复培养基模拟灌装试验。

——当有2支污染时，需进行调查，并应考虑再验证。

·灌装批量超过10000支时：

——当有1支污染时，需进行调查。

——当有2支污染时，需进行调查，并应考虑再验证。

对于任何批量的培养基模拟灌装试验，间歇性的微生物污染事件意味着可能持续存在低水平的污染问题，应当进行调查。

因此，如果在一条生产线的培养基模拟灌装试验中反复出现污染事件，那么不论合格标准如何，都是无菌生产线出现不良趋势的信号，应针对该问题进行识别、纠正和再验证。

企业的培养基模拟灌装试验合格标准允许偶然出现的污染事件，并不意味着其销售的无菌药品可以包含被污染的产品。无菌生产工艺的目的是预防任何污染。生产企业对销售任何受污染的产品都违反了 FD&C Act〔301（a）21U.S.C.331（a）〕，应为此负全责。FDA也认识到，对于如何精准模拟工艺以描述防止污染的控制体系，仍存在某些科学和技术上的局限。

需要注意的是，培养基模拟灌装试验与其他工艺验证一样验证无效是非常罕见的。只有在书面规程中要求上市批次进行同样处理的情况下，才能认定培养基模拟灌装试验无效，并且应当提供相应支持文件和理由。

Ⓑ 过滤效力

过滤是药品溶液除菌的一种常用方法。应对除菌级过滤器进行验证，以证明其可以重复性地去除工艺料液中的活微生物，使其成为无菌料液。目前，这类滤器的额定孔径通常为0.2μm或更小。在许多情况下应考虑使用冗余除菌级过滤器。无论使用何种滤器或滤器组合，验证都应包括模拟待过滤物料的最差生产条件的微生物挑战试验，以及滤器完整性研究测试结果。在选择合适挑战微生物以评估何种微生物代表过滤最差挑战条件时，应对产品的生物负载进行评估。缺陷短波单胞菌（*Brevundimonas diminuta*，ATCC 19146）由于其尺寸较小（平均直径0.3μm），在适宜培养、增殖和使用的情况下，该菌是0.2μm滤器常用的挑战微生物。生产工艺的控制应最大程度降低过滤前产品的生物负载。应检测未过滤料液的生物负载，以确定潜在污染微生物的特征。

在某些情况下，如果经验证认为某种生物负载分离菌株与缺陷短波单胞菌等效或更好，那么可以用该分离菌株进行细菌截留试验。试验时使用的微生物数量非常关键，因为滤器可能包含大量大于标称孔径的孔，存在微生物通过的可能性。待过滤料液中生物数量（生物负载）增加时，微生物通过滤器的概率也随之增加。试验中使用的挑战微生物浓度至少为$10^7/cm^2$有效过滤面积，且不应有微生物通过滤器。验证使用的挑战试验浓度旨在提供远高于生产预期的安全边际。

直接接种到药品料液是首选方法，因为这可以评估药品对于滤膜基质及挑战微生物的影响。但是，将缺陷短波单胞菌直接接种至对该微生物有潜在抑菌活性的产品中，或接种至油基料液中，可能导致错误的结论。在有足够证据支持的情况下，可以使用其他合适方法评估产品料液对于膜完整性的影响。例如，可以在模拟工艺各项参数和条件最差组合的情况下，对药品进行过滤。随后使用经过恰当调整的产品（如不含抑菌剂或其他抑菌成分）作为载体，在一段时间内同样条件下过滤挑战微生物。模拟试验与实际产品和工艺条件存在的任何差异都应经过验证。

影响过滤器性能的因素通常包括：①过滤物料的黏度和表面张力；②pH值；③物料或料液成分与滤器的兼容性；④压力；⑤流速；⑥最长使用时间；⑦温度；⑧渗透压；⑨液压冲击的影响。当设计验证方案时，要着重说明极端工艺因素对于滤器除菌过滤能力的影响。滤器验证应在最差条件下进行，如滤器最长使用时间和最大压力（参考文献12）。滤器验证试验，包括微生物挑战试验，不一定在实际生产区域内进行。但是，实验室必须模拟真实生产条件进行试验。在滤器验证研究中应当评估商业生产中使用的滤膜具体型号。细菌截留验证研究中，使用生产用滤器具有一定优势。当滤器验证测试过于复杂超出滤器使用企业的测试能力时，测试通常由外部实验室或滤器生产商来进行。但是，滤器使用企业有责任审核验证数据，检查滤器除菌过滤的有效性。滤器性能可能因不同的条件和产品而有很大差异，因此验证数据应与使用企业的产品和使用条件相适应。

当就给定产品、工艺和滤器验证通过后，应确保生产中使用相同滤器（如同样聚合物结构和孔径等级）。一般情况下，除菌级滤器应每批更换。但是，经验证可以重复使用的情况下，除菌级滤器验证应当包括过滤的最大批次数。滤器的完整性测试可以在过滤之前进行，在使用之后应常规进行。在过滤后进行完整性测试非常关键，因为可以发现过滤过程中可能出现的任何滤器泄漏或穿孔。恰当应用的扩散流试验和起泡点试验，是两种可以使用的完整性测试方法。生产用滤器完整性测试标准应当与在细菌截留验证研究中产生的数据一致。

Ⓒ 设备、容器和密封组件的灭菌

与灭菌药品、容器或密封组件接触的设备表面必须是无菌的，以免改变药品的纯度（211.67和211.113）。当预期存在污染可能时，无菌产品附近的表面也应处理为无菌状态。在无菌生产工艺中，验证关键设备的灭菌工艺与验证药品、容器和密封组件的灭菌工艺同样重要。本文讨论的主要工艺是最为广泛使用的湿热灭菌工艺和干热灭菌工艺。但是，在本指南中讨论的许多热力学灭菌原则也适用于其他灭菌方法。

无菌生产工艺设备的无菌性一般应当通过批次间灭菌来予以维持。灭菌后，用设备、容器和密封组件的传送和装配应严格遵循无菌方法，以保护和维持产品的无菌状态。

1. 确认和验证

为了证明灭菌程序的有效性，应当进行验证研究。再确认研究也要定期进行。各种装载方式、生物指示剂和温度探头的位置都应当记录在验证记录中。批生产记录中应包含对已验证的装载方式的遵循情况。

湿热灭菌程序中，从高压蒸汽灭菌器移除空气是十分重要的。空气的隔热性质干扰蒸汽传递热量到装载物上的能力，灭菌性能低于饱和蒸汽。还要注意的是，微生物的耐受力受灭菌物料的影响可能存在较大波动。因此，在灭菌验证时，应当仔细选择作为生物指示剂载体材料的性质和类型，以保证验证研究适当且有代表性。

应当评估灭菌柜装载或设备系列（应用SIP）中热力难以达到的可能位置。比如，管道内安装滤器可能导致滤器两侧的明显压差，导致下游区温度的显著下降。我们建议在滤器下游的合适位置放置生物指示剂。

空腔研究应评估灭菌设备（如高压蒸汽灭菌器、干热烘箱）或设备系列（如大罐、固定管道）内多个位点，以确定灭菌条件（如温度、压力）分布均匀。应当用经过校准的测量装置进行均匀性和分布研究。

应当用已经确定的灭菌器装载模式进行热穿透研究。使用装载的腔室进行灭菌工艺的验证可证明装载模式对于灭菌物品热穿透的影响，从而发现难以加热或热穿透的物品，这些物品可能由于杀灭力不足难以达到无菌。确认灭菌程序有效性最直接的方法是在装载的多个位置放置生物指示剂，包括在最难以灭菌的位置。通常情况下，生物指示剂应当放在临近温度探头的位置，以计算微生物致死率和根据热输入预测的致死率之间的关系。在确定哪些物品难以灭菌时，应当特别注意滤器、灌装管路和泵的灭菌。此外，还应注意紧密包装的供应物料、牢固固定的装载物品、特别长的管路、无菌过滤装置、疏水滤器和密封组件等的某些位置。

从根本上来说，所选用灭菌方法的程序设定应当基于传热最慢的位置也达到足够的致死率。应当证明灭菌工艺的无菌保证水平为10-6或更优。更多内容请参考FDA《人用药和兽药灭菌工艺验证申报资料行业指南》。

灭菌器验证程序应当始终关注最难穿透或加热的装载区域。为确定灭菌器的适用性，应当进行验证、维护、变更控制和周期性确认，包括微生物挑战试验。变更控制规程应当能够充分解决装载类型改变或灭菌器改造等问题。

2.设备控制和仪器校准

对于验证和常规过程控制，最重要的是灭菌程序监测装置所产生数据的可靠性。测量循环参数的装置应当定期校准。应建立书面规程，保证这些装置保持在校准状态。例如，我们建议规程中应包括以下内容：

热力学灭菌的温度和压力监测装置应定期校准。验证研究的传感装置应当在验证前和验证后进行校准。

用于监测灭菌器内保压时间的装置应当定期校准。

应当确认生物指示剂的微生物数量。生物指示剂应当在适宜的条件下储存。

如果通过资质认证程序确定了供应商分析证书的可靠性，那么可以接受证书上提供的生物指示剂（如孢子纸条、玻璃安瓿）D值，以代替每一批的确认试验。但是，如果将生物指示剂接种到基质上，或者使用方法与供应商所述不同，那么应当测定生物指示剂的抗性（D值）。D值确定可以由独立实验室进行。

可能的情况下，应当对用于决定蒸汽纯度的仪器进行校准。

干热除热原隧道烘箱中用于测量传送带速度的装置（如传感器和发送器）应当定期校准。细菌内毒素挑战试验应由实验室合理设计并检测。

为了保证严格的工艺控制，设备应设计合理，使其容易接触灭菌媒介、管道有坡度并且可去除冷凝水（如适用）。为确保设备受控，应当在最可能迅速探测到意外的工艺变化的控制点上放置测量装置。灭菌器或SIP的操作如果需要手动操作阀门，则相关操作步骤应当包含在生产规程和批记录文件上。灭菌设备应当妥善维护，以使其功能稳定、有效。为确保设备按照验证的条件持续运行，对平衡（升温）时间等灭菌器的性能指示性特征进行常规评估非常关键。

● X.实验室控制

21 CFR 211.22（b）质量控制部门（QC）应具备充足的实验室设施，以对药品组分、容器密封系统、包装材料、中间产品和成品进行测试及批准放行（或不合格）。

21CFR 211.22（c）质量控制部门（QC）应负责对所有影响药品成分、浓度、质量和纯度的规程或标准进行审核，以确定批准还是否决。

21 CFR 211.42（c）操作必须在具有足够空间的指定区域内进行。需设置独立的或明确指定功能的区域，或类似的其他控制系统用于企业的生产操作，这对于避免以下工艺过程中的污染或混淆是必需的：……（10）无菌生产工艺，适用时包括：……（iv）环境条件监测系统……

21 CFR 211.56（b）应制定明确清洁消毒职责归属的书面程序，并详细描述用于清洁建筑物和设施时采用的清洁时间表，方法，设备和材料；应按照制定的书面操作规程进行清洁消毒。

21 CFR 211.56（c）应基于防止设备、组分、药品容器、密封系统、包装、标签材料或成品被污染的考量，制定并遵守关于使用适宜的杀鼠剂、杀虫剂、杀真菌剂、熏蒸剂及清洁和消毒剂的书面操作规程。

21CFR 211.110（a）为了确保药品批次间的均匀性和完整性，应制定并遵守相应的书面程序，在程序中描述对每批次中间产品的适宜样品进行的过程控制、检测或测试。这种控制程序的制定，用以监测产品及验证某些可能会引起中间产品和成品特性改变的生产工艺……

21CFR 211.113（b）应制定并遵守适当的书面程序，以防止无菌药品的微生物污染，程序中应包含灭菌工艺的验证。

21CFR 211.160（b）实验室控制应包括制定科学合理的指标、标准、取样计划，以及用于确保组分、药品容器、封闭系统、中间产品、标签和成品符合适当的成分、含量、质量和纯度标准。实验室控制应包括：①确定每次运输的每批用于生产加工的药品组分、用于包装和储存的药品容器、密封系统，以及标签是否符合适当的书面接收标准。这些指标应包括对取样和测试程序的描述。样品应具有代表性并经过充分的鉴别。程序中还应包括对任何易于变质的组分、药品容器或密封件的适当的复测规程。②描述对中间产品的采样和检测程序，确定是否符合书面规范。样品应具有代表性且被正确鉴别。③确定是否符合书面描述的采样程序及适当的成品标准。样品应具有代表性且被正确鉴别。④仪器、设备、量具和记录装置应按照已制定的书面程序的要求定期进行校准，书面程序中应包括具体的说明、时间表、准确度和精确度的限值，以及当准确度和（或）精确度不符合要求时采取的补救措施条款。未通过校验的仪器、设备、量具和记录装置不得使用。

21CFR 211.165（e）应制定所使用检验方法的准确度、精密度、专属性和重现性文件。相关验证程序和文件可按照 § 211.1 94（a）（2）的要求完成。

21CFR 211.192质量控制部门（QC）在产品批放行或分发前，应对该批次所有的药品生产和控制记录，包括包装和标签记录进行审阅，以确定是否遵守已制定并批准的书面规范……

A 环境监测

1.通用书面计划

在无菌生产工艺中，环境监测计划是实验室控制中最重要的环节之一。它为无菌生产工艺环境的质量（如当一个已知批次正在生产中）和辅助洁净区的环境趋势变化提供重要的信息。环境监测应能够及时识别潜在的污染途径，以便在污染发生前实施纠正措施（211.42和211.113）。

应按照已制定的合理的书面程序和科学合理的方法对洁净室环境内空气和表面的质量进行评估。监测计划应覆盖所有生产班次，监测对象包括空气、地面、墙面和设备表面，以及与产品、容器和密封件直接接触的关键表面。书面操作规程应当包括取样点列表。应当根据取样点与其所涉及的操作间的关系谨慎选定合适的取样时间、频率和位置。应当使用科学合理的取样程序，对无菌生产厂房中的洁净区域（如无菌走廊、更衣室等）进行取样。取样量应足以对给定洁净区域达到预期环境污染水平的检测能力。

将对产品构成最大微生物污染风险的位点作为该程序的关键部分是十分重要的。为了确定无菌条件是否在灌装和密封操作活动进行期间得以保持，对关键区域进行微生物质量监测尤其重要。应对生产过程中关键活动和产品暴露发生位点进行空气和表面采样。在操作过程中，与无菌产品接触的关键表面应始终保持无菌。在确定需要取样的关键位点时，应考虑工艺中的污染风险，包括诸如设置困难、加工时间和干预影响等因素。关键表面的取样应当在无菌生产操作结束时进行，以避免过程中与无菌表面的直接接触。在某关键位点检测到微生物污染不一定导致该批产品的不合格。在关键位点发现污染后，应当对操作信息和数据开展回顾调查，包括意识到低概率假阳性出现的可能。

环境监测方法不一定总能回收到取样区域内存在的微生物，尤其是在低水平污染的情况下，更难检测到微生物。这种假阴性情况的存在，导致连续出现生长的结果仅是不良趋势的其中一种类型。而一段时间内污染事件的增加能够等同连续生长现象，甚至是一种值得追踪的更重要的趋势。当未出现任何不良趋势时，对于在行动限以上的单次阳性结果，应当进行评估，并决定是否需要采取纠正措施。对于所有洁净级别，均应针对不良趋势采取纠正措施。

在SOP中应当尽可能详细的描述所有环境监测位点，以便对给定监测位点进行重复采样。书面SOP中应当包含下列因素：①取样频率；②取样时间（如：操作中或结束时）；③取样持续时间；④样本量（如：表面积、空气体积）；⑤具体的取样设备和技术；⑥警戒限和行动限；⑦超过警戒限或行动限时应采取的应对措施。

2.建立限度和趋势分析计划

应根据采样位置和操作的关系制定微生物监测的各个限度值。限值设定应基于整个无菌生产厂房的微生物控制的需求。在建立监测限值时，还应考虑来自历史数据库、培养基模拟灌装、洁净区域认证及清洁消毒验证的环境监测数据。来自相似操作过程的数据也有助于设定行动限和警戒限，尤其是对于新的操作。

环境监测数据将提供生产环境质量方面的信息，每个独立的测试结果都应与警戒限或行动限进行比较，以评估其重要性。将结果取平均值可能掩盖不合格的环境条件。当监测结果达到警戒限时则需更加关注其是否向行动限靠近，对于达到行动限的结果应当立即开展彻底的调查。应当建立书面操作规程，详细规定数据的回顾频率及要采取的行动。质量控制部门应当对环境和人员监测的短期数据（如：每天、每周、每月、每季）和长期趋势提供常态化的监督。

趋势分析报告应当包括由地点、班次、区域、操作人员或其他参数所产生的数据。质量控制部门应当负责编制专门的数据报告（如某种特定微生物的年度调查报告），以调查超出规定水平的结果并确认后续采取的措施。在对正在进行的环境监测数据进行回顾时，应关注微生物群落发生的显著变化。

书面程序中应当建立向主要责任人定期通知并及时更新趋势信息和调查进展这一体系。

3.清洁消毒效力

应当评估消毒剂和消毒程序的适用性、消毒效力和局限性。消毒效力应根据它们对表面潜在污染的去除能力来进行评价。

为防止引入污染物，消毒剂应当是无菌的，储存在合适（如无菌）的密封容器中，并在书面程序规定的期限内使用。日常使用的消毒剂应当有效针对从厂房分离的常见微生物。许多常见的消毒剂对芽孢是无效的。比如：70%

的异丙醇对芽孢杆菌芽孢无效。因此，一个科学合理的清洁消毒程序也需包含杀孢子剂，并根据书面计划或当环境监测数据中出现产孢微生物时使用。

应当充分详细描述消毒程序（如：准备、工作顺序、接触时间等），以保证其可重复性。一旦建立程序，应当通过日常环境监测程序来评估程序的充分性。必要时，可以调查评估从洁净区域中分离的与不良趋势相关的微生物对该洁净区域中所使用的消毒剂的敏感性。

4.监测方法

可接受的环境微生物质量监测方法包括：

a.表面监测　环境监测包括在不同表面取样以评估微生物质量。例如，应当定期使用诸如接触碟和棉签擦拭法等方法检测与产品直接接触的表面、地面、墙面和设备。

b.动态空气监测　评估空气中的微生物质量应当包括使用动态取样装置，包括但不限于撞击式、离心式和膜式（或凝胶）取样器。尽管上述不同原理的取样装置都能够测定单位体积空气样本内的微生物数量，但各有其优缺点。我们建议在每个生产班次间隙选择适宜的取样位置使用这些装置对无菌生产区域的空气质量进行评估。药品生产者应当充分了解采样装置的空气监测能力，根据采样效率、可清洁性、可灭菌性和对单向流的干扰，评估其在无菌生产环境中的适用性。由于装置的多样性，使用者应当在投入使用前评价其整体适用性。药品生产者应当确保按照适当的规程来对这些装置进行校准和使用。

c.静态空气监测（沉降菌）　另一种方式是通过静态空气采样器，如沉降菌碟（暴露在环境下的含培养基的培养皿）。由于只能监测沉降到琼脂培养基表面的微生物，沉降菌碟可用于定性或半定量空气监测。将沉降碟放置在产品污染风险最大的位置，可提高该方法对关键区域的监测价值。作为方法验证的一部分，质量控制实验室应当对培养基暴露条件进行评估，以达到检测低污染水平环境中的微生物的目的。暴露条件应当避免由培养基干燥〔如：由于取样时间长和（或）快速空气流动〕导致的回收能力降低。当与其他类型的空气样本数据结合考虑时，静态空气采样数据将发挥作用。

Ⓑ 微生物培养基和微生物鉴定

分离到的微生物的特征将为环境监测计划提供关键信息。环境分离微生物通常与在培养基模拟灌装试验或产品无菌检查阳性样品中发现的污染菌相关，而整体的环境监测地图则将为调查提供有价值的信息。对关键区域、邻近洁净区域及相关人员进行常规监测时，分离微生物应达到种水平（某些情况下达到属水平）的鉴定。在某些情况下，环境趋势数据即可揭示微生物从非控制区或较低级别洁净区到无菌操作间的迁移。因此，建立一个对较低级别环境如100000级（ISO 8）中微生物进行充分识别的程序，常常有助于上述趋势的发现。这个程序至少应当要求定期对这些辅助环境中的微生物进行种水平的鉴定（某些情况下达到属水平），以建立一个有效的、即时的覆盖厂房整个生产过程的污染微生物数据库（以证明清洁消毒程序持续有效）。

基因鉴定的方法已被证明比传统的生化鉴定和表型鉴定方法更为准确和精确，尤其是在进行污染调查时（如：无菌检查阳性，培养基模拟灌装阳性）。然而，合适的生化鉴定和表型鉴定方法可用于分离微生物的常规鉴定。

微生物监测通过可重复性地对微生物进行检出，从而达到监测环境的控制状态的目的。一致的方法将产生一个数据库，允许进行合理的数据比对和解读。环境监测中使用的微生物培养基应当经过验证，确保对真菌（如：酵母和霉菌）和细菌具备足够的检出能力，且应当置于合适的温度下培养适当的时间。

需氧菌总数结果可通过将培养基置于30～35℃下培养48～72小时获得。酵母菌和霉菌总数结果一般可通过将培养基置于20～25℃下培养5～7天获得。

应对购入的所有批次环境监测用培养基进行微生物回收能力的测试。应对所有配置批次的培养基进行促生长试验。有时则需要使用中和剂消除来自洁净区消毒剂或产品残留（如抗生素）的抑菌性。

C 过滤前的生物负载

生产工艺控制应尽可能降低未过滤产品中的微生物负载。生物负载除了会增加对除菌滤器的挑战外，还会导致药品中杂质的引入（如内毒素），也可能造成药品的降解。因此，应当建立过滤前生物负载限度。

D 微生物替代检测方法

其他适用的微生物检验方法（如：快速检验法），在被证明与传统方法（如：《美国药典》）等效或更优后，可以考虑用于环境监测、过程控制及成品的放行检验。

Ⓔ 粒子监测

常规的粒子监测可用于快速检出空气洁净度相较于工艺标准（如洁净区分级）的显著偏离。应对超出监测点规定范围的监测结果开展偏差调查。偏差调查的程度应当与其严重性一致，同时还应包括对趋势数据的评估。必要时应采取适当的纠正措施，防止未来产生偏差。

关于粒子监测的其他内容请参照本指南第Ⅳ章节。

● Ⅺ.无菌检查

21CFR 210.3（b）（21）代表性样品由一定数量的，根据合理的抽样标准如随机取样获得的产品单元组成，旨在确保该样品能够准确描述被抽样的材料。

21CFR 211.110（a）为了确保产品批间的一致性和完整性，应制定并遵守相应的书面程序，描述对每批次过程中物料抽取适当的样品进行的过程控制、测试或检测。这些程序应包含产量监测，以及验证那些可能引起过程中物料或成品特性差异的生产加工工艺。

21CFR 211.160（b）实验室控制应包括制定科学合理的指标、标准、取样计划，以及用于确保组分、药品容器、封闭系统、中间产品、标签和成品符合适当的成分、含量、质量和纯度标准。实验室控制应包括：①确定每次运输的每批用于生产加工的药品组分，用于包装和储存的药品容器、密封系统，以及标签是否符合适当的书面接收标准。这些指标应包括对取样和测试程序的描述。样品应具有代表性并经过充分的鉴别。程序中还应包括对任何易于变质的组分、药品容器或密封件的适当的复测规程。②描述对中间产品的采样和检测程序，确定是否符合书面规范。样品应具有代表性且被正确鉴别。③确定是否符合书面描述的采样程序及适当的成品标准。样品应具有代表性且被正确鉴别。④仪器、设备、量具和记录装置应按照已制定的书面程序的要求定期进行校准，书面程序中应包括具体的说明、时间表、准确度和精确度的限值，以及当准确度和（或）精确度不符合要求时采取的补救措施条款。未通过校验的仪器，设备，量具和记录装置不得使用。

21CFR 211.165（a）对于每批药品，放行前应有合适的实验室确认，以确定产品符合其最终质量标准，包括每一活性组分的成分和含量……

21CFR 211.165（e）企业可参考211.194.（a）（2）制定和记录所使用的试

验方法的准确度、灵敏度、专属性及重复性。

21CFR 211.167（a）应制定并遵守书面的检测程序，以确定可对每批无菌和（或）无热原药品进行是否符合无菌要求的检测。

21CFR 211.180（e）本部分要求的书面记录均应保存，用于对每个产品的质量标准进行评估（至少是年度的），以确定药品的质量标准、生产工艺或控制程序是否需要进行变更……

21CFR 211.192 质量控制部门（QC）在产品批放行或分发前，应对该批次所有的药品生产和控制记录，包括包装和标签记录进行审阅，以确定是否遵守已制定并批准的书面规范。无论一批产品是否已经销售，若其生产过程中出现任何无法解释的偏差（包括理论产量百分比超出主生产和控制记录中规定的最大或最小比例），或是批产品或其中任何成分未能达到其规定的标准，均应展开彻底调查。调查应覆盖到同一产品的其他生产批次，或与该偏差或不合格事件相关的其他药品。调查应形成书面记录，包括调查结论和跟进。

无菌检查的某些方面是十分重要的，包括检查时的环境控制、对无菌检查局限性的认识，以及在出现阳性结果后对整个生产系统的调查。

无菌检查实验室环境应当使用与无菌灌装操作相当的设备和控制方式。不满足要求的无菌检查设施或控制方式可能导致检查的失败。如果生产厂房和生产控制手段明显优于无菌检查，那么即便在产品实际是非无菌的情况下，可能错误地把无菌检查阳性结果归咎于实验室的不足，从而导致生产时的缺陷被漏检。无菌检查时采用隔离器可有效降低假阳性结果的出现概率。

Ⓐ 微生物实验室控制

根据 211.194 和 211.165，无菌检查方法应当准确并且可重复。《美国药典》<71>"无菌检查"是无菌检查方法的主要来源，包括检查程序和培养基信息。

作为方法验证的一部分，适当的微生物挑战试验可以证明方法有效回收代表性微生物的可重复性。如果微生物生长受到抑制，应当优化检查方法来提高微生物的回收率（如：扩大稀释，提高膜冲洗量，使用中和剂等）。最终的目的是证明所使用的方法不会导致假阴性结果。

用于无菌检查的培养基应当是无菌的，并被证明具有足够的促生长能力。无菌检查操作人员应当具备相应资质并经过培训。应制定属名程序记录并及时更新人员培训情况并确认正确的无菌检查操作规范。

Ⓑ 取样和培养

由于无菌检查的取样量通常较小，通过无菌检查发现产品被污染的能力有限。例如《美国药典》中描述的统计评估表明"在一个生产批次中，当有10%的产品受到污染时，按照目前的取样量要求，进行10次无菌检查，9次能够检出阳性"（参考文献13）。进一步说明，如果一个污染水平为0.1%的批产量为10000的产品，按照20的无菌检查取样量，那么这批产品的无菌检查结果通过的概率将达到98%。

因此，样品能代表整个生产批及生产环境条件是非常重要的，取样应当满足以下条件：

· 在无菌生产操作的前期、中期和末期进行。

· 与工艺干预和偏离结合进行。

由于无菌检查的灵敏度有限，任何阳性结果都应被视为严重的cGMP事件，需要开展彻底的偏差调查。

Ⓒ 无菌检查阳性的调查

在进行无菌检查时应当小心谨慎，避免任何可能造成样品污染的操作。当观察到微生物生长时，认为该批产品是无菌的，应开展调查。只有在微生物生长能够明确归因于实验室错误时，才能判定最初的无菌检查阳性结果是无效的。

只有在确凿的、书面化的证据明确表明污染是检验过程中引入的，才能够对样品重新开展无菌检查。否则，应当以产品不符合无菌性要求为由，拒绝该批的放行。

在充分考虑产品生产过程和无菌检查操作的所有相关因素后，应当形成全面的书面调查报告，报告应当包括具体的结论并确定纠正措施。调查关于污染来源的有说服力的证据应当至少基于以下几点：

1.无菌检查中分离微生物的鉴定（种水平）

无菌检查分离微生物的鉴定应达到种水平。应对微生物监测数据进行回顾审阅，确定该微生物是否也在实验室和生产环境、人员或产品生物负载中出现。先进的鉴定方法（如：基于核酸的）对于调查十分有用。当对环境监测和无菌检查分离微生物的鉴定结果进行比较时，应采用同一鉴定方法。

2.实验室检查和偏差记录

实验室的偏差和调查回顾可以有助于排除或确认实验室作为污染来源的可能。例如：如果在实验室环境中很少发现该微生物，那么无菌检查的阳性则更可能来自产品的污染。如果在实验室和生产环境内均发现该微生物，那么无菌检查的阳性则仍可能来自产品的污染。

恰当的偏差处理是实验室控制的一个重要方面。在无菌检查中如果出现偏差就应当被及时记录、调查和补救。如果偏差已经损害到无菌检查的完整性，那么应当立即认为该次检查无效，无需再继续进行培养。

无菌检查的阳性结果表明生产或实验室存在问题，应当深入全面地调查整个生产工艺，因为此类问题的影响范围往往超出了单批次的产品。为了更准确地对潜在的污染源进行监测，我们建议通过适当的分类分别进行趋势监测，如产品、容器类型、灌装线、取样和试验人员。当最终灭菌产品和无菌生产工艺产品的采用类似的无菌检查方法时，如果后者的无菌检查阳性率更高，则表明其无菌生产工艺出现了问题。

实验室无菌检查区域和人员的微生物监测也能提供丰富的趋势信息。当无菌检查区域中微生物负载出现上升趋势时，应当立即开展调查并进行纠正。在有些情况下，这种趋势似乎更能表明实验室错误是无菌检查阳性的可能原因。

如果实验室对错误事件有着良好记录和追踪习惯，那么这份历史记录可以降低对实验室作为污染源的怀疑，因为污染来自生产的可能性更高。但是，这种说法反过来却不尽然。具体而言，当实验室不具备良好的追踪记录时，企业不能理所当然地将污染更多地归因于实验室，而最终忽视了真正存在于生产环节中的问题。因此，有必要彻底调查所有无菌检查的阳性结果。

3.生产区域环境监测

在进行无菌检查阳性调查时，对关键区域和临近区域微生物的趋势分析对于确定污染源是十分有帮助的。对环境微生物数据的考虑不应只限于与可疑批次相关的批、日或班次的生产环境监测结果。例如，回收到少量或未回收到微生物的结果可能具有误导性，尤其是在发现不利趋势或发生非正常的高微生物计数结果前后。因此，短期和长期的环境趋势分析是很重要的。

4.人员监测

对人员日监测数据和有关的趋势分析回顾可以为揭示污染路径提供重要信息。也应重点回顾考量人员操作和培训的充分性。

5.产品灭菌前的生物负载

建议回顾产品的生物负载趋势，并考虑是否曾出现不良趋势。

6.批生产记录审核

应当审核完整的批记录和生产管理记录，以发现任何可能对产品无菌性产生影响的失误和异常。例如，调查应当包括下列因素：

· 可能影响关键区域的事件。

· 能够表明设施和（或）支持系统是否运作正常的批记录和趋势数据。比如：灌装线空气质量监测记录可能表明某一时间出现空气平衡异常或异常高的粒子数目。

· 建造和维护活动是否产生不利影响。

7.生产历史

产品或类似产品的生产历史应作为调查的一部分进行回顾。过去发生的偏差、问题或变更（如：工艺、组分、设备等）都可以为问题根源的查找提供启示和指征。

● XII.批记录审核：过程控制文件化

21CFR 211.100（a）应当制定为保障药品的成分，含量，质量和纯度满足规定要求的生产及过程控制的书面程序。程序中应包括本节内容的所有要求。程序包括其中的任何变更应由相应的部门起草、审阅和通过，继而由质量部门进行审阅和批准。

21CFR 211.100（b）应当严格按照书面生产及过程控制程序进行各种生产及过程控制活动，并在操作时形成记录。任何偏离程序文件的事件都应当进行记录并解释。

21CFR 211.186及211.188分别阐述了"主生产及控制记录"和"批生产及控制记录"的相关内容。

21CFR 211.192质量控制部门（QC）在产品批放行或分发前，应对该批次所有的药品生产和控制记录，包括包装和标签记录进行审阅，以确定是否遵守已制定并批准的书面规范。无论一批产品是否已经销售，若其生产过程中出现任何无法解释的偏差（包括理论产量百分比超出主生产和控制记录中规定的最大或最小比例），或是批产品或其中任何成分未能达到其规定的标准，均应展开彻底调查。调查应覆盖到同一产品的其他生产批次，或与该偏差或不合格事件相关的其他药品。调查应形成书面记录，包括调查结论和跟进。

生产者应当将过程和环境控制活动融入无菌生产操作中。每天保持并严格执行这些活动是十分重要的。对于无菌生产工艺产品而言，对生产批记录和数据是否符合书面程序、运行参数、产品标准进行审核，要在决定产品最终是否放行之前进行，这就要求对整个生产周期中的过程和系统运行情况进行通盘的回顾。根据211.188，批记录文件中应当包含所有过程控制和实验室控制结果数据。环境和人员的监测数据、与支持系统输出相关的其他数据（如HEPA/HVAC、WFI、蒸汽发生器等），以及设备的运行数据是产品批次放行中的基本审核要素。

通常在批记录中会对干预和（或）中断进行记录，但记录方式可以是多样化的。尤其需要注意的是，生产线的中断和任何计划外的干预都应当在批记录中进行充分记录，同时记录事件的发生时刻和持续时间。同时需要注意，除了无菌物料在关键区域停留时间的延长外，大规模的干预也会增加污染的风险。无菌生产过程中针对不良事件而采取的非典型的或大规模的干预措施往往会导致无菌产品阳性。因此，应当制定书面操作规程对干预发生时的清场要求，例如设备调整和维修等进行描述，相较于小事件，此类干预的记录应当更为详细。当干预导致产品暴露区或容器密封区附近的大量活动，或干预行为持续超过合理的暴露时间时，应当适时对局部或整个生产线进行清场。

可能影响产品质量的任何供电中断，即便是暂时的，也属于生产偏差，应当被记录在批生产记录中（211.100，211.192）。

● 附录 1：无菌生产用隔离系统

无菌生产工艺使用隔离系统可以将外部洁净室环境与无菌工艺生产线分隔开，并且将其与人员的接触降到最低。设计良好的正压隔离器，在有足够维护、监测和控制程序支持的情况下，与传统无菌生产工艺相比具有明显优势，包括降低生产期间微生物污染的可能性。然而，使用者仍应当警惕操作带来的潜在风险。药品生产者还应意识到有必要建立新的规程以解决隔离器特有的问题。

Ⓐ 维护

1.概述

隔离系统的维护在某些重要的方面与传统的非隔离无菌生产系统有所不同。虽然没有隔离器能完全密封，但在设计良好的装置内，可以达到非常高的完整性。然而，系统中某些部件的泄露可能会严重破坏整个系统的完整性。应当每天观察手套、半身服和接缝的完整性，并且建立全面的预防性维护程序。应当在书面规程中规定更换频率，保证部件在开裂或变质前进行更换。传递系统、垫圈和密封圈也应被列入维护程序内。

2.手套的完整性

手套或袖套（长手套）的不正确安装可能导致污染并严重破坏隔离器的完整性。因此应当建立预防性维护程序。选择耐用的手套材料及适当的更换频率是GMP要求的关键内容。每次使用前，应当对手套进行目视检查，查看是否存在肉眼可见的破损。还应当进行常规的手套物理完整性测试。手套完整性破坏可能造成严重的后果。监测和维护程序应当能够发现并及时更换任何缺乏完整性的手套，尽量降低对无菌药品造成风险的可能性。

由于微生物可能通过手套上微孔进入隔离系统，且缺乏高灵敏度的手套完整性测试方法，我们建议要注意已安装手套的内表面卫生质量，并且操作时再戴上一双薄手套。

Ⓑ 设计

1.气流

无菌生产用隔离系统分为两种类型：开放式和封闭式。封闭式隔离系统通过连接辅助设备实现物料传递。开放式隔离系统有通往周围环境的开口，这些开口经过精心设计，通过正压使隔离器内部环境与周围房间隔离开来。

封闭式隔离系统通常内部空间紧凑，不安装生产线，存在湍流是可以接受的。其他无菌生产用隔离系统则使用单向气流，这些气流将经过暴露的无菌物料，因此应避免在已灭菌物料、产品和容器暴露区域存在湍流或气流停滞。而更合理的设计是，洁净空气仅通过关键区域一次后直接从隔离系统中排出。空调系统应能够维持隔离器内必要的环境条件。

2.制造材质

正如任何无菌生产工艺的设计一样，应当根据耐用性及是否容易清洁并去除污染来选择合适的材质。例如，广泛使用不锈钢和玻璃材质制成的硬质舱体。

3.压差

存在开放式入口的隔离器，在设计上应当保证能与外部环境完全隔离。应当使用能足以实现这种隔离且有验证研究支持的正压差。隔离器与周围环境的空气正压差可保持在17.5~50Pa。企业应根据系统的设计规定最小压差，同时兼顾出口的设计（如适用）。隔离器和其他直接接口（如隧道烘箱）之间的空气平衡也应经过验证。

与外部环境相接的开口处应设计合理的正压差，以避免周围房间的空气由此进入隔离系统。局部湍流造成的空气涡流或压力波动可能导致外源粒子进入到隔离系统中。在开口处设立局部100级（ISO 5）的防护是一种设计示例，这样能够提供对外部环境的进一步屏障。

4.洁净区域分级

隔离器的内部应当符合100级（ISO 5）标准。隔离器周围环境的级别应当基于其与外界连通通道（如传递接口）的设计，以及进出隔离装置的传递次数。基于隔离器设计和制造情况的考虑，通常使用100000级（ISO 8）背景环境。无菌生产用隔离系统不应置于无洁净级别的房间中。

C 物料的传递

传递口的设计可能影响已进行表面灭菌的隔离系统保持完整性的能力。不同类型的传递口可适应不同物料进出隔离器。

在药品批加工过程中通常要进行多次物料传递。通常，物料转移是通过与生产设备的直接接口进行。适当维护和操作的快速传递接口（RTP）是一种有效的传递机制，用于无菌传递物料进出隔离器。有些传递口可能会有明显限制，包括表面灭菌能力不足（如：紫外线），或者其设计可能引入周围环境空气从而影响隔离作用。对于后者，应当安装局部HEPA滤器，使用过滤的单向气流覆盖保护该接口区域。隔离器通常包括一个小洞或其他类型出口，该出口使隔离器与外部环境相通，产品可从中移出。在该位置应当始终维持足够的正压并进行监测，以确保维持隔离作用。

D 表面灭菌

1.表面暴露

表面灭菌程序应当确保所有隔离器表面全部暴露于灭菌剂中。表面灭菌剂本身的穿透或覆盖表面的能力有限。因此，为了充分与表面灭菌剂接触，在表面灭菌程序运行过程中手套应当充分伸展，并将手套的各个手指分开。为保证表面灭菌工艺稳定有效，按照适当的规程清洁隔离器内部也十分重要。

2.效能

表面灭菌方法应当杀灭隔离系统内部表面所有活的微生物。多种气相灭菌剂适用于表面灭菌。工艺开发和验证研究应当包括对循环能力的确认。这些灭菌剂的特点通常不适用统计学方法（如阴性分数法）来确定灭菌过程的致死率（参考文献13）。恰当的方法是，在隔离器的各种材质上及内部的多个位点，包括灭菌剂不易到达的位点，进行定量生物指示剂（BI）挑战试验。开发循环时应当留有足够的杀灭余量，以保证表面灭菌工艺的耐用性。一般来说，根据不同用途应当保证下降4~6个lg值。应当证明所使用BI的芽孢数量和耐受性及放置位置的选择是合理的。例如，对于待进入隔离器、生物负载很低的物品，包括暂时暴露于周围洁净室环境的包装好的无菌物料，证明可下降4个lg值就足够。

作为验证研究的一部分，还应当评估灭菌剂规定浓度分布的均一性。化学指示剂也作为定性工具，用于证明灭菌剂已达到相应位置。

3.频率

隔离器内部及部件的设计应当满足其频繁进行表面灭菌的需要。当隔离期在两次表面灭菌循环之间使用多天时，应当证明所采用的表面灭菌频率是合理的。如果生产数据表明隔离器内环境的微生物质量变差，应当对验证研究中确定的频率进行重新评估并适当提高。

在隔离器完整性遭到破坏时应当重新运行表面灭菌程序。电力故障、阀门故障、压力不足、在手套和接缝上存在漏洞或其他泄露等因素均可能影响系统的完整性。完整性破坏应进行调查。如果确定环境已受影响，则可能受完整性破坏影响的产品均应拒绝放行。

E 灌装线的灭菌

为了保证每次操作开始时产品接触表面无菌，灭菌工艺应该覆盖无菌生产线的整条路径。此外，应当根据耐受蒸汽灭菌（或其他灭菌方式）的能力，选择合适的无菌生产设备和辅助用品。能承受热力学灭菌（如SIP）的材料应当优先采用热力学方式灭菌。当使用表面灭菌方法杀灭某些产品接触表面的微生物时，应使用的适当的生物指示剂证明至少能下降6个lg值。

F 环境监测

应当建立环境监测程序，保证隔离器内空气、表面和手套（或半身服）的微生物质量和粒子水平符合要求。接触碟取样后，应当充分清理表面上沾染的培养基。每个生产班次都需要定期监测空气质量。例如，我们建议监测排风口的粒子数，以发现异常结果。因为可能会抑制微生物生长，用于环境监测的培养基不应当接触表面灭菌循环的残留物。

G 人员

虽然在隔离器内操作时洁净室工作服的影响降低，但由人工操作引起的污染风险依然不可忽视。隔离工艺通常需要定期甚至频繁地使用一个或多个手套进行无菌操作，以及转移物料进出隔离器。需要注意的是，手套、袖套或半身服上的某些位置可能是表面灭菌过程中最难到达的位置，并且手套完整性的缺陷可能无法及时发现。传统无菌生产工艺的注意事项仍然是控制的关键，因为受污染的隔离器手套可能导致产品被污染。因此，必须严格遵守无菌技术规范（211.113），包括合理使用无菌工具进行操作。

● 附录2：吹灌封技术

吹灌封（BFS）技术是一种连续运行的包装成型、灌装、封口的全自动化工艺。该生产技术具有经济性高、人为干涉少的特点，通常用于灌装眼用制剂和鼻用制剂，有时也用于注射剂。本附录对该技术的一些关键控制点进行探讨。除下文另有说明外，本指南其他有关于无菌生产工艺的标准同样适用于吹灌封技术。

A 设备设计和空气质量

大部分BFS设备按照下列步骤运行：

· 加热塑料聚合树脂。

· 挤压形成型坯（管型热树脂）。

· 用高温刀片切割型坯。

· 转移型坯至灌装针头下（芯轴）。

· 将其吹成模具内部形状。

· 产品溶液灌装至成型容器内。

· 移开芯轴。

· 封口。

在整个运行过程中，应使用无菌空气，例如，型坯成型和灌装前容器成型均需使用无菌空气。在大多数运行过程中，最有可能暴露于粒子污染和（或）周围环境空气的三个步骤是：①型坯切割；②将型坯移至芯轴；③移开芯轴（封口前）。

BFS设备及其周围屏障的设计应防止外来污染。与其他无菌生产工艺一样，产品接触的表面需保持无菌。应当使用经过验证的在线灭菌程序或等效的灭菌工艺对产品传输的设备路径进行灭菌。此外，任何对无菌产品有潜在污染风险的表面都应当保持无菌。

根据BFS装置和周围房间的设计，BFS设备的周围环境应当达到100000级（ISO 8）或更高级别。在无菌产品或物料暴露的阶段（如型坯成型、容器成型或灌装步骤），应当使用经由HEPA或膜滤器过滤的无菌空气。运行期间，关键区域的空气应当达到100级（ISO 5）标准。良好设计的BFS系统也应当达到100级（ISO 5）空气粒子水平。只有有资质并且着装正确的人员才可进入BFS设备所处的环境。人员培训、资质确认及监测的相关内容可参照本指南第V章节。

BFS设备设计时通常需要采取特殊措施降低可能污染暴露产品的粒子水平。与BFS设备的非制药应用不同，空气质量（即粒子）的控制对无菌药品的生产十分重要。应当控制塑料挤压、切割及封口工艺中产生的粒子。为保护产品不受污染，气流控制应注意将内部产生的粒子排出并防止周围环境粒子的侵入。此外，将灌装区与周围环境分离的设计可以为产品提供更多的保护。屏障系统、压力真空、微环境和定向的高速无菌气流能够有效预防污染（参考文献15）。在评估整个关键区域是否实现了有效动态粒子控制时，烟雾测试研究和多位点的粒子数据能够提供有价值的信息。

除合理的设计外，制定恰当的预防维护程序也是十分重要的。例如，应当定期对与BFS设备相关的冷却、加热和其他公用系统的完整性进行维护并实施日常监测，因为这些系统存在污染无菌产品的可能性。

Ⓑ 验证/确认

BFS工艺的优势在于快速的容器密封工艺及最小化的无菌干预。然而，只有正常运作的工艺才能实现这些优势。建议应特别注意设备设置、故障排除及相关的无菌操作规程。设备灭菌、培养基模拟灌装、塑料粒子的挤出/灭菌、产品与塑料的相容性、成形和密封完整性及装量的变化等，都是验证和确认研究的重要内容。

上述研究中收集的数据应确保BFS容器是无菌的，如果是胃肠外用药，还应当保证是无热原的。这可以通过证实挤出工艺的时间−温度条件可去除聚合物材料中内毒素和孢子挑战物的有效性来进行验证。

BFS工艺中选择适当的聚合物材料时应当评价是否达到药用水准、是否安全、是否达到纯度要求并符合适当标准（参考文献17）。供应商应当经过确认，并对原材料的质量进行监测。

Ⓒ 批生产的监测和控制

各种过程控制参数（如：容器重量差异、灌装重量、泄漏、气压）为监测和保证持续过程控制提供重要的信息。应当对空气的微生物质量进行监测。应当根据完整的取样计划进行取样，以便数据能够代表整个灌装操作过程。持续的粒子监测可以提供与吹灌封运行控制相关的数据。

在BFS运行控制中，容器密封性缺陷可能会是一个主要问题。运行系统能够稳定生产出完整的产品是十分重要的。每批产品的放行检查中应包含对每个产品进行具有足够灵敏度和可靠性的包装密封性测试，以发现有缺陷的产品（如泄漏）。由于热量或仪器问题所引起的重大缺陷，例如壁厚、容器或密封接口的缺陷、容器成型失败或其他偏差，都应当根据 §§211.100和211.192开展调查。

● 附录3：灌装和密封前的生产工艺

某些产品由于进行除菌过滤，无菌生产工艺可能开始于工艺初期或覆盖整个工艺过程。本附录的目的是补充指南文件中由CBER或CDER所管理的这类产品的相关指导内容，范围包括在终产品灌装和密封前的无菌工艺活动。重要的考虑因素包括以下方面。

Ⓐ 从生产工艺初期开始的无菌生产工艺

有些产品在终产品密封前的部分或全部生产阶段需要采用无菌生产工艺。而另一些产品，在某个工艺步骤后，不能再通过过滤的方式来除菌。对于此类产品，在无菌过滤后的所有阶段，都应当采用无菌生产工艺。对于其他一些无法通过过滤除菌的产品，配方中的每一个成分都应当在灭菌后在无菌条件下进行混合。例如，包含铝佐剂的产品需要在无菌条件下配制，因为一旦进行铝吸附，产品就无法进行无菌过滤。

当产品从生产初期就采用无菌生产工艺时，产品、所有成分或其他添加物在进入生产线进行加工前都应当灭菌。为了保持产品的无菌性，涉及转移、转运和贮存的每个工艺步骤都需要严格受控。某些情况下，应当对原料药或产品进行无菌检查。

暴露产品或产品接触表面的操作（如无菌连接）应当在100级（ISO 5）环境中的单向气流条件下进行。100级（ISO 5）环境周围的环境应当符合10000级（ISO 7）或更高标准。应当在操作期间进行微生物和悬浮粒子监测，在操作后清洁前进行表面微生物监测，操作同时进行人员监测。

灌装和密封之前的无菌工艺模拟试验应当充分考虑所有可能影响产品无菌性的条件、产品处理及干预措施。从早期生产步骤开始的无菌工艺模拟试验应当证明过程控制足以在生产期间保护产品。研究应当覆盖所有涉及产品处理、填料及产品接触表面暴露于环境的操作，同时应包含最差条件，例如开放式操作的最长持续时间及操作人员的最大数量。然而，如果无菌工艺模拟试验已经充分模拟代表了生产过程中的操作，则不需要模拟整个工艺时长。

无菌工艺模拟试验应当覆盖无菌原料药或产品的贮存及其转运到其他生产区域的过程。例如，应当保证原料容器在规定贮存时间内的完整性。无菌原料罐或其他容器的转运应作为培养基模拟灌装试验的一部分。培养基模拟灌装试验请参考本指南Ⅸ.A部分。每年应进行至少2次配制阶段的无菌工艺模拟试验。

Ⓑ 细胞治疗产品和细胞衍生产品的无菌生产工艺

细胞治疗产品和一些细胞衍生产品（如细胞裂解产物、半纯化提取物）是一类无法进行过滤除菌的产品，因此，无菌生产工艺需覆盖整个生产过程。如果有可能，生产过程中应当使用封闭系统。细胞治疗产品每个生产阶段的加工时间通常较短，尤其是在成品收获、成品配制和产品放行之间。这些产品通常在得到无菌检查结果前，就由生产厂家放行并给患者使用。如果在患者给药产品前无法得到无菌检查结果，那么应当考虑额外的控制和检验。例如，在生产的中间阶段应当进行额外的无菌检查，例如在产品收获前最后一个操作后进行。应当在产品放行前进行其他微生物检验，例如显微镜镜检、革兰染色（或其他细菌和真菌染色）及内毒素检查，符合标准方可放行。

● 参考文献

[1] ISO 14644-1: Cleanrooms and Associated Controlled Environments, Classification of Air Cleanliness.

[2] NASA Standard for Cleanroom and Work Stations for Microbially Controlled Environment, Publication NHB 5340.2 (August 1967) .

[3] Technical Order 00-25-203, Contamination Control of Aerospace Facilities, U.S. Air Force, December 1, 1972.

[4] Ljungqvist, B. and Reinmuller, B., Cleanroom Design: Minimizing Contamination Through Proper Design, Interpharm Press, 1997.

[5] Lord, A. and J. W. Levchuk. Personnel Issues in Aseptic Processing, Biopharm, 1989.

[6] Morbidity and Mortality Weekly Report, Clinical Sepsis and Death in a Newborn Nursery Associated with Contaminated Medications, Brazil, 1996, Centers for Disease Control and Prevention, July, 1998, 47 (29): 610-612.

[7] Grandics, Peter, Pyrogens in Parenteral Pharmaceuticals, Pharmaceutical Technology, April, 2000.

[8] Recommendations of PQRI Aseptic Processing Working Group, Product Quality Research Institute, March, 2003.

[9] Technical Report No. 36, Current Practices in the Validation of Aseptic Processing, Parenteral Drug Association, Inc., 2002.

[10] Leahy, T. J. and M. J. Sullivan, Validation of Bacterial-Retention Capabilities of Membrane Filters, Pharmaceutical Technology, Nov., 1978.

[11] Pall, D. B. and E. A. Kirnbauer, et al., Particulate Retention by Bacteria Retentive Membrane Filters, Pall Corporation Colloids and Surfaces, 1 (1980) 235-256, Elsevier Scientific Publishing Company, Amsterdam.

[12] Technical Report No. 26, Sterilizing Filtration of Liquids, Parenteral Drug Association, Inc., 1998.

[13] Sigwarth, V. and A. Stark, Effect of Carrier Materials on the Resistance of Spores of Bacillus stearothermophilus to Gaseous Hydrogen Peroxide, PDA Journal of Pharmaceutical Science and Technology, Vol. 57, No. 1, January/ February 2003.

[14] Isolators used for Aseptic Processing and Sterility Testing, Pharmaceutical Inspection Convention Cooperation Scheme (PIC/S); June, 2002.

[15] Price, J., Blow-Fill-Seal Technology: Part I, A Design for Particulate Control, Pharmaceutical Technology, February, 1998.

[16] United States Pharmacopoeia.

● 相关指南文件

[1] Guidance for the Submission of Documentation for Sterilization Process Validation in Applications for Human and Veterinary Drug Products.

[2] Guideline for Validation of Limulus Amebocyte Lysate Test as an End Product Endotoxin Test for Human and Animal Parenteral Drugs, Biological Products, and Medical Devices.

[3] Guide to Inspections of Lyophilization of Parenterals.

[4] Guide to Inspections of High Purity Water Systems.

[5] Guide To Inspections of Microbiological Pharmaceutical Quality Control Laboratories.

[6] Guide To Inspections of Sterile Drug Substance Manufacturers.

[7] Pyrogens: Still a Danger (Inspection Technical Guide).

[8] Bacterial Endotoxins/Pyrogens (Inspection Technical Guide).

[9] Heat Exchangers to Avoid Contamination (Inspection Technical Guide).

[10] Compliance Program Guidance Manual 7356.002 A, Sterile Drug Process Inspections.

[11] ICH Q5A, Guidance on Viral Safety Evaluation of Biotechnology Products Derived from Cell Lines of Human or Animal Origin.

[12] Container and Closure Integrity Testing in Lieu of Sterility Testing as a Component of the Stability Protocol for Sterile Products.

● 名词解释

气闸：带连锁门的小房间，用于维持临近房间（通常洁净级别不同）之间的气压控制。无菌生产工艺设置气闸的目的是防止粒子和微生物污染从较低级别区域侵入较高级别区域。

警戒限：可对正常运行条件下可能出现的偏离作出早期预警的微生物或悬浮粒子水平，超过警戒限的事件需要进行适当的调查和追踪来发现可能的问题。警戒限低于行动限。

行动限：微生物或悬浮粒子的某个水平，超过行动限的事件需要开展适当的调查，并根据调查结果制定纠正措施。

无菌生产区域：厂房内有洁净级别的部分，包括无菌工艺室和辅助洁净室。在本指南中，该术语与相邻上下文中使用的"无菌生产厂房"同义。

无菌工艺室：进行一项或多项无菌活动或生产的房间。

无菌（Aseptic）：通过使用无菌操作区域、并采取措施预防无菌产品暴露而受到微生物污染所达到的一种受控状态。

生物负载：某物品灭菌前所含的微生物总量。

屏障：将无菌生产区域（ISO 5）与周围区域分隔并提供保护的物理隔断。

生物指示剂（BI）：接种到合适介质（如溶液或容器）中的微生物群体，通过将其放置到灭菌器的合适装载位置，测定灭菌程序的物理或化学效力。应基于对既定工艺的耐受性选择合适的挑战微生物。D值和微生物总数决定了BI的质量。

洁净区：悬浮粒子和微生物符合洁净级别标准的区域。

洁净室：通过设计、维护及控制用于防止药品受到粒子和微生物污染的房间。此类房间有特定的洁净等级，并能长期维持或在破坏后重新恢复相应的空气洁净等级。

成分：在药品生产中使用的所有原料，包括那些可能最终不在成品中出现的原料。

菌落形成单位（CFU）：微生物术语，描述将一个或多个微生物接种到微生物培养基后形成的肉眼可见的单个集落。1个菌落形成单位写作1CFU。

关键区域：设计用于保证无菌物料无菌性的区域。灭菌后的产品、包装和设备可能暴露于关键区域。

洁净区域：见洁净区。

关键表面：直接接触或影响灭菌产品或其容器及密封组件的表面。在开始生产操作前应对关键表面进行灭菌，并在工艺过程中保持其无菌性。

表面灭菌：通过杀孢子剂消除表面生物负载的工艺。

消毒：将表面生物负载降到安全水平或去除的工艺。有些消毒剂只对微生物营养体有效，有些消毒剂还能有效杀死细菌芽孢和真菌孢子。

除热原：用于破坏或去除热原（如内毒素）的工艺。

D值：在规定温度下使特定微生物数量下降1个lg值（即减少90%）所需的时间（以分钟计）。

动态：在正常生产条件下洁净区所处的状态。

内毒素：在细菌细胞壁中存在的热原性物质（如脂多糖）。内毒素可导致患者发热甚至死亡。

更衣确认：建立并定期进行的确认人员完成无菌更衣能力的程序。

HEPA滤器：高效空气粒子过滤器，对0.3μm颗粒的截留率至少为99.97%。

HVAC：取暖、通风和空调系统。

干预：在关键区域中进行的无菌操作或活动。

隔离器：经过表面灭菌的封闭设备系统，可提供100级（ISO 5）或更高的空气质量，并能完全并持续隔离其内部与外界环境（如周围洁净室空气和工作人员等）。隔离器主要有两种类型：

封闭式隔离系统：为防止外部污染，通过无菌连接到辅助设备以完成物料转移，而不是直接连通外界的隔离系统。封闭式隔离系统在操作期间仍保持密封。

开放式隔离系统：在操作期间，通过一个或多个通道，允许物料连续或半连续进出的隔离系统。通道的设计和建造可以防止外部污染进入隔离装置。

层流：以恒定速度沿单一方向平行移动的气流。

操作人员：参与无菌操作工艺如生产线设置、填料、维护的工作人员，或其他与无菌生产线相关的人员。

过度杀灭灭菌工艺：足以使D值不小于1的微生物降低至少12个lg值的工艺。

热原：在患者体内引起发热反应的物质。

无菌产品：在本指南中，无菌产品是指暴露于无菌条件并最终组成成品的一种或多种元件。这些元件可以包括容器、密封组件和成分。

除菌级滤器：经验证证明能去除流体中所有微生物使其成为无菌流体的过滤器。

质量控制部门：具有如211.22所规定的权力和责任的组织机构。

单向流：稳定、均匀单向流动且具有一定强度的气流，其能够从关键区域或试验区域稳定地吹走粒子。

最终灭菌：对已包装的终产品进行灭菌处理，使其无菌保障水平（SAL）小于10^{-6}（即出现非无菌单位的概率少于百万分之一）。

ULPA滤器：超低渗透空气过滤器，对0.3μm颗粒的截留率至少为99.999%。

验证：建立文件化证据，最高程度地保证一项工艺过程持续生产出符合预定规格及质量标准的产品。

最差情况：最有可能造成工艺或产品失败（与理想条件相比）的包括工艺上限和下限的一系列条件，包括那些在SOP中规定的条件。但这些条件不一定导致产品或工艺失败。

十、人用药和兽药产品灭菌工艺验证申报资料指南

目　录

● Ⅰ.概述

Ⓐ 目的

本文件旨在为人用和兽用药品申请中，有关灭菌工艺有效性的支持信息和资料提交提供指导。指南中的建议适用于无菌药品的申请（新药申请、新兽药申请、仿制新药申请、仿制抗生素申请和仿制新兽药申请）。这些建议同样适用于与已批准药品的无菌工艺有联系的补充申请。在临床新药和临床新兽药的申请中，可能也需要支持无菌保证的信息和资料。

在 1991 年 10 月 11 日的《美国联邦注册》（56FR 51354）中，FDA 发布了一篇题名《使用无菌生产工艺和最终灭菌制备人用和兽用无菌药品》的规程草案。本指南不作为该规程的替代或增补。无论申报单位使用最终灭菌还是无菌生产工艺来达到生产无菌药品产品的目的，都应提交相应的与这两种无菌工艺验证的相关信息。

Ⓑ 灭菌工艺验证文件的编写

一个特定药物产品的灭菌工艺的有效性是通过一系列实验方案和科学实验评价的，这些验证实验的设计目的是为证明该灭菌工艺和相关的控制程序能够稳定而可靠地生产无菌产品。通过实验数据和控制程序的结论得到非无菌概率（无菌保证水平）。根据科学有效的实验方法方案、实验结果和实验结论，灭菌工艺对微生物的杀灭效果才能得到科学的验证。

生产无菌药品时，无论是使用终端灭菌生产工艺还是无菌生产工艺，灭菌工艺的有效性都可能并不是通过三个生产批的数据来验证的，但是，灭菌工艺有效性的验证数据应来自能够真实代表实际生产中拟采用的条件和规程。

药品评价与研究中心和兽药中心对灭菌工艺验证的审评，包括对药品申请上报研究资料的科学评价。这一审查由 FDA 审查官员牵头，是审查员、监督员及调查员共同协作，以确保对人用和兽用药品灭菌工艺实施全方位控制的成果。支持无菌保证的信息和资料可直接列入申请材料或者通过引用 DMF、VMF 或其他申请进行提交，涉及引用文献的授权信函也应包括在内。

Ⓒ 备注

本指南旨在为申请人应该提供包括在人药和兽药申请里的信息类型提供建议。各种信息和资料申报的法规要求如下。

1.人用药

新药临床研究申请21CFR 312.23（a）（7）

新药申请21CFR 314.50

仿制新药和仿制抗菌药申请21CFR 314.94和314.50

新药申请和仿制新药补充申请21CFR 314.70

2.兽用药

新兽药临床研究申请21CFR Part 511

新兽药申请21CFR 514.1

新兽药补充申请21CFR 514.8

• Ⅱ.终端湿热灭菌工艺信息

为了证明终端湿热灭菌工艺的无菌保证水平，应该上报以下资料。即使以下的要点只讨论湿热工艺，同样类型的信息通常也适用于其他终端灭菌工艺（例如：环氧乙烷或辐射灭菌，参见本指南的第Ⅲ部分）。在所申报药品的生产中拟采用的每一设备，都应上报以下资料。

Ⓐ 工艺和产品的描述

1.药品和容器密封系统

描述需要灭菌的药品和容器密封系统（如：尺寸、灌装体积或外包装）。

2.灭菌工艺

描述产品在最终容器密封系统中的灭菌工艺，以及其他用于传送装置、组件、包装、原料及药液，以及有关物品的灭菌工艺。应上报这些证明工艺效果的信息和资料（本指南Ⅱ.B.和Ⅱ.C.部分）。

3.高压灭菌器程序及其性能指标

高压灭菌器灭菌程序的描述，包括的有关信息如灭菌类型（例如：饱和蒸汽法、热水浸泡法、热水喷淋法），灭菌参数和包括温度、压力、时间、最小和最大F_0值在内的性能指标，提供用于产品灭菌的高压灭菌器的相关资料，包括生产商和型号。

4.高压灭菌器装载方式

应提供有代表性的高压灭菌器装载方式。

5.灭菌程序的监控方法和控制手段

应描述日常生产中所采用的监控手段和方法（例如：热电偶、温度指示瓶和生物指示剂），包括各监控的数量和位置，以及合格和不合格标准。

6.生产用高压灭菌器的再确认

应提供高压灭菌器常规和不定期再确认方案的描述，包括频率。

7.返工

应提供所有用于产品返工程序的描述和验证概要（例如额外的热工艺），请注意，稳定性研究计划也受额外热工艺的影响。关于稳定性程序的详细信息，参见药品评价与研究中心《人药和生物制剂申报资料指南》和兽药中心《兽药稳定性指南》。

Ⓑ 灭菌程序的热力学确认

1.热分布和热穿透研究

应提供热分布和热穿透研究方案和数据的总结，以证明其均一性、重现性，以及符合生产中灭菌工艺的标准。应提供至少三次连续运行成功的结果，以确保结果稳定可靠且有意义。

2.温度监测器

应该描述所用温度监测器的数量和位置，最好用示意图加以说明。

3.装载方式的热力学影响

应进行最大和最小装载试验，以获得装载方式对产品热力学影响的数据。如果同一类容器，但装量不同，则有必要进行额外的研究，上述情况可采用汇总数据的形式。例如，一份总结应包括：高低温度范围、灭菌阶段的平均温度、最大和最小 F_0 值、灭菌时间、运行日期和时间、使用的高压灭菌器的编号、上报的资料及数据应使用所申报产品将使用的高压灭菌器运行获得。

4.批记录信息

申请中包含化学、生产、控制方面内容的批记录应说明拟用于容器密封系统任何组件的灭菌或除热原处理的工艺，这些信息可通过引用验证方案或标准操作规程（SOP）列入批记录中，验证信息应如上述要求提供。

Ⓒ 灭菌程序的微生物杀灭效果

应提供证明灭菌循环效果（致死率）的验证研究资料。对于终端灭菌工艺，无菌保证水平应达到10^{-6}或以上。无菌药品所有声称无菌的部分都应达到此无菌保证水平（如适用，包括容器和密封系统）。特定的研究类型和研究方法因产品和工艺而异，可能各个厂家之间也不同。通常应该提供以下类型的信息和资料。

1. 污染菌的鉴别与特性研究

描述用于微生物鉴定及特征确认的方法和分析结果。提供的信息数量和类型可能由验证选择的策略决定。例如，基于生物负载的残存概率灭菌法比过度杀灭法需要更多的信息。需要提供包括来自料液、容器和密封件等的微生物的数量、种类和耐受性的信息。也许需要对耐热性最强的污染微生物进行鉴定。

2. 生物负载的控制标准

应提供生物负载的限度标准（警戒限和行动限）。对日常的生物负载监控程序进行描述（例如包括监测频率和检测方法），以保证不超过经验证的限度标准。申报资料中应体现方法的细节。

3. 生物指示剂的鉴定，耐受性和稳定性

应提供灭菌程序中生物学验证所使用的生物指示剂的有关资料，包括鉴别、耐受性（D值和Z值）、稳定性等。如果使用市售的生物指示剂，则有必要对其芽孢数和耐受性进行确认，并提供性能指标。

4. 生物指示剂的耐受性与污染微生物的耐受性的比较

可能需要开展生物指示剂的耐受性与污染微生物的耐受性的比较研究。必要时，应测定微生物在产品内部或表面的耐受性（例如：产品溶液中，容器和密封部件的表面/内表面上）。如果使用芽孢载体（如芽孢条），应分别测定芽孢在载体上及直接接种于产品中的耐热性，并将二者进行比较。

5. 微生物挑战试验

应提供微生物学验证资料，以证明在最短灭菌时间、最差灭菌条件下的灭菌效果能够使产品达到10^{-6}或更优的无菌保证水平。（例如：在最难灭菌的装载方式下，将生物指示剂置于最难灭菌位置或置于最难灭菌产品中，或二者均进行试验）。最难灭菌产品或最难灭菌点的确定应有科学的依据。最难灭菌位置或最难灭菌料液是指在模拟生产的灭菌条件下，生物指示剂最难以杀灭的位置或料液。

Ⓓ 环境的微生物监测

联邦法规211.160节在一定程度上要求，应建立并设计科学合理的限度、标准、取样计划和检验程序，以保证组分、药品容器、密封件、中间物料和

成品符合适当的质量标准。因此，应建立生产区域的微生物监控计划，以及产品组分和工艺用水的生物负载监控计划。工艺用水包括高压灭菌器的冷却水。申报单位应该提供这一监控计划有关的资料，包括频率、使用方法、行动限和数据汇总资料，以及对超标时采取的措施进行描述。

E 容器密封和包装的完整性

申报单位应提供科学的验证报告（和数据），以便从微生物学的观点来证明药品包装完整性，应该包括以下内容：

1.工艺应力的模拟

实验的设计应模拟灭菌工艺、产品的处理、药品的贮存中产生的应力及其对容器密封系统的影响，可能需要进行物理、化学及微生物学挑战性试验。

2.最差条件下完整性证明

封闭容器的完整性应该由暴露于最大灭菌周期中的产品单元证明，如果一个产品拟多次灭菌，实验方案的设计中应采用灭菌工序中最长的周期。

3.多腔室包装

多腔室包装的每一个无菌腔室均应分别进行验证及评价。

4.试验的灵敏度

应说明并提供用于容器密封完整性测试方法的灵敏度。

5.在产品有效期内的完整性

应对产品有效期内容器密封系统的微生物完整性予以证明（参见本指南 V .A.部分）。

F 细菌内毒素检查及其方法

描述产品的细菌内毒素检查，包括实验室确认、抑制和增强试验及结果、非抑制检出浓度和最大有效稀释的测定，详见FDA《鲎试剂检测法作为人用和兽用注射药、生物制品以及医疗器械最终产品内毒素检查的验证指南》。

G 无菌检查方法和放行标准

描述无菌检查的方法，并应包括对生产过程中有代表性样品的取样程序。当检查方法与官方药典检查方法有显著差异时，应提供该方法与药典方法等效的证明。如在屏障系统内进行检查试验，应进行描述，必要时提供屏障系统验证的有关资料。

Ⓗ 正式书面规程

联邦法规211.113（b）部分要求，应该设计、制定并遵循防止无菌药品的微生物污染的书面规程，该规程应该包含任一种灭菌工艺的验证。因此，应提供相应的证据以证明上述所列要素均已形成正式的书面规程且被遵守。

● Ⅲ.其他终端灭菌工艺

尽管上述资料（本指南Ⅰ.A.~Ⅰ.G.部分）直接讨论的议题是湿热灭菌工艺，但同类型的资料也将适用于其他单一或联合使用的最终灭菌工艺，一般来说，上述讨论的各类资料也适用于环氧乙烷和辐射灭菌（γ射线和电子束）。这些分别应用于药品生产、无菌包装组件及组分的过程中灭菌的工艺，均应进行讨论。例如，这些资料可包括：装载方式的描述，主装载方式的确认和验证，最小灭菌周期对产品主要装载位置提供的无菌保证的确认和验证，周期的再确认，再灭菌的规程，产品的生物负载监控计划及限度，容器密封的完整性。下面将举例说明这些概念在其他灭菌工艺上的应用。与灭菌工艺对药物原料或制剂的化学及物理性质的影响相关的其他资料可能适用，应该分别列入申请的化学、生产和控制部分。

Ⓐ 环氧乙烷灭菌

1.灭菌器的描述
应该描述灭菌器、产品预湿及充气的控制点。

2.灭菌的参数
灭菌程序各阶段的参数和限度（比如预湿、气体浓度、抽真空和压力充气周期、暴露时间、温度、湿度、排气、充气、残留测定）应该规定。应提交为确保性能达到已验证的标准，用以监控日常生产的具体规程。

3.微生物学的方法
应描述在验证试验中将被接种样品中的芽孢进行培养的微生物方法（培养基、培养温度及时间），以及在日常生产的灭菌周期中采用的那些微生物学方法。

4 稳定性
应描述在有效期内对包装的稳定性和容器包装系统的完整性的监测计划。

Ⓑ 辐射灭菌

1.设施和工艺
应指明辐射灭菌的设施。应描述辐射源、暴露方式（即通过辐射器的移动方式)和监测常规生产所用辐射剂量测定仪的类型和位置。如果日常监测不使用低剂量点，应提供能说明剂量点及监测点剂量关系的资料。

2.产品包装

应描述药品产品在运输纸箱和支架中的包装。

3.多剂量分布试验

应描述为确定低剂量点及高剂量点的分布状况并验证灭菌过程的均一性和重现性，所进行的多剂量分布的验证试验。

4.微生物方法和控制

应描述用于周期的建立、验证和检查灭菌程序有效性的微生物方法和控制。

5.稳定性监测

应描述有效期内包装稳定性及容器包装系统完整性的监测计划。

• Ⅳ.药品申请中应包含的无菌灌装工艺信息

以下信息类型应该上报以支持无菌生产工艺的无菌保证。

Ⓐ 厂房和设施

简要描述生产厂房和设施。包括以下信息：

1.平面图

应提供无菌灌装设施区域(包括准备和储存区、过滤和灌装区域、更衣室)的平面图，应标明各区域的空气洁净级别(例如100级、10000级、100000级)，隔离系统或屏障系统也应做好标记。

2.设备位置

所有关键设备的安装位置应该进行标注，包括但不限于：层流罩、高压灭菌器、冻干机和灌装头，并注明隔离或屏障作业系统内的设备。

Ⓑ 生产作业概况

应描述生产作业概况，如物流、灌装、封盖和无菌装配。应在上述平面图上注明从原料配制至完成成品加工过程的常规流程(行动路线)。描述生产作业概况时应该考虑以下信息：

1.料液的过滤

应描述原料药溶液过滤工艺，包括串联过滤单元、预过滤器和除菌过滤器。应提供包含有关过滤除菌(微生物截留)验证和过滤器用于该产品的兼容性的信息和数据的摘要。应描述过滤器对产品的任何影响（如对防腐剂或活性药物的吸附，或者浸出）。

2.保持时间的有关标准

联邦法规211.111部分要求，必要时应规定完成每个生产阶段的时限标准，从而确保制剂的质量。因此，应提供从原料药溶液配制至最终灌装期间各作业阶段的标准，包括：如存储罐、时间、温度和储存条件，应说明各存放阶段为保持药液微生物学质量所制定的规程，各存放阶段微生物质量的保持状况应进行验证。

3.关键操作

应描述暴露产品或其表面至生产环境的关键操作（如已灭菌的容器或密封件转移到无菌灌装区域）。任何隔离或屏障系统均需说明。

Ⓒ 容器、封闭件、设备和组件的灭菌和除热原

应描述容器、密封件、设备、组件和屏障系统的灭菌和除热原工艺，必要时提供工艺验证的资料，包括热分布和热穿透实验的总结、生物挑战研究（生物指示剂及内毒素）和日常监控的规程。除湿热灭菌工艺外，还应包括其他灭菌工艺验证资料。应上报每种灭菌工艺用以验证灭菌剂分布、热穿透及灭菌功效的方法和数据（包括监控）。细节可参阅本指南有关最终灭菌章节中的内容。

1.单独灭菌的药液组分

如果药液是由单独灭菌的组分用无菌工艺制备的，则应提供涉及各单独灭菌工艺的验证信息和资料。

2.批记录中的灭菌资料

上报的完整批记录包括化学、生产、控制部分，应说明容器密封所有组件灭菌或除热原所采用的验证工艺，这方面的资料可以采用引入验证方案或标准操作规程的方式列入批记录中。

Ⓓ 培养基模拟灌装的规程和技术参数

应对培养基模拟灌装规程和技术参数及验证结果进行描述，验证试验中所用的灌装工艺及容器密封系统应和产品的相同。应描述使用的微生物试验方法。若培养基模拟灌装试验和生产工艺之间存在任何作业程序上的差异，应予以说明。应提供最新的培养基灌装试验的结果总结（包括失败试验）。这些结果应来自同一药品灌装生产线。建议每一次培养基灌装试验详细的总结

资料包括以下内容：

1.灌装室

应在本指南Ⅳ.A.1部分所述的平面图上标明无菌灌装区的位置。

2.容器密封类型和规格

3.各容器所灌装培养基的体积

4.使用的培养基类型

5.灌装的数量（单位容器）

6.培养的数量

7.阳性对照数量

8.培养参数

应说明各组单位容器的培养时间、温度及其中在两个或以上不同温度的培养的组别规格。

9.各培养基灌装日期

10.模拟

应描述常规生产灌装各步骤的模拟规程，可能包括，如放慢生产速度、班次更换、设备故障和维修、模拟冻干和置换顶空瓶上部气体。

11.微生物监测

应提供培养基灌装运行时的微生物监测数据（见本指南Ⅳ.F.部分）。

12.工艺参数

应该比较产品灌装和培养基灌装的各项参数（例如：灌装速度、灌装体积、灌装容器的数量或灌装持续时间）。

Ⓔ 培养基模拟灌装失败时采取的有关措施

应描述培养基模拟灌装失败前后对产品的处理，包括调查、回顾检查的细节及如何判定产品放行与否。

Ⓕ 环境的微生物监测

应描述日常生产和培养基灌装的微生物监测计划，包括监控频率、监控类型、监控点的位置、警戒限和行动限及超标时采取的措施。

微生物试验方法

应描述环境监控计划中所用微生物材料和方法，方法包括样品的收集、运输、消毒剂的中和、培养和结果的计算。应对以下各项微生物污染源的监控及标准加以说明：

    a. 空气微生物；

    b. 表面微生物；

    c. 人员微生物；

    d. 水系统；

    e. 产品组分的生物负载。

酵母菌、霉菌、厌氧菌

应该提供酵母菌、霉菌、厌氧菌的日常监测周期或方法。

超标

应提供超标时采取的措施。

Ⓖ 容器密封和包装的完整性

对能证明容器包装系统阻隔微生物的方法及结果进行总结，并且应包括初期验证试验。稳定性试验规程也应在其中进行描述。对初期容器密封系统的微生物完整性验证而言，通常认为产品的无菌检查不足以说明问题。应提供并说明容器密封完整性测试试验方法的灵敏度。

Ⓗ 无菌检查方法和放行标准

应对无菌检查的方法，包括生产过程中代表性样品的取样计划进行描述。对于官方标准收载的产品而言，当试验方法与官方药典规定的试验方法有显著差异时，应提供该方法与药典规定方法等效的证明。应对在屏障系统内开展的检查试验进行讨论，必要时需提供屏障系统验证的有关资料。

Ⓘ 细菌内毒素检查及其方法

适用时，应对产品细菌内毒素的检查，包括实验室确认、抑制和增强试验及结果、非抑制浓度和最大有效稀释的确定进行描述。详见FDA《鲎试剂测试法作为人用和兽用注射药、生物制品以及医疗器械终产品内毒素检查的验证指南》。

Ⓙ 正式书面规程

应提供相应的证据以证明上述所列要素均已形成正式的书面规程且被遵守。这份证据部分内容可能作为上述所列要素的一部分内容进行提交，包括

SOP或规程的清单。

• V.微生物控制和质量的维护：稳定性方面的考虑

A 容器密封的完整性

应证明容器密封系统保持其作为微生物屏障的完整性，从而保证药品在有效期内的无菌状态。请参照本指南 Ⅱ.E.和Ⅳ.G.部分。如前所述，初始阶段所做的无菌检查不足以证明容器密封的完整性，应提供容器密封完整性测试灵敏度的资料。

B 抑菌效力

应证明抑菌体系对于产品使用过程中偶然污染的细菌或真菌能达到有效的控制，验证可在标准规定的产品放行最低浓度下，或规定的有效期结束时最低浓度下，选择两者中浓度更低的条件进行。由于抑菌系统的效力是按其对微生物的作用来评价的，因此应进行定量的微生物挑战性试验，《美国药典》规定了"抑菌效力检查"这一微生物挑战性试验的方法。进行稳定性考察时，应对稳定期开始和结束时的前三批产品开展微生物挑战试验，而用于监测抑菌剂浓度的化学试验则应在试验的各个时间区间进行。对于之后用于稳定性考察的批次，应根据已批准的稳定性研究方案进行，用化学测定方法来证实当前规定的抑菌剂浓度即可。

C 热原或内毒素检查

对于无热原的药品，建议在稳定性周期的开始和结束时进行热原或内毒素检查，作为批准的稳定性研究方案的一部分。

• Ⅵ.附加信息

关于药品申请内容和格式的更多信息可在其他指南和刊物中得到。下面的文件包含与本指南讨论的主题有关的信息：《人药和生物制剂的稳定性申报资料指南》（CDER）、《鲎试剂测试法作为人用和兽用注射药、生物制品以及医疗器械终产品内毒素检查的验证指南》（CDER，CVM，CBER，CDRH）、《无菌生产工艺药品指南》（CDER）、《药品稳定性指南》（CVM）。

十一、终端湿热灭菌注射剂的参数放行
合规政策指南

目　录

本指南代表了美国食品药品管理局（FDA）目前对此问题的看法。它不为任何人创造或授予任何权利，也不约束FDA或公众。如果满足适用法律法规的要求，则可以使用替代方法。关于替代方法的讨论，请联系相应的FDA工作人员。如果您无法确定相应的FDA工作人员，可拨打本指南标题页上列出的电话。

● Ⅰ.简介

本合规政策指南（CPG）为FDA的员工提供关于终端湿热灭菌注射剂在某些特定的条件下（例如参数放行），不进行无菌检查予以批放行的一般要求的指导。本合规政策指南应用于药品评价和研究中心（CDER）、生物制品评价和研究中心（CBER）和兽药评价和研究中心（CVM）管辖的注射剂产品。之前编号为460.800的版本，由FDA的法规事务部与1987年发布。本文将替代之前的版本。

包括本合规政策指南在内的FDA的指南文件，并不具有法规的强制约束力。相反，指南文件代表了机构对这一问题当今的考虑，应仅被视为一种推荐，而不能作为法规和法定需要的引用。在本指南中"应该（should）"一词表示建议和推荐，而非必须。

● Ⅱ.背景

FDA于1985年首次批准了新药的补充申请，允许特定的大容量注射液实施参数放行从而代替终产品进行的批批无菌检测。参数放行是一种无菌保障的放行程序，这一程序已经证明：灭菌工艺的控制能够使生产企业使用确定的关键工艺控制数据来代替无菌检测，从而满足21CFR 211.167（a）的要求。

● Ⅲ.政策

这一政策仅应用于湿热终端灭菌的注射剂产品。它不适用于除菌过滤、辐射灭菌、干热灭菌和环氧乙烷灭菌。本政策不优先于联邦食品药品和化妆品法规505和512的要求。对于申请的产品，在产品的批准申请中应包括参数放行程序［21CFR 314.50（d）（1），21CFR 314.70（b），21CFR 514.8（b）（2）］。

当生产企业如下两个条件的保证符合要求并且进行了记录时，可以依据参数放行的政策不需要进行终产品的无菌检测：第一，企业的无菌保障程序必须在受控状态。第二，对于所申请的产品，企业必须向FDA提交所有的管理文件，并且按照已批准的申请要求进行管理。

Ⓐ 无菌保障程序

为了建立参数放行程序，企业应建立无菌保障程序，该体系包括多因素，且应是完整的，符合受控的cGMP，该体系包括：①灭菌工艺的验证和控制；②装载监控的确认；③容器密封系统的验证；④有效的质量体系。

这些体系的控制期望所有终端灭菌产品确保能够执行已验证的灭菌循环，并且日常能够应用到装载产品中。一旦执行参数放行，无菌保障程序应能够证明工艺控制和工艺理解是一贯的。例如，一份包括对终端灭菌程序的风险识别、风险控制和风险交流的正式风险评估程序，将会极大地增加对工艺的理解和无菌保障程序的信心。

1.灭菌验证

灭菌验证应能够证明微生物负载的降低能够始终达到目前机构指导文件的要求，即10^6的产品中非无菌品概率不高于1个。任何操作的验证都需依靠经过确认的设备，这些设备设计的目的就是始终能够达到预期结果。当生物负载被确定为关键参数，对于灭菌前物料，应进行生物负载的监控（包括总需氧菌数、厌氧菌数及形成芽孢的能力）。生物负载检测是21CFR 211.110（a）（6）中的常规要求。

可靠的灭菌循环应具有足够的安全边际，实际上对装载生物负载的杀灭是有效的。如果分离微生物的D值大于灭菌循环验证用生物指示剂（BI）的D值，通过数据的推算对更有耐受性的微生物没有足够的杀灭力，那么认为该装载的灭菌是失败的。

生产企业应将循环工艺参数定为关键参数（例如：时间、温度和压力）或重要参数（例如：冷却时间、升温时间）［21CFR 211.113（b）］。

至少，所有执行参数放行的企业均应熟悉、记录和控制关键参数，从而证明灭菌循环的有效性［21CFR 211.113（b）］。关键参数的严格控制将满足对终产品无菌检测替代的需要。在参数放行的程序中，任何已经确定的关键参数的不符合会导致该装载的拒绝放行，并应进行彻底的调查（21CFR 211.192）。针对申报产品，如果在产品的已批准申请中包括返工的步骤，依据调查的结果和产品的特性，质量部门批准了再次灭菌的条款（21CFR 211.115），则已拒绝放行的装载批可再次灭菌。

除了已确定的关键参数能够说明灭菌循环的效力外，主要工艺参数亦能够证明灭菌工艺受控的持续状态。生产企业应在生产记录中记载和确认这些参数（21CFR 211.186 和211.188）。检查官不应该期望在申请中看到这些详细规定的主要工艺参数。主要工艺参数可以包括以下的部分或全部内容：

- ·腔体升温时间；
- ·灭菌前产品的保持时间；
- ·装载模型；
- ·通入腔室的总蒸汽量；
- ·腔体完整性（泄露）测试。

根据21CFR 211.192的要求，对于主要工艺参数没有达到的装载批，其最终处理的依据应合理且有文件证明。

针对每一个参数放行产品，生产企业确定和理解关键和主要工艺参数是至关重要的。关键参数直接影响灭菌循环的效果，主要工艺参数为循环的控制提供重要的信息。例如，灭菌循环的温度保持时间直接影响灭菌循环的效果，因此它是一个典型的关键工艺参数（例如申报资料中的放行标准）。另外，腔体的升温时间应确定为主要工艺参数，因为它能够为灭菌循环的控制提供重要信息（当与验证研究中所能重现的循环中的升温时间相比），同时它也能够成为灭菌循环有效性的指示（过长的升温时间可能表示对灭菌产品无法传递足够的热杀灭力，从而无法达到无菌的要求）。

2.装载监控的确认

就像上述所定义的，如果一个企业的无菌保障程序处于已确认的可控状态，作为参数放行程序中的关键工艺参数，一个合适的装载监控器应满足实验室检测的需要［21 CFR 211.167（a）］。装载监控器一般包括温度探头、生物指示剂或化学指示剂，能够直接测定赋予装载的杀灭力，如果适用的话，也可以是间接的杀灭力测定系统。根据开发和确认数据的评估，装载监控器置于装载中的适当位置。

在制药工业的参数放行程序的应用中，有三种典型的装载监控器：

a.一种直接的装载监控器，即使用温度测定设备直接测定装载（实际产品或替代样品）的温度，从而计算出传给产品的杀灭力。为了达到这一目的，温度测定设备的精度应能够达到 ± 0.5℃以内（注：在121℃附近0.5℃的误差会使所计算的杀灭力大约有10%的误差）。

b.一种生物监控器，即利用一定数量细菌芽孢能够代表灭菌暴露的最小杀灭力。可以使用生物监控器作为直接的装载监控器（于产品内部）或间接的装载监控器(于腔体内)。

c.在某些情况下,化学的装载监控器也许是适用的。化学装载监控器是一种间接的指示剂,通过标定它能够识别不完整的灭菌循环,并能够随着时间累计表征灭菌工艺杀灭力的主要因素。因为化学指示剂不能对关键产品属性进行直接测量,所以应对所推荐使用的装载监控器进行大量的确认和特性描述,以确定在参数放行程序的能力和适用性。

当所使用的装载监控器的测定结果不符合已建立的批放行(包括监控探头的丢失)限度标准时,认为关键工艺参数失败。当设备故障导致一个或多个关键工艺参数无法测量,装载监控器不能够用于评估灭菌循环的杀灭力[21 CFR 211.165(d)和(e)和211.167]。

3.经验证的容器密封系统

每一个容器和密封系统的完整性都应经过验证,以证明容器和密封系统能够维持产品的无菌(21 CFR 211.94)。容器密封系统保持产品在预期的货架期或有效期内无菌的能力,应通过无菌检测或包装容器完整性测试来评估。

4.有效的质量系统

作为质量体系的一部分,生产企业有必要建立可行的灭菌工艺控制记录体系[21 CFR 211.113(b)]。这种操作的生产数据表明关键工艺参数处于连续的严格控制中。主要工艺参数也应监控并进行适当的控制。

作为FDA评估企业质量体系的一部分,检查应评估企业的质量单元的审核和批准职责,包括企业的批处理程序(21 CFR 211.22)。另外,检查应确定企业cGMP的控制实施是否能够保证终端湿热灭菌注射剂产品参数放行稳妥的实施,包括通过阶段性数据审核来监控工艺的漂移[21 CFR 211.180(e)和ICH Q10]。

另外,无论涉及关键工艺参数、主要工艺参数、装载监控器或容器密封系统,检查应证明企业的质量部门保证偏差或不符合都应进行适当的调查,并进行有效的纠正和预防措施(21CFR 211.192)。企业的质量部门应保证任何关于设备和工艺的重要变更都需要根据变更控制程序对设备或工艺进行再评估(确认或核实)(21 CFR 211.168和211.100)。在许多情况下,再评估包括使用生物指示剂进行挑战试验。

Ⓑ 要求和标准的符合性文件

针对药品的申请批准,申报资料需要包含终端灭菌工艺原理的描述,以及相关数据的总结。当FDA审核这些申报信息时，将会评估关键的灭菌循环参数，这些参数被提出以保证是科学合理的且能够达到目标。申请应表明使用参数放行代替无菌检测，作为终端湿热灭菌注射剂的放行方法。检查应确认批准申请的一致性。

当检查员遇到不需要批准申请的参数放行产品时，检查员应按照本CPG列出的关键点及FDA的行业指导原则提供的相关技术信息进行检查。

如果企业选择使用参数放行，企业应包括如下的生产记录信息（例如，标准操作规程、批记录或放行技术参数列表）。

1.应使用"符合参数放行的要求"的声明，来替代产品符合传统的无菌检测的批放行要求。

2.应声明：确认一旦发生关键工艺参数不符合时，不能使用无菌检测作为批放行的依据。

3.应声明：对任何不符合标准（例如已建立的关键工艺参数）的产品拒绝放行。

● Ⅳ.监管行动指南

FDA发起的监管行动关注参数放行不合适的使用，可能包括警告信、没收、禁令及诉讼。

企业参数放行的评估，应是监管事务部和适当的中心协作努力完成的。实施参数放行的企业的初始和后续的检查，基于证明、文件和无菌保障程序的控制保持，如本CPG所述。在这一重要方面，有任何重大的不良发现都会根据监管程序手册（RPM）12提出适当的监管建议。

根据本合规政策指南中的政策环节所确定的接受标准，当出现任何不符合的情况，地区办公室应考虑提交监管行动建议。这些不符合的情况包括：

1.企业没有对终端灭菌工艺进行适当的验证。

2.生产工艺未在可控状态下，或企业的无菌保障程序有缺陷。

3.没有建立关键工艺参数，或没有对其进行控制。

4.对没有符合关键工艺参数批次产品，企业没有拒绝放行。

5.在生产记录中没有记录主要工艺参数。

对于申请的产品，地区办公室应迅速向相应的中心报告如下情况：

1.企业所实施的参数放行规程并不是已批准的申请中的一部分。

2.企业未严格按照批准的参数放行规程执行。

［1］本指南由产品生产和质量办公室、药品评价和研究中心合规办公室与生物制品评价和研究中心、兽药中心以及FDA的监管事务办公室联合发布。

［2］PDA第1号技术报告，湿热灭菌工艺的验证：循环设计、开发、确认和持续控制（2007年改版）；PDA第30号技术报告，终端湿热灭菌药品的参数放行（1999）。FDA合规计划指南手册程序：药品生产核查7356.002。

［3］FDA行业指南—人用药和兽药终端灭菌（湿热灭菌）产品实施参数放行的申报资料，于2021年2月完成，该指南讨论了参数放行的监管要求的推荐目录和类型。该指南代表了监管机构目前对这一问题的想法。

［4］FDA的行业指南—使用无菌生产工艺生产无菌药品现行生产质量管理规范。

［5］PDA第1号技术报告，湿热灭菌工艺的验证：循环设计、开发、确认和持续控制（2007年改版）。

［6］产品的温度曲线能够转换为致死率，致死率的积分能够计算出标准温度下的递送杀灭力（F值）。将递送F值与确认研究中得到的最小和最大F值相比，用来监控灭菌循环的适用性。

［7］美国药典<55>生物指示剂—耐受性检查方法。

［8］化学指示剂见ISO 15882：2008E。

［9］FDA行业指南—无菌药品稳定性试验方案中以容器密封系统完整性检查替代无菌检查。

［10］FDA行业指南—Q10药品的质量体系和行业指南—用于制药行业cGMP法规的质量体系方法。

［11］FDA行业指南—人用药和兽药产品灭菌工艺验证申报资料。

［12］监管程序手册（RPM）。

十二、非无菌药品微生物控制指南（草案）

目　录

本指南草案最终定稿后，将代表美国食品药品管理局（FDA）或监管机构对该主题的当前考虑。它不为任何人确立任何权利，也不对FDA或公众具有约束力。如果满足适用法规和条例的相关要求，也可使用替代方法如需讨论替代方法，请联系标题页面上负责本指南的FDA工作人员。

●Ⅰ.介绍

本指南[1]旨在帮助药品生产企业保证微生物控制[2]，保障其非无菌药品（NSD）[3]的质量。本推荐指南适用于非无菌固体、半固体和液体制剂（例如，局部外用乳膏、洗剂和搽剂，以及口服溶液和悬浮液）。NSDs可以是处方药或非处方药，包括那些已批准上市的新药申请（NDA）或简化的新药申请（ANDA）的药品，以及FD&C法案的第505G章节的规定范围内的，尚未经批准的新药申请的非处方药［通常称为非处方（OTC）专论的药物］[4]。遵循本指南建议，也有助于药品生产企业符合当前对药品和活性药物成分（API）的良好生产规范（cGMP）要求[5]。

本指南讨论了与NSD相关的药品开发注意事项、风险评估及某些cGMPs，这些活动与生产操作中的微生物控制密切相关。本指南还提供建议，帮助药品生产企业评估其NSD被不可接受微生物污染的风险，以建立适当的规范和生产控制措施，防止此类污染的发生，并确保NSD的安全性、质量、特性、洁净程度和有效性[6]。

对于申报的产品（即NDA、ANDA），本指南还解释了申请人应如何在原始资料中提交NSD控制的内容，并向FDA报告微生物标准和检验方法的变更，以符合当前FDA对已批准申请的变更的指南要求。

为了说明微生物风险评估和控制策略的重要性，本指南讨论了非无菌剂型中的洋葱伯克霍尔德菌复合体（BCC）和其他微生物污染所导致的严重事件及药品召回问题，阐述了水溶液型NSD制剂中BCC的正确预防和测试。

本指南阐述了监管对供医疗保健专业人员在医院或医院以外的其他场所[7]使用的局部外用抗菌药物的微生物污染的当前考虑，这些药物用于医疗程序前减少皮肤上细菌数量。此外，有时这些药物并非按无菌产品生产。

本文件内容不具有法律效力，不以任何方式约束公众，除非明确包含在合同中。本文件仅是在向公众澄清法律规定的现有要求。FDA的指导文件应仅被视为建议性质的，除非引用了特定的监管或法定要求。机构指南中使用"应该"一词意味着建议或推荐某事，但不是必需的。

[1] 本指南由 FDA 药品审评与研究中心（CDER）药物质量办公室编制。

[2] 本指南中，术语"microbiological"和"microbial"可互换。

[3] 本指南中，非无菌药物（NSD）是指非无菌成品制剂。

[4] 术语"OTC 专论药物"是指未经批准的新药申请的非处方药，按第 505G 节规定管理。参见 FD&C 法案第 744L（5）节。

[5] 参见 21 CFR 第 210 部分和第 211 部分，成品药品的 cGMP，API 参见 FD&C 法案第 501（a）（2）（B）节。

[6] 此处使用的术语"不可接受微生物"是指因其对产品的有害影响或对患者的潜在危害而有害的生物体，或因生物负载而有害的生物体。见 43 FR 45053（1978 年 9 月 29 日）。

[7] 此类产品包括卫生护理人员洗手液、卫生护理人员擦拭品、外科用洗手液、外科用擦拭品和患者皮肤消毒准备（即：患者术前和注射前的皮肤准备）。

• Ⅱ.背景

本指南的制定部分是由于 FDA 对不良事件报告（FAER）[8] 的审查和涉及非无菌剂型污染的召回。对 2014—2017 年间发生的 FAER 的审查显示，197 起 FAER 与内在的[9] 微生物或真菌污染有关，其中 32 起报告了严重的不良事件。由于 FAER 中的自发报告是自愿的[10] 行为，因此，监管部门估计，会有一定程度的漏报，与微生物污染相关的实际事件数量可能明显高于已报告的事件数量[11]。

对同一时期自愿召回行动的回顾表明，NSDs 的召回事件中有 50 多起与不可接受微生物污染有关[12]。这些药品的召回事件表明，在水基和非水基的 NSDs 中都发现了多种不可接受微生物[13]。

监管机构认为 BCC 及其导致的诸多严重不良事件（即感染和死亡）[14] 与水基 NSDs 污染有关，并对这一情况表示严重关切。2017 年 5 月，FDA 发布了一份声明[15]，提醒药品生产企业关注近期 NSDs 中存在 BCC 及相关产品召回。该声明还提醒药品生产企业有责任预防不可接受微生物对其 NSDs 生产过程及产品造成的不利影响。

结合 FDA 对非无菌 NDA 和 ANDA 药品的微生物学评估与合规性检查经验分析这些召回事件，有助于理解本指南中提供的建议[16]。

［8］FDA不良事件报告系统（FAERS）最近季度的数据文件，https：//www.fda.gov/Drugs/GuidanceComplianceRegulatoryInformation/Surveillance/AdverseDrugEffects/ucm082193.htm.

［9］内在的是指在药品生产、包装、运输或储存过程中产生的微生物或真菌感染，而不是外源性引入（例如：患者或医护人员的错误使用）。

［10］有关自愿报告的定义，请参见FDA的《不良事件报告中的公众利益》内容https：//www.fda.gov/Drugs/GuidanceComplianceRegulatoryInformation/Surveillance/AdverseDrugEffects/ucm179586.htm.

［11］根据FDA关于FAERs的问答，"不是每一个不良事件或用药错误，FDA都能收到报告……也有重复的报告情况，其中包括患者和药品生产企业提交了相同报告的情况。"https：//www.fda.gov/Drugs/GuidanceComplianceRegulatory Information/Surveillance/AdverseDrugEffects/.

［12］见［6］。

［13］FDA召回，市场撤销与安全警报，https：//www.fda.gov/Safety/ Recalls/default.htm.

［14］Glowicz J等，2016年1月至10月与液体多氯联苯钠中毒相关的医疗保健相关洋葱伯克霍尔德菌复杂感染的多状态调查，《美国医学杂志感染控制》，2018，（46）：649-665，https：//www.ajicjournal.org/article/S0196-6553（17）31287-7/fulltext.

［15］2017年5月，FDA告知药品生产者，洋葱伯克霍尔德菌复合体会对非无菌水基药品造成污染风险，https：//www.fda.gov/Drugs/DrugSafety/ucm559508.htm.

［16］20世纪90年代中期，CDER开始了化学、制造和控制（CMC）对NSD的微生物学评论，重点是水基的NSD。

● Ⅲ.法规和监管架构

根据《联邦食品、药品和化妆品法案》（FD&C法案）[17]第501（a）（2）节，如果出现以下情况，药品将被视为掺假：

"药品生产、加工、包装或储存过程中使用的方法或设施或控制不符合cGMP，或未按照cGMP操作或管理，以确保此类药品符合本法关于安全性的要求，并具有特性和强度，以及符合其质量标准或应该达到的质量和纯度要求，或药品在不良的卫生条件下生产、包装或储存，药品可能受到污染物的污染，或药品可能对健康造成损害。"

对于药物终产品，21CFR第210和211部分中描述了cGMP法规涉及的预防非无菌药品、生物负载规范和生产过程中要进行检测的不可接受微生物。具体包括：

21CFR 211.113（a）中的"微生物污染的控制"中指出，应制定并遵循适当的书面程序，用来预防非无菌药品中出现不可接受微生物。

21CFR 211.110（a）（6），（b），（c），"生产过程中物料和药品的取样和检测"中要求，（在适当的情况下）过程中生物负载进行检测和有效的过程规范以确保药品符合其微生物限度要求。过程中的检测应在药品生产过程中进行，例如，在重要阶段的开始或完成时，或在长期储存后进行。

21CFR 211.84（d）（4）和（6），适当时，应对组件进行显微镜检。考虑到其预期用途，具有潜在微生物污染的每个批次的组件、药品容器或密封件都应在使用前进行微生物检查。

为了确保需上市前批准的NSDs的微生物限度符合标准要求，申请人必须根据21CFR 314.50（d）（1）［NDA］和21CFR314.94（a）（9）［ANDA］[18] 提出原料药和制剂适宜的质量标准（即：检测项目、分析方法和可接受标准）。

一般来说，具有药典官方认可名称的药物必须符合《美国药典》（USP）关于鉴别、含量、质量和纯度的药典标准，否则会被视为掺假、贴错标签，或两者皆有[19]。如果USP为药物制定了各论，USP各论将确定官方检测项目、方法、标准以及其他要求。当USP各论引用了"通则"[20]的检测方法或标准时，申请人应确保其产品符合各论检测要求，否则可能会被视为掺假。由于USP中的某些通则适用于NSD微生物控制，因此在药品各论项下普遍引用，例如：

USP<60>非无菌产品微生物限度检查：洋葱伯克霍尔德菌复合体检查法

USP<61>非无菌产品微生物限度检查：微生物计数法

USP<62>非无菌产品微生物限度检查：控制菌检查法

除了USP各论的要求外，作为21CFR第211部分中所述的批次放行要求的一部分，还经常进行进一步的微生物检测[21]。

非无菌原料药中的有害微生物和生物负载应进行控制。FDA行业指南《Q7API（活性药物成分）的GMP指南》（2016年9月）指出：

"应根据公认的标准为API制定适当的标准，并与生产过程一致。标准应包括对杂质（例如有机杂质、无机杂质和残留溶剂）进行控制。如果API有微生物限度的标准，则应建立并符合微生物计数和控制菌的行动限。"

[17] 见《美国法典》第21卷第351（a）（2）节。

[18] 有关规范的定义，请参见21 CFR 314。3（b）以及ICH工业指南Q6A规范：新药和新药产品的试验程序和验收标准：化学物质（2000年12月）。

[19] FD&C法案501（b）和502（e）（3）（b）a和（g）；以及21 CFR 299.5。

[20] 见《美国药典》，符合标准，3.10，"适用通则"是指编号低于1000或高于2000的一般章节，通过在通则、各论或编号低于1000的其他适用一般章节中引用而适用于产品。

[21] cGMP不限于在批准的申请下上市的药物。参见FD&C法案第501（a）节和21 CFR第210和211部分。

Ⅳ.微生物与产品全生命周期的质量

A 概述——关于非无菌药品（NSDs）的微生物问题

非无菌药物成分和药品中的微生物类群的预防、控制和监测十分必要，它可以最大限度地降低以下风险：

· 患者尤其是免疫低下患者在大量微生物或致病菌条件下暴露[22]。

· 患者接触致病菌代谢物和（或）毒素。

· 药物的变质或降解。

上文第Ⅲ部分描述的法规和监管架构及合理的科学原理，是建立监测和控制生产过程计划的基础，以防止不可接受微生物影响NSD质量。

为确保产品质量和患者安全，必须使NSD产品生产期间和保质期内微生物水平和类型在限度范围内。尽管NSD不要求无菌，但存在微生物限度要求，高于限度可能会对某些NSD的安全性和有效性产生不利影响。

cGMP法规要求生产企业的质量控制部门在产品放行前对组成部分进行抽样、测试或检查[23]。天然来源的成分（例如，植物或动物来源的成分，以及天然存在的成分，例如水）可能对药品的总生物负载影响很大，必须按照既定程序进行微生物检查[24]。例如，水是NSD生产中常用的物料，然而，由于采样的限制，水系统控制偏差可能难以发现[25]。这些偏差可能会导致生物膜的形成，并已被证明对水基药物的微生物影响较大。因此，适当的水系统设计和控制、适当的微生物行动限[26]和日常水质测试对于确保水中的微生物低于限值要求而且没有不可接受微生物[27]至关重要。因此，药品生产者必须对水系统进行有效的设计，包括旨在防止不可接受微生物的控制措施，以及用于监测、清洁和维护的程序[28]。

水基非无菌产品由于其水分活度（aw）[29]，在产品保质期内可能支持微生物生长，应设计为防止内在的微生物或在使用过程中无意引入的微生物增殖。虽然在生产过程中或在保质期内的整个储存期间微生物生长的可能性，可以通过设计合理的抑菌体系或处方部分降低，但抑菌剂可能会在是否存在微生物或微生物是否生长方面提供产品安全的错觉。抑菌剂的两个目的是在消费者多次使用产品期间抵消可能的偶然微生物污染，以及在产品的保质期内保持微生物控制。抑菌剂不能替代预防 NSDs 不可接受微生物污染的综合控制措施，也不应用于生产过程中降低生物负载的措施。目前，已发现某些微生物会降解常用的抑菌剂，尽管该药品之前已达到抑菌效力检查标准。因此，非无菌药品生产者应该认识到微生物对抑菌剂产生抗性的可能。在出现不可接受微生物或微生物计数值呈上升趋势的情况下，应对抑菌剂有效性的潜在降低进行调查（根本原因分析和纠正措施以消除污染源）。在第Ⅳ.C.3.a 部分微生物注意事项——本指南的特殊案例中，该问题作为关于洋葱伯克霍尔德菌复合体和水基药品的特殊案例研究进行了讨论。

相比之下，许多非水基的非无菌液体产品，例如那些含有高浓度乙醇或其他非水溶剂的产品，在生产、储存过程中的材料和储存超过保质期[30]。此外，非无菌固体药品，如片剂和胶囊水分活度低，在产品保质期内微生物通常无法生长。然而，应该注意的是，虽然在低水分活度非无菌药品中的微生物不会增殖，但其可以在非水基液体制剂和干燥产品的整个保质期内持续存在。cGMP 法规要求制定书面程序，防止在非无菌的药品生产过程中引入不可接受微生物污染，并设计程序来评估药品（包括 NSDs）的稳定性[31]。因此，对非无菌药品的组成成分（例如，API 和辅料）进行适当的微生物控制很重要，尽管这些成分的水分活度较低。

非无菌固体药品也可能因生产过程中的污染而面临微生物增殖风险。例如，在固体药品生产过程中的各个工序过程中延长水溶液或浆液的保持时间，这可能导致微生物的增殖超过该类剂型的微生物限度水平。因此，建立时间限制的程序对于确保产品质量至关重要，这包括微生物控制，在用于生产液体和固体 NSDs 的每个步骤中应防止不可接受微生物的引入或繁殖[32]。

USP 为非无菌药品提供了一套广泛接受的微生物检测方法[33]。USP 建议建立非无菌药品微生物计数和控制菌的可接受标准[34]。但是，USP 并未提供

不可接受微生物的全部清单，因此，生产企业应当确定是否需要额外的控制
措施及设定必要的标准。每种产品都需要确定不可接受微生物的控制需求。
例如，对于水基质的非无菌药品，BCC的存在可能导致药品降解及患者感染。
在确定产品的不可接受微生物时，应考虑预期的用药人群、药品适应证、给
药途径等。

---

［22］就本指南而言，我们将免疫功能低下的患者定义为免疫系统减弱的患者，这可
能是由于外伤、手术、疾病或慢性病造成的。它还包括弱势群体，例如婴儿和老年人。

［23］见21美国联邦法规211.84。

［24］见21CFR 211.84（d）和211.113（a）。

［25］有效和持续的监测计划对于确定用于支持批量生产的水是否继续满足预定的质
量特性非常重要。对于在制造操作中包含水的产品，更敏感水的采样策略通常是合适的，
并且应包括使用更大的样本量（例如，100mL）和膜过滤。

［26］微生物的行动限应根据基于风险的影响评估确定，如第Ⅳ.B节所述。

［27］见21美国联邦法规211.84（d）。

［28］见21美国联邦法规211.63、211.67、211.100。

［29］需要注意的是，水分活度不同于水分含量。USP<1112>将水分活度定义为药物
中水蒸气压与周围空气介质完全不受干扰时的蒸气压与相同条件下蒸馏水蒸气压的比值。
参见USP<1112>水分活度测定在非无菌药物产品的应用。相反，水含量是药物中的水分
含量。

［30］乙醇基质产品的召回。请参阅附录，案例6。

［31］见，例如，21 CFR 211.113和211.166（a）。

［32］见21 CFR 211.111和211.113（a）。

［33］USP<61>微生物限度检查计数法和USP <62>微生物限度检查：控制菌检查法。

［34］USP<1111>非无菌产品的微生物检验：原辅料及药物制剂的可接受标准。

Ⓑ 基于风险的影响评估

预防不可接受微生物所需的控制措施取决于NSDs中微生物污染的风险
（可能性和潜在危害），包括NSDs的特性（例如，处方、成分选择、使用条件
和给药途径）、NSDs生产过程，以及生产环境的影响。精心设计和适当控制
的生产过程减少了引入不可接受微生物及其生长或增殖的机会。对于某些低
风险的生产操作（例如片剂生产），可以使用风险评估来证明减少微生物监测

和测试的合理性(见下文C部分)。

基于风险的影响评估可帮助生产者识别容易使NSDs引入生物负载或不可接受微生物的产品特定属性和生产工艺要素。基于风险的影响评估来降低风险的体系有利于预防NSDs中的不可接受微生物。下面列出的要素监管并非详尽清单,但应在风险管理计划中加以考虑,以减少相关不可接受微生物。

1.产品特定属性

·剂型

就微生物生长潜力而言,液体制剂高于其他剂型,而半固体制剂高于固体制剂[35]。

·水分活度[36]

非水基的NSD水分活度应足够低以抑制微生物生长。

当NSDs水分活度较高时,微生物生长潜力就会更高,可能需要额外的生产控制。

·建议用途

考虑用药人群——可能暴露于药物的患者范围及服用该药物的最脆弱患者的疾病状态。

考虑给药途径。

考虑可能使用NSDs的身体部位(例如,皮肤、呼吸道、胃肠道或泌尿道),以及该组织是否可能受伤或患病,因此更容易受到感染。

考虑使用产品的环境(例如手术室、新生儿重症监护室)。

·包装

确保容器/密封件能够提供充分保护,防止外部因素导致微生物污染(例如,水或微生物进入)。

在选择NSDs包装时,应考虑单剂量与多剂量容器密封的适当性[38]。对于某些剂型,单剂量容器/封盖可能会在防止外源性微生物进入产品方面安全性更高。

·产品的组分与组成

考虑选择适宜的抑菌剂,确保整个保质期内有效预防微生物增殖。

确保所有批次原料都适合其预期用途,包括可接受的微生物[39]。

·微生物检查——产品特定属性的考虑

为原辅料、中间产品和成品制定适当的微生物限度标准[40]。

确保抽样计划检测到批次内的变化[41]。

确保检测各种微生物的方法具有适当的灵敏度，这些微生物可能存在于原辅料或成品中，并且可能对患者或产品稳定性构成风险[42]。

对用作原辅料的纯化水应采取适当的行动限和检测方法，包括用作生产辅助剂[43]。建议将微生物不超过100CFU/mL的纯化水（USP）用于固体口服制剂，其他剂型可能需要更严格的微生物标准[44]。

---

[35] 剂型决定对成品进行微生物计数检查的类型和程度。USP<61>和USP <62> 中描述了计数检查法。对于固体制剂，ICH Q6A新原料药和新药产品的测试程序和可接受标准：化学物质包括可能考虑微生物计数检查"定期或跳过批次检查"的条件的建议。

[36] USP<1112>水活度测定在非无菌药品中的应用——降低水分活度（aw）可以在很大程度上预防药品中的微生物增殖；非无菌剂型的处方、生产步骤和检验应反映该参数。

[37] 美国联邦法规211.94（b）。

[38] USP<659>包装和储存要求。

[39] 见21 美国联邦法规 211.84（d）（6）。

[40] 见21 美国联邦法规 211.113（a）。

[41] 见21 CFR 211.110（a）。

[42] 见21 CFR 211.160（b）。

[43] 见21 美国联邦法规 211.84（d）（6）。

[44] USP<1231>制药用水。

2. 生产方面的因素

生产工艺步骤：在促进或降低生物负载方面，某些工艺步骤可能比其他工艺步骤产生的影响更大。

大容量储存步骤，特别是那些在生产过程中以水为基础的工序，可能为微生物的繁殖创造了有利条件，尤其是在长时间储存期间（即不同的工序之间的保持时间）。其他生产步骤可能会引入不可接受微生物。因此，不建议在添加抑菌剂之前长时间储存含有水的生产物料（例如，包衣用的悬浮液/溶液、液体混合物等）。必须建立保持时间的限值，以保证产品质量[45]。

设备清洁过程不充分，例如设备清洁前过长的保持时间及清洁后的干燥不充分，都有可能促使微生物污染。

环境控制不当，例如，当产品或与产品接触的表面暴露在不受控制或控制不充分的环境中时，都有可能促使微生物污染。

一些生产步骤可能会降低生产过程中的物料生物负载（例如，那些涉及过滤、高温、极端pH值或有机溶剂的工序）。

组分：非无菌组分可能是生产过程中不可接受微生物的来源。必须为这些组分制定适当的标准[46]，以及监测、控制和预防不可接受微生物策略[47]。应特别注意纯化水[48]和天然来源的原辅料，因为其具有微生物污染的潜在风险。

水系统：作为组分或辅料使用的水（译者按：组分或可翻译为原辅料），与任何其他组分一样，必须符合其在生产和处方中的预期用途[49,50]。当纯化水是企业自行制备和使用时，净化系统必须精心设计并严格控制和维护[51]。纯化水净化系统的维护和控制应包括主动更换零件以防止老化，以及常规监控以确保系统能够始终如一地生产符合其预定质量特性的水。水系统的监测程序应包括适当的警戒限和行动限，并包括在水处理和输送系统（包括所有使用点）中使用的关键处理步骤和设备之后，应及时取样检测。用作清洁剂的水应根据使用条件和设备进行监控，以确保其符合预期用途水的质量标准。

环境：药品生产企业必须确保设施、设备和环境条件能够满足对生产空气质量的控制要求，例如，防止引入对所生产的特定NSDs造成微生物污染物或生物负载[52]。药品生产企业应定期识别生产设施中存在的可能导致NSDs污染的微生物，并确保其控制措施能够有效降低微生物对其NSDs的影响。

设备：通过适当的设计（例如：容器、管道）、维护、清洁和消毒来限制生物负载，从而保持设备的卫生状况极为重要。

清洁剂和消毒剂：药品生产企业必须使用适当的清洁剂/消毒剂以确保建筑和设施保持清洁卫生，其中应包括确保它们不会滋生不可接受微生物[53]。适当的设备清洁对于防止组件、容器、密封件、包装材料和药物的不可接受微生物污染至关重要[54]。

人员：药品生产企业应采取措施建立和实施适当的规范，以尽量减少人员将不可接受微生物引入到生产过程中去，并对产品构成潜在影响，必须确保人员遵循良好的卫生习惯[55]。

中间产品检测：药品生产企业要建立程序以确保中间产品的质量与成品的相关标准要求一致，其中包括评估在生产过程中是否符合微生物限度的要求[56]。

微生物放行检验（适用时）：

微生物总数（微生物计数）[57]。

特定微生物检查和鉴定，以鉴别其他不可接受微生物[58]。

［45］参见21美国联邦法规211.111。

［46］见21 CFR 211.160（b）。

［47］见21 CFR 211.100（a）、211.113（a）。

［48］USP <1231> 制药用水。

［49］见21 CFR 211.80、211.84、211.160（b）。

［50］USP <1231> 制药用水对不同的水质等级分类是依据水的相对纯度及是否含有微生物。

［51］见21美国联邦法规211.63、211.67。

［52］见21美国联邦法规211.46（b），211.56。

［53］见21美国联邦法规211.56。

［54］见21美国联邦法规211.56、211.67。

［55］见21美国联邦法规211.28（b）。

［56］见21美国联邦法规211.110（a）（6）。

［57］USP<61>非无菌产品的微生物限度检查：计数法。

［58］USP<62>非无菌产品的微生物限度检查：控制菌检查法。

Ⓒ 特定剂型和特殊状况的微生物问题

1. 固体制剂

与其他NSDs相比，固体剂型由于其水分活度低，对患者的微生物风险较低。因此，与其生产相关的微生物控制通常不会像与其他NSDs生产相关的微生物控制那样严格。

固体制剂微生物也可通过对成品的检验来进行监测[59]。成品的微生物计数检查可以通过USP中描述的方法对需氧菌总数（TAMC）、霉菌和酵母菌数（TYMC），以及控制菌进行检查（如适用）[60, 61]。如果使用药典方法进行检验，则应使用该药品进行方法适用性实验。其他检验方法，包括快速微生物学方法，也可用于药品检验，但需验证以证明其与药典方法的适用性和等效性[62]。

尽管USP包含微生物控制的推荐标准，并规定不得检出不可接受微生物[63]，但药品生产企业可能会开发微生物替代方法用于质量控制，包括限度/放行标准。例如，许多固体口服制剂的水分活度不允许多种微生物营养细胞生长或持续存活。因此，产品开发过程中的水分活度测定与旨在限制不可接受微生物的过程控制相结合，可以作为减少或消除某些类型固体口服制剂微生物放行检查的理由。如果有足够的数据证明过程中微生物控制是成功的，成品水分活度是可以接受的，并且组分批次生物负载测试结果始终处于受控状态，则可以减少或取消成品的微生物计数检查（请参阅下面标题为"基于风险影响评估的固体剂型潜在减少微生物放行检查"部分的内容）。如使用此类替代标准代替产品放行检查，建立并记录适当的过程和设施控制很重要，包括对来料批的检查和生产过程的控制，因为这些控制的目的是限制生产过程和终产品的生物负载。

基于风险影响评估的固体剂型潜在减少微生物放行检查：

固体制剂具有不支持微生物体生长的水分活度，它们是药品放行检查及稳定性实验中减少微生物检查的良好对象。ICHQ 6A新原料药和新药产品的测试程序和接收标准：化学物质章节中包含了关于微生物计数检查的"定期或跳批次检验"可被考虑的条件建议。ICH Q6A中的建议基于产品特性，并提供了一种确定适当微生物检测计划的合乎逻辑的方法。为支持减少或取消固体剂型的微生物放行检查，药品生产企业应按照本指南第Ⅳ.B部分的建议进行基于风险的影响评估。

对于风险较低的固体制剂，在有适当理由时，可以减少或取消稳定性计划中的微生物检验，包括药品生产企业生产NSDs的历史经验，例如一定数量的微生物放行和稳定性考察数据、任何不利发现的情况，以及过程、设施和原辅料的生物负载控制。应注意的是，某些含有支持微生物生长的成分（如蛋白质成分）[64]的固体剂型应进行风险评估，以确定它们是否是减少或取消稳定性方案中微生物检查需求的候选药物。

---

［59］见21 CFR 211.165（b）。

［60］USP<61>非无菌产品的微生物限度检查：计数法。

［61］USP<62>非无菌产品的微生物限度检查：控制菌检查法。

［62］见21 CFR 211.194（a）（2）。

［63］USP<1111>非无菌产品的微生物限度检查：药物制剂和药用物质的接受标准。

［64］含有某些天然活性成分（例如胰酶）和软明胶胶囊的固体口服剂型更可能含有不可接受微生物的污染。

2.非固体制剂

通常，非固体剂型（例如溶液、混悬液、洗剂、乳膏和某些软膏）比固体制剂的水分活度更高，因此，支持微生物生长繁殖的风险更高。非固体剂型支持微生物生长的能力在很大程度上取决于药品组分的水分活度。许多微生物污染事件与具有支持微生物生长的水分活度水平的产品有关，因此，我们建议非固体剂型药品生产企业在评估整个生产过程时应关注微生物控制。了解产品在整个生产过程中的水分活度有助于做出与生产、过程中的保持时间和储存条件相关的决策。对于已知具有支持微生物增殖的水分活度的产品、原辅料和过程中的物料，应在整个操作过程中对过程控制进行更严格的审查。这包括过程中和成品的微生物检测方法和可接受标准、生产过程中保持时间的验证[65]，以及任何易受微生物增殖影响的生产工序。例如，需要特别注意的是，具有低水分活度的天然成分可能具有较高的内在生物负载。而且，在外用药物的生产工序中存在不可接受微生物已导致此类产品受到微生物污染，这些产品通常具有低水分活度。此外，混悬液在管理不可接受微生物方面，也可能会带来额外的挑战[66]。产品稳定性研究应考虑到悬浮液在储存和分配过程中可能会分离成不同的相，这可能导致制剂成分分离并导致抑菌剂在不同的相中分布不均。抑菌剂不足的相可能具有较高的水分活度，更易导致微生物生长。

除了评估整个生产过程外，确保生产设备得到清洁和维护也很重要，这样在设备存储、未使用或未保护时，水渍不会残留在设备上[67]。残留的水渍可以促进微生物的生长。设备表面，包括那些可能不直接接触产品的表面，应在清洁和消毒后尽快以允许快速干燥的方式干燥或储存。

然而，由于在生产过程中或来自原材料污染的微生物引入，具有低水分活度的非固体药品仍可能会受到不可接受微生物的污染。但有效期内的微生物增殖的情况并不多见。对于合成成分和水分活度远低于已知支持微生物增殖的非固体制剂，在成品稳定性考察中进行较低频次的微生物检测可能是可行的。在稳定性考察中放置的药品通常在其标识的有效期内的多个时间点进行采样和检测，包括开始和结束及几个中间的时间点。为了支持稳定性考察中对药品批次减少微生物检测（即更少的稳定性考察时间点），应进行基于风险的影响评估，其中包括水分活度数据、与生产过程相关的微生物监测信息、产品的生物负载潜力。原辅料、生产历史数据（注意任何故障和偏差），以及对微生物控制产生积极或消极影响的生产工序的理解（参见前文"基于风险影响评估的固体剂型潜在减少微生物放行检查"）。

[65] 见21美国联邦法规211.111。

[66] 见[6]。

[67] 见21美国联邦法规211.67。

3.微生物方面的考虑——特殊情况

本节讨论了NSDs处方和预期用途的例子，例子中的这些状况会通过影响不可接受微生物或生物负载，从而造成患者相对较高的风险（例如，在损伤皮肤的治疗前在皮肤上使用NSDs）。这种状况表明，更严格地识别和评估这些产品中的生物负载对于了解产品危害至关重要。必须使用适当的实验室方法，有资质的人员必须审查结果以确定产品是否被不可接受微生物污染[68, 69]。采用的方法应该鉴别和鉴定不可接受微生物。此类批次药品的质量信息对于防止对消费者造成危害的不可接受微生物污染产品的销售至关重要，并有助于调查原因以纠正或防止药品的质量问题。

a.洋葱伯克霍尔德菌复合体（BCC）和水基药品

非无菌水基药品有可能被BCC污染，因为这些微生物可能存在于制药用水系统中（参考文献2、18、19、21）。洋葱伯克霍尔德菌现在被认为是由至少17个基因型或密切相关的种组成（参考文献2、8、14）。

洋葱伯克霍尔德菌复合体中的这些微生物是条件致病菌，可导致危及生命严重的感染（参考文献2、14、24）。重要的是，非无菌水基药品不含BCC，因为它们具有独特的属性和安全风险。BCC菌株具有已被证明了的可以利用各种底物作为能源的能力，其中许多是传统的抑菌体系的组成部分（参考文献1~4、12、13）。因此，尽管在非无菌药品中存在足够的抑菌体系，但BCC菌株可以在非无菌产品的有效期内存活和增殖。虽然针对药品放行的微生物计数检查可能表明需氧菌总数处于可接受水平，但当产品到达患者手中时，BCC可能会增殖到不安全的水平。2016年5月，美国疾病控制与预防中心（CDC）向FDA通报了9个州13家医院患者与BCC相关的严重疾病和死亡。由于BCC污染，这促使非无菌OTC药品的液体大便软化剂的召回（参考文献17）。在2000~2002年的一系列涉及医疗设备（超声凝胶）的案例中，BCC污染导致了在凝胶与经直肠前列腺活检关联使用后导致严重的血液感染（参考文献6）。

制药用水和生产过程中使用的天然成分是药品中BCC的最可能来源。因此，严格执行cGMP对确保产品质量和患者安全至关重要，包括：

·建立风险管理计划设计和控制操作程序，以防止BCC污染[70]。

·使用稳定的水系统[71]。

·确保原辅料的生物负载符合适当的规范[72]。

·适当的消毒和清洁设备[73]，以及采用经验证的采样方法进行BCC的日常。

·中控监测和成品检验[74]。

除非药品生产企业执行经过验证的生产工艺（例如，在灌装前使用除菌过滤器对散装产品进行微生物截留过滤）使药品不含BCC，否则放行检查是必不可少的一系列控制措施中的最后一步，这有助于证明非无菌水基药品不含BCC（参考文献7）。

USP为BCC的检验提供了药典方法，该方法于2019年12月1日正式生效，名称为<60>非无菌产品的微生物限度检查——洋葱伯克霍尔德菌复合体检查。FDA建议药品生产企业使用USP中描述的方法来检验药品是否存在BCC。如果药品生产企业选择开发替代的内部方法，则替代方法或程序必须经过充分验证，并且必须与药典方法等效[75]。此外，任何选择开发替代方法的申请人都应该意识到，由于BCC具有高度的适应性和在各种环境中生存和生长的能力，测试方法可能会变得复杂（参考文献1、8）。检测、正确鉴别和分类BCC可能存在困难（参考文献1、15），考虑BCC的不同种表现出的不同表型对于开发该菌的回收方法至关重要（参考文献3）。

b.术前皮肤准备药品（局部抑菌剂）

患者术前皮肤准备会使用局部消毒药品，用于在手术或注射之前减少皮肤上微生物的数量，因为皮肤通常被微生物覆盖（参考文献16）。其中一些产品不是作为无菌药品生产的（参考文献16）。然而，已经有许多已发表的报告称，由于微生物污染，导致与消毒药品相关的感染暴发（参考文献9、10、11、21）。值得注意的是，2009～2013年间发生的非无菌产品召回中，大部分是受污染的消毒药品。有8起召回是由于乙醇或聚维酮碘的制备垫受到了微生物污染。

独立的药品事件（应用于即将手术的受损的皮肤表面），以及最近的感染暴发和产品召回事件，表明产品的无菌性可能是一个重要的风险点或对临床结果产生重要影响。2011年，FDA发布了一份新闻稿，由于最近的污染事件，FDA提醒医护人员检查乙醇准备垫上的标签，以确定它们是无菌的还是非无菌的[76]。FDA建议在需要严格无菌措施的程序中仅使用无菌垫（参考文献

19）。FDA鼓励患者术前消毒产品的生产企业探索这些产品的生产工艺使其无菌，无论该产品是在开发中还是目前已上市。FDA欢迎有关这些产品灭菌工艺开发的问题，并致力于与申请人和其他利益相关者合作，探讨术前消毒产品的灭菌选择[77]。

c.透皮吸收制剂

传统的透皮和局部给药系统（统称为TDS）在完整皮肤上使用时造成的微生物风险有限[78]。然而，随着这些产品的技术不断发展，应重新评估对患者的潜在风险，以确定是否需要额外的生产控制。

TDS设计有一种物理机制，这种机制会磨损或穿透皮肤，从而增加感染微生物的可能性，特别是考虑到皮肤厚度因个体、身体部位和患者年龄存在差异。在此类TDS的开发过程中，生产者应考虑风险并确定TDS是否应生产为无菌或生物负载水平低于依赖化学渗透增强剂的TDS设计所遵循的生物负载水平[79]。FDA鼓励这些药品生产者在产品开发的初期与FDA联系[80]。

Ⓓ 已批准药品的标准提高

若已批准药品的申请持有人申请的质量标准与本指南中讨论的建议不一致，FDA不要求修改产品质量标准。如果提交了新的补充申请，提出了可能影响微生物生长增加风险的生产变更（例如，新的生产工艺、放宽关键工艺参数），评估期间和批准之前，FDA审评人员可能会要求申请持有人升级药品质量标准中的微生物检测内容。申请持有人可能希望按照本指南的建议考虑更新给定的药品质量标准，这可能有助于加快批准未来对其他生产变化的补充[81]。表1提供了关于提交对非无菌药品微生物检测方法提出变更的补充材料的备案类别的指南。

表1　拟变更的非无菌药品微生物检测标准的监管备案策略

拟变更的检测	监管备案	相关指南
目前未进行微生物计数测试 建议根据USP通则<61>和<62>增加测试，标准与USP通则<1111>一致	年度报告	关于年度报告中记录CMC批准后生产变更的行业指南
已有微生物计数测试，但其可接受标准不如USP通则<1111>中建议的严格 建议将验收标准收紧至USP建议的水平	年度报告	关于年度报告中记录CMC批准后生产变更的行业指南
已有微生物计数测试。建议在提交风险评估的基础上删除微生物计数测试。此类提案仅适用于某些水分活度较低的固体制剂测试和评估	批准后实施（PAS）	关于批准NDA或ANDA变更的行业指南

续表

拟变更的检测	监管备案	相关指南
目前根据USP通则<61>和<62>进行测试，标准与USP通则<1111>一致 拟增加BCC的检测，但目前尚未执行	即时生效（CBE-0）	关于批准的NDA或ANDA变更的行业指南

---

［68］见21美国联邦法规211.160（b）。

［69］见21美国联邦法规211.25（a）。

［70］见21美国联邦法规211.100（a）、21美国联邦法规211.113（a）。

［71］见21美国联邦法规211.42（a）。

［72］见21美国联邦法规211.80（a）、211.84（d）（6）。

［73］见21美国联邦法规211.67（a）。

［74］见21美国联邦法规211.110（a）、21 CFR 211.165（a）。

［75］见21美国联邦法规211.194（a）（2）、21 CFR 211.194（a）（6）、USP <1223>。

［76］FDA新闻公告"FDA 提醒医疗保健专业人员安全使用非无菌酒精准备垫"，2011年2月1日，https：//wayback.archiveit.org/7993/20170113073826 /http：//www.fda.gov/NewsEvents/Newsroom/PressAnnouncements/ucm241750.htm。另请参阅"FDA 药物安全通讯：FDA要求对某些非处方外用消毒产品进行标签更改和一次性包装以降低感染风险"，2013年11月13日，https：//www.fda.gov/药物/药物安全/ucm374711.htm。

［77］与特定申请无关的请求可发送至 CDER-OPQ-Inquiries@fda.hhs.gov。

［78］传统透皮系统的技术考虑（超越微生物方面）在FDA的行业透皮和局部给药系统指南草案——产品开发和质量考虑（2019年11月）中得到解决。最终版时，本指南将代表FDA当前对该主题的观点。

［79］见FDA的慢性皮肤溃疡和烧伤行业指南——开发治疗产品（2006年6月）。

［80］如果提交的是NDA，请联系特定药品的审查部门并提出问题。当正在开发的产品ANDA时，可通过一般通信、受控通信或请求召开ANDA预备会议（如适用）联系药品质量办公室（OPQ）和仿制药办公室（OGD）。

［81］FDA还建议非申请药品考虑更新由本指南推荐的药品质量体系维护的药品质量。

● 参考文献

［1］Halls N, Burkholderia (Pseudomonas) cepacia–A brief profile for the pharmaceutical microbiologist, Eur J Parenteral and Pharm Sci, 2006,11(2):53–57.

［2］Vial L, A Chapalain, MC Groleau, and E Desiel, The various lifestyles of the Burkholderia cepacia complex species: a tribute to adaptation, Environ Microbiol, 2011, 13(1):1−12.

［3］Zani F, A Minutello, L Maggi, P Santi, and P Mazza, Evaluation of preservative effectiveness in pharmaceutical products: the use of a wild strain of Pseudomonas cepacia, J Appl Microbiol, 1997, 83(3):322−326.

［4］Amin A, S Chauhan, M Dare, and AK Bansal, Degradation of parabens by Pseudomonas beteli and Burkholderia latens, Eur J of Pharm and Biopharm, 2010, 75:206−212.

［5］Hutchinson J, W Runge, M Mulvey, G Norris, M Yettman, N Valkova, R Villemur, and F. Lapine, Burkholderia cepacia infections associated with intrinsically contaminated ultrasound Gel: The role of microbial degradation of parabens, Infect Cont Hosp Epid, 2004, 25:291−296.

［6］Torbeck L, D Raccasi, DE Guilfoyle, RL Friedman, D Hussong, Burkholderia cepacia: This Decision is Overdue, PDA J Pharm Sci Tech, 2011, 65(5):535−43.

［7］Ahn Y, JM Kim, H Ahn, Y−J Lee, JJ LiPuma, D Hussong, and CE Cerniglia, Evaluation of liquid and solid culture media for the recovery and enrichment of Burkholderia cenocepacia from distilled water, J Indus Micro and Bio, 2014, 41(7):1109−1118.

［8］Chang CY and LA Furlong, Microbial Stowaways in Topical Antiseptic Products, N Engl J Med, 2012, 367(23):2170−2173.

［9］Notes from the Field: Contamination of Alcohol Prep Pads with Bacillus cereus Group and Bacillus species—Colorado, 2010, MMWR Morb Mortal Wkly Rep 2011, 60(11):347.

［10］Sutton S and L Jimenez, A Review of Reported Recalls Involving Microbiological Control 2004−2011 with Emphasis on FDA Considerations of Objectionable Organisms, Am Pharm Rev, 2012, Jan/Feb:42−56.

［11］Burdon DW and JL Whitby, Contamination of hospital disinfectants with Pseudomonas species,1967, Brit Med J, 2:153−155.

［12］Geftic SG, H Heymann, and FW Adair, Fourteen−Year Survival of Pseudomonas cepacia in a Salts Solution Preserved with Benzalkonium Chloride, App and Env Micro, 1979, 37(3):505−510.

［13］Mahenthiralingam, E, TA Urban, and JB Goldberg, The multifarious, multireplicon Burkholderia cepacia complex, Nature Reviews Microbiology, 2005, 3(2):144 - 156.

［14］Lowe P, C Engler, and R Norton, Comparison of Automated and Nonautomated Systems for Identification of Burkholderia pseudomallei, J Clin Micro, 2002, 40(12):4625-4627.

［15］Federal Register/Vol 77, No 225/Wednesday, November 21, 2012/Notices FDA-2012-N-1040, https://www.govinfo.gov/content/pkg/FR-2012-11-21/pdf/2012-28357.pdf. Antiseptic Patient Preoperative Skin Preparation Products; Public Hearing.

［16］FDA Updates on Multistate Outbreak of Burkholderia cepacia Infections, October 12, 2016, http://www.fda.gov/Drugs/DrugSafety/ucm511527.htm.

［17］Carson LA, MS Favero, WW Bond, and NJ Petersen, Morphological, Biochemical, and Growth Characteristics of Pseudomonas cepacia from Distilled Water, App Micro, 1973, 25(3):476-483.

［18］Jimenez L,Microbial Diversity in Pharmaceutical Products Recalls and Environments, Parenteral Drug Association J of Pharm Sci and Tech, 2007, 61(5):383-399.

［19］FDA News Release, FDA Reminds Healthcare Professionals about Safe Use of Non-Sterile Alcohol Prep Pads, 2011, February 1.

［20］Halls N, Burkholderia (Pseudomonas) cepacia - A brief profile for the pharmaceutical microbiologist, EJ Parenteral & Pharmaceutical Sci, 11(2):53-57.

［21］Webber D, W Tutella, E Sickbert-Bennet, Outbreaks associated with contaminated antiseptics and disinfectants, Antimicrobial Agents and Chemotherapy, Dec 2007.

［22］Micronase Tablets Recalled Fungal Organisms Found In Anti-Diabetic Medication (traced to a raw material used in the formulation. Micronase is an oral antidiabetic medication used to treat type 2 diabetes). https://www.fda.gov/inspections-compliance-enforcement-and-criminal-investigations/warning-letters/ctx-lifesciences-private-ltd-577416-07122019.

［23］Nationwide recall for 2 lots Relpax 40 Mg Tablets Due to Potential Microbiological Contamination of Non-Sterile Products https://www.fda.gov/safety/recalls-marketwithdrawals–safety–alerts/pfizer–inc–issues–voluntary–nationwide–recall–2–lots–relpaxr–eletriptan–hydrobromide–40–mg–tablets.

[24] Glowicz J,M Crist, C Gould, H Moulton–Meissner, J Noble–Wang, T de Man, A Perry, Z Miller, W Yang, S Langille, J Ross, B Garcia, J Kim, E Epson, S Black, M Pacilli, J LiPuma, R Fagan, A multistate investigation of healthcare–associated Burkholderia cepacia complex infections related to liquid docusate sodium contamination, January – October 2016, Am J Infect Control. 2018 Jun; 46(6): 649－655, 2018. https://pubmed.ncbi.nlm.nih.gov/29329922/

● 附录：NSDs产品微生物污染案例研究；对产品质量和生产过程的影响

以下7个案例研究总结了NSD被微生物污染，并导致感染和最终产品召回的事件。以下每个案例中的产品生产企业都自愿发起了召回行动，以降低受污染产品对患者和终端用户产生的影响，进而制定了新的程序和纠正措施，以防止其产品在未来受到微生物污染。尤其重要的是，生产企业为解决微生物污染而采取的根本原因分析和纠正/预防策略。这些案例表明，风险评估是防止NSDs微生物污染策略的一个重要组成部分。

案例1：洋葱伯克霍尔德菌复合体（BCC）造成的口服溶液污染

2016年，委托加工的一款用于便秘的OTC产品（多库酯钠口服液）受到微生物污染。FDA调查了在多州爆发的严重BCC感染，与此相关的108名患者其中包括多名与爆发相关的患者死亡。FDA和CDC的检测显示，超过10批口服液体产品被BCC污染。BCC的临床样本分离菌株和产品的分离菌株的结果相吻合。调查还在该公司用于生产产品的水系统中检测到BCC。FDA和CDC将受委托的生产企业确定为爆发的源头。设计不佳的水系统（冷系统、不连续循环）、系统监控不充分、生产控制不力，以及微生物检测方法不完善都给消费者带来了严重风险。受委托的生产企业生产的所有液体产品最终都被召回。

案例2：大肠埃希菌造成的水基咽喉喷雾剂和液体抗酸剂污染

2014年，一家生产用于缓解咽喉干症状和恢复喉咙舒适度的水基非无菌喷雾剂的生产企业被确定被大肠埃希菌（E.coli）污染。当产品的微生物检测结果表明细菌计数过多而无法计数（TNTC）时，发现了污染的问题。虽然该企业并未完全确定问题的根本原因，但该事件已纠正了一些生产实践，包括用于清洁和存储设备的新流程和程序，以及将使用过的设备和经过消毒的设备物理分离。该产品在全国销售超过20000支。

2013年发生了另一起抗酸液体制剂受到大肠埃希菌污染的案例，其中在完成质量保证检测前已在全国销售了10000多件受污染的产品。返回的受大肠埃希菌污染的产品微生物检测结果大于3000CFU/g，生产企业立即召回了该产品。在经生产企业调查后，更新了质量保证方法并进行了员工培训。然而，污染的根本原因未确定。该案例没有报告由污染产品引起的伤害或疾病。

对2012~2017年间FDA召回数据库的审查表明，至少发生了4起其他的非无菌水基产品受大肠埃希菌污染的孤立事件。

案例3：假单胞菌和葡萄球菌造成的保湿霜污染

2017年一家婴儿湿疹保湿霜的生产企业报告称，他们的产品被铜绿假单胞菌和金黄色葡萄球菌污染。该产品在全国销售超过15000件。尽管处方中含有抑菌剂，但微生物检验结果显示产品中的细菌数量达到87500CFU/g。微生物污染的根本原因似乎是一种天然来源的原材料，由于公司储存不当而受到污染，并且显然导致了成品中的微生物生长繁殖。

与此类似，2015年一家液体抗酸剂经销商确定其在全国销售的100000多件产品受到微生物污染。产品微生物污染体现在检出铜绿假单胞菌，以及霉菌和酵母菌总数过高。召回范围是基于对超过12个月储存期样品的评估。污染的根本原因似乎与委托生产过程中的问题有关，但最终的根本原因尚未确定。

案例4：婴儿使用的非水基的乳膏微生物污染超标

2018年，一家美国销售商进口了一种适用于婴儿尿布疹的氧化锌乳膏，该分销商计划将其作为非处方药销售。经过检测发现其受到了不可接受的污染。尽管该产品不是水基的，并且自身的水分活度很低，但它含有过多的细菌和真菌。几个样品的需氧微生物计数结果极高，包括需氧菌数350万CFU/mL和27000CFU/mL等值。许多细菌是芽孢杆菌属的孢子。霉菌和酵母菌总数也非常高，包括霉菌和酵母菌总数2700CFU/mL、39000CFU/mL和200CFU/mL。生产企业召回了所有批次的产品并停止向美国发货。

案例5：肠杆菌属微生物造成的外用乳膏剂污染

2018年，一家生产外用乳膏剂的企业发现他们的几批产品受到了肠杆菌属的污染。该产品在微生物检验完成之前被不慎装运，导致产品的微生物计数结果为多不可计（TNTC）。除此之外，还发现了与产品无关的一种异常强烈的气味。召回开始后，生产企业收到了客户关于产品气味强烈的投诉。微生物污染的潜在根本原因被怀疑是灌装设备的转换清洁不当。采取了多项纠正措施以防止产品将来受到微生物污染，包括修订预防性维护和放行检测方法以及人员的再培训。

案例6：蜡样芽孢杆菌造成的酒精消毒产品污染

2011年，在恶劣的卫生条件下生产的一种酒精类消毒产品受到芽孢杆菌属的污染，包括蜡状芽孢杆菌。据报道，污染事件与消毒剂受到污染有关。对该公司的检查发现其缺乏适当的控制措施来预防在制剂、灌装和储存过程中受到微生物污染。还发展存在设备清洁不充分的问题。这些缺陷项很可能导致了污染事件。由于产品已确认和潜在的微生物污染，生产企业在全国范围内自愿召回了所有批次的酒精准备垫、酒精棉签和酒精棉签棒。

案例7：曲霉属和肠杆菌属微生物造成的原料药污染

2016年，一家原料药生产企业生产的API被其他制剂生产企业用于生产口服和注射类药品，该原料药生产企业发现制剂生产企业抱怨其API含有各种曲霉属真菌污染较高，达到每克多不可计的水平。这种微生物污染的根本原因似乎与用于干燥API的干燥设备部件有关。作为纠正措施，API生产企业更换了有缺陷的干燥设备管道系统，以防止水分在其中聚集，并修改了现有的预防性维护/监控程序，以便对微生物污染进行更有效的控制。API生产企业自愿发起了一项召回，在一年内影响了几个API批次和几个成制剂生产企业。该事件没有报告与受污染产品相关的伤害或疾病。

2014年，另一家用于复方外用制剂的散装乳膏基质生产企业召回了多批散装乳膏，原因是霉菌和细菌数量过多，特别是曲霉属和青霉菌属（通常包含在其他微生物中）。微生物生长的根本原因是生产说明不充分，导致生产人员添加的抑菌剂量低于保证每个受影响批次均匀分布所需抑菌剂的用量。在生产终产品时，将乳膏封闭在其最终容器/密封件中会导致产品冷却时产生水分，而水分促使霉菌生长。受影响批次的微生物检测结果均显示霉菌生长，相应的微生物鉴定试验表明受影响批次产品的抑菌剂含量较低。为了减少未来的错误，散装乳膏生产企业修改了他们的生产方法和程序，以确保抑菌剂在每批次散装乳膏产品中均匀分布。

案例8：真菌污染可追溯到赋形剂

2001年，一家药品制剂生产企业因真菌污染召回了45批格列本脲片。污染源可追溯到处方中使用的填充剂/黏合剂类赋形剂。随后FDA警告信指出，该公司没有进行充分的调查来确定真菌污染的来源，也没有确定使用相同赋形剂批次生产的其他格列本脲片批次，以及未能对赋形剂进行适当采样和检测。进一步调查发现，在辅料生产设施进行辅料化学合成期间，辅料在干燥过程中使用的空气被季节性真菌孢子污染。

案例9：假单胞菌属和伯克霍尔德菌属微生物造成的氢溴酸依来曲坦污染

2019年，一家公司召回了2批氢溴酸依曲普坦，因为这些批次产品可能潜在假单胞菌属和伯克霍尔德菌属微生物。对于一般人群而言，这些风险较低，可能包括没有严重感染的暂时性胃肠不适。然而，对于某些易受伤害的患者群体（例如免疫系统受损、囊性纤维化和慢性肉芽肿病的患者），这种不可接受微生物的污染可能会导致严重的药品安全事件，包括危及生命的感染。